# LA RECETA DEL GRAN MÉDICO

*para*

# LA SALUD DE LA MUJER

## JORDAN Y NICKI
# RUBIN

con la doctora Pancheta Wilson

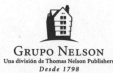

**GRUPO NELSON**
Una división de Thomas Nelson Publishers
*Desde 1798*

NASHVILLE   DALLAS   MÉXICO DF.   RÍO DE JANEIRO   BEIJING

JUN

El propósito de este libro es educar, por tanto no se han escatimado esfuerzos para darle la mayor precisión posible. Esta es una revisión de la evidencia científica que se presenta para propósitos informativos. Ninguna persona debe usar la información contenida en esta obra con el fin de autodiagnosticarse, tratarse, o justificarse para aceptar o rechazar cualquier terapia médica por problemas de salud o enfermedad. No se quiere convencer a nadie a no buscar asesoría y tratamiento médico profesional, y este libro no brinda asesoría médica alguna.

Cualquier aplicación de la información aquí contenida es a la sola discreción y riesgo del lector. Por lo tanto, cualquier persona con algún problema de salud específico o que esté tomando medicamentos debe primero buscar asesoría de su médico o proveedor de asistencia sanitaria personal antes de comenzar algún programa alimenticio. El autor y Grupo Nelson, Inc., no tendrán obligación ni responsabilidad alguna hacia cualquier persona o entidad con respecto a pérdida, daño, o lesión causados o que se alegue que han sido causados directa o indirectamente por la información contenida en este libro. No asumimos responsabilidad alguna por los errores, inexactitudes, omisiones o cualquier inconsistencia aquí contenidos.

En vista de la naturaleza compleja e individual de los problemas de la salud y del buen estado físico, este libro, y las ideas, los programas, los procedimientos y las sugerencias aquí contenidos no pretenden reemplazar el consejo de profesionales médicos capacitados. Todos los aspectos con respecto a la salud de una persona requieren supervisión médica. Se debe consultar a un médico antes de adoptar cualquiera de los programas descritos en este libro. El autor y la editorial niegan cualquier responsabilidad que surja, directa o indirectamente, del uso de esta obra.

© 2007 por Grupo Nelson
Publicado en Nashville, Tennessee, Estados Unidos de América.
Grupo Nelson, Inc. es una subsidiaria que pertenece
completamente a Thomas Nelson, Inc.
Grupo Nelson es una marca registrada de Thomas Nelson, Inc.
www.gruponelson.com

Título en inglés: *The Great Physician's Rx for Women's Health*
© 2006 por Jordan y Nicki Rubin
Publicado por Thomas Nelson, Inc.

A menos que se especifique lo contrario, las citas bíblicas usadas
son de la Santa Biblia, Versión Reina-Valera 1960
© 1960 por Sociedades Bíblicas en América Latina,
© renovado 1988 por Sociedades Bíblicas Unidas.
Usadas con permiso.

Traducción: *Rolando Cartaya*
Tipografía: *Grupo Nivel Uno, Inc.*

ISBN: 978-1-60255-053-7

Impreso en Estados Unidos de América

08 09 10 11 12 RRD 10 9 8 7 6 5 4 3

A la abuela Ruth, a nuestras madres, Phyllis y Jane,
y a nuestras hermanas Jenna y Angela, rogamos que sus vidas
se llenen de esperanza, felicidad y salud.

# Contenido

# *Introducción*

**De Jordan Rubin**: No mucho después del lanzamiento de mi libro *La receta del Gran Médico para tener salud y bienestar extraordinarios*, tuve la certeza indubitable de que mi siguiente obra debía abordar las preocupaciones de la mujer en cuanto a su salud.

Tenía varias razones para pensar así. Si bien el primero fue universalmente bien acogido, tanto por hombres como por mujeres, estas han sido *más* receptivas a mi mensaje sobre lo que nos dice Dios con relación a vivir una vida larga, saludable y abundante. Baso esta observación en los miles de llamadas telefónicas y correos electrónicos que he recibido de parte de mujeres, y las largas filas de damas determinadas a esperar para intercambiar conmigo unas palabras cada vez que estoy firmando libros o me toca hablar en iglesias y conferencias, como en el caso de la organización Women of Faith.

Las mujeres, por más que le pese a mi orgullo masculino, son las que hacen las preguntas correctas y buscan las respuestas idóneas. La mayoría de los hombres prestan muy poca atención a lo que comen, o al tiempo que dedican a hacer ejercicios, hasta que ¡Bum! sufren alguna crisis de salud que puede ser tan grave como un infarto cardíaco.

También creo firmemente que las mujeres —que no sólo son responsables de su propia salud, sino en muchos casos de las de sus esposos, hijos y a menudo por la de sus ancianos padres— están hartas de sentirse enfermas y fatigadas. Desean simplemente más de la vida y tienen un sentido intuitivo respecto a que una buena salud consiste en algo más que sobrevivir a un largo día de tareas familiares y deberes de esposa. Para ellas, es cuestión no sólo de sobrevivir, sino de crecer. Las mujeres están empezando a reconocer que tiene que existir un camino más directo al bienestar que sentarse en el cubículo de reconocimiento de un médico, entablar un diálogo intrascendente de tres minutos con un galeno apresurado y salir con una receta en la mano.

No obstante, no me parecía lo más correcto emprender solo la redacción de un libro sobre la salud de la mujer. Después de todo ¡soy hombre! Si bien me considero uno bastante sensible, ni siquiera alguien tan comprensivo como yo podría pensar o comunicarse como una mujer. ¿Cómo podría yo, un estadounidense varón, de sangre roja, que habita en un mundo donde los hombres son de Marte y las mujeres de Venus, abordar las áreas del bienestar que corresponden a la salud de la mujer?

Estaba seguro de que mis consejos provocarían escepticismo en mis lectoras.

Pero, ¿y si formara un binomio con una mujer que conoce exactamente lo que pienso de cómo vivir la vida más sana posible? ¿Si uniera mis fuerzas con las de una mujer que entiende mi corazón, mis pensamientos y mi pasión por la salud; una mujer que creció comiendo la típica dieta americana, pero que luego se sometió al plan de salud que nos ofrece la Biblia y se benefició grandemente al seguir *La receta del Gran Médico para tener salud y bienestar extraordinarios*?

Mientras más pensaba en eso, más comprendía que sólo existía una persona idónea para ese trabajo: mi esposa, Nicki, una pareja ejemplar y la cariñosa madre de nuestro hijo Joshua, de dos años.

**De Nicki:** Cuando Jordan me preguntó qué me parecía que escribiéramos juntos *La receta del Gran Médico para la salud de la mujer*, pensé: *Hmmm… Esto puede ser interesante*. Cierto, él está muy familiarizado e incluso identificado con los problemas de salud que enfrentamos las mujeres, pero el hecho de que *no es* mujer significa que nunca comprenderá plenamente los más sensibles de ellos, tales como las preocupaciones hormonales; esos «días nuestros del mes»; la infecundidad; o el primer trimestre del embarazo.

En consecuencia, creo ser la persona idónea para trabajar con Jordan, pues entiendo mejor que nadie su pasión. He estado expuesta durante casi diez años a su mensaje sobre una vida sana, y me he beneficiado de él; y puedo asegurarle que es efectivo.

También nos entusiasma la contribución que nuestra coautora y editora médica, la doctor Pancheta Wilson, médico de familia y especialista en medicina complementaria en Coral Springs, Florida, presta a este libro con su vasta experiencia como profesional y mujer de Dios.

Comer alimentos sanos y disfrutar de los beneficios de un estilo de vida activo han sido la pasión de Jordan durante más de una década, y le encanta compartirla con el prójimo. Su firme determinación para hacer una dieta de alimentos enteros y naturales, tomar suplementos de la más alta calidad, practicar una Higiene avanzada, hacer ejercicios, reducir las toxinas en el ambiente, evitar emociones mortales y vivir una vida de oración y con propósito, nació en sus días universitarios, cuando estuvo *seriamente* enfermo.

Después de su primer año en la Universidad Estatal de la Florida, trabajaba como consejero en un campamento de verano cristiano cuando empezó a experimentar lo que llama «desafíos a la salud».

Como lo describiera con más detalles en *La receta del Gran Médico para tener salud y bienestar extraordinarios*, Jordan estuvo cerca de la muerte al cabo de meses y meses de intensos dolores y sufrimientos. En cierto momento cuando pesaba solamente 104 libras, sus médicos le recomendaron practicarle una ostomía, o sea, la extirpación del intestino grueso y parte del intestino delgado. Estoy segura de que a aquel chico de 20 años tal consejo debe haberle parecido un destino peor que la muerte.

Después de visitar a más de 70 facultativos y expertos en salud, y de probar con decenas de tratamientos convencionales y cientos de «curas» exóticas de lo que supuestamente le aquejaba, Jordan recurrió a la Biblia en busca de respuestas a sus devastadores problemas de salud.

En *La receta del Gran Médico para tener salud y bienestar extraordinarios*, él describe los descubrimientos que fue haciendo, incluyendo su creencia de que muchas personas deambulan por la vida sin darse cuenta de que al menos 80% de sus dolencias se relaciona con su estilo de vida. Muy pocos estadounidenses entienden lo que significa para su salud la alimentación; la cantidad de comida que consumen; o los efectos de un estilo de vida sedentario, pero sometido a un elevado estrés y un ritmo acelerado.

Jordan ha desarrollado una forma concisa y sencilla para proyectar su consejo de vivir una vida sana que denomina: «Siete llaves para liberar su potencial de salud».

Esas siete llaves son:

Llave # 1: Coma para vivir

Llave # 2: Complemente su dieta con alimentos integrales, nutrientes vivos y superalimentos

Llave # 3: Practique una Higiene avanzada

Llave # 4: Acondicione su cuerpo con ejercicios y terapias corporales

Llave # 5: Reduzca las toxinas en su ambiente

Llave # 6: Evite las emociones mortales

Llave # 7: Viva una vida de oración y con propósito

En *La receta del Gran Médico para la salud de la mujer*, Jordan adaptará y personalizará cada una de estas llaves para nuestras necesidades exclusivas. En este libro usted encontrará un tesoro de información útil, a la que puede dar buen uso de inmediato. El deseo de nuestros corazones está contenido en un antiguo proverbio africano: «Educa a un hombre, y estarás educando a un individuo. Educa a una mujer, y estarás educando a una familia». Mientras lee este libro, Jordan y yo le rogamos que incorpore estos principios intemporales, y permita que el Dios viviente transforme su salud y su vida.

## LAS MUJERES *SON* DIFERENTES DE LOS HOMBRES

**Jordan:** Antes de continuar necesitamos recapitular lo referente al estado de salud de las mujeres en Estados Unidos. Sería aventurado afirmar que ellas son más sanas que los hombres pero si lo son, debe ser sólo por una nariz.

*La mayoría manda*

En términos demográficos, las mujeres en Estados Unidos superan a los hombres al representar 50,8% de la población contra 49,2; en cifras reales eso equivale a unos 150 millones de mujeres, comparadas con 145 millones de hombres, según estadísticas del último Censo de Estados Unidos.[1]

**Nicki:** Yo me inclino a creer que no es tan fácil afirmar quiénes son más saludables, si los hombres o las mujeres: es como comparar manzanas con naranjas. Tal vez cuando son más jóvenes, ellos tienen una tendencia más atlética que ellas, y queman en sus actividades más calorías, lo cual les confiere un aspecto más saludable. Pero cuando las mujeres crecen, se preocupan mucho por su apariencia, y eso las motiva a prestar atención a su peso, a lo que comen y al ejercicio. Así que es difícil determinar cuál de los dos géneros es más saludable. En mi corta experiencia como madre he descubierto que cuando la precedencia la tienen las demandas de la maternidad, es necesario renunciar a algunas cosas. La madre descuidará su propia salud antes que la de su hijo.

**Jordan:** Ese es un buen punto. Comencé la introducción de mi libro *La dieta del Creador* escribiendo sobre la mujer promedio hipotética: una madre casada de treinta y siete años que usa pantalones de la talla dieciséis y pesa treinta libras más de lo que debe, repartidas principalmente entre sus caderas y muslos. Esa mujer promedio padecía de falta de energía y no se sentía particularmente saludable, pero su esposo tenía aun más sobrepeso y estaba en peor forma física. Sus hijos estaban aquejados por una plaga de dolencias juveniles incluyendo obesidad, trastorno de déficit de atención e hiperactividad y alergias. Sin embargo, para esa mujer la idea de proporcionar un almuerzo nutritivo a su prole era una lasca de jamón glaseado con miel, entre dos rebanadas de pan blanco «fortificado»; un puñado de galletas de chocolate Oreo bajas en grasa dentro de una bolsa de plástico; y un envase de bebida refrescante Capri Sun con diez por ciento de jugo de frutas. El padre de ella murió prematuramente de un infarto cardiaco masivo, y la madre batallaba con una dolorosa artritis y el principio de la demencia senil.

Esta mujer promedio era responsable durante los mejores años de su vida no sólo de criar a hijos exigentes, que dependían de ella tanto desde el punto de vista emocional como de la nutrición, sino también de atender a su esposo, sus padres —ya en la tercera edad— y sus suegros. Estoy seguro de que lo que describo aquí no es nuevo para usted. El mayor peso tanto de la crianza de los hijos, como de la atención a la familia inmediata y extendida, ha caído sobre los hombros de la mujer desde el principio de los tiempos, si bien ha habido excepciones.

Parece que el Señor Dios todopoderoso, en su infinita sabiduría, creó a la mujer con un instinto para cuidar de los demás y relacionarse, mayor que el del hombre. Esto tiene un efecto estabilizador sobre los matrimonios y equilibra la vida hogareña. Aunque no figura en los objetivos de este libro discutir si Dios se propuso que hombres y mujeres tuvieran papeles diferentes pero igualmente importantes en la sociedad, debemos reconocer que el Señor creó los diferentes géneros para que se complementaran entre sí. Mientras que los hombres actúan típicamente con más agresividad y sienten un impulso natural a cumplir tareas, las mujeres tienden más a servir como apoyo. Y mientras ellas valoran el amor, la comunicación, la belleza y las relaciones, el sentido de identidad de ellos es a menudo definido por su capacidad para conseguir resultados.

Mientras yo crecía, en los años 70 y 80, las feministas argumentaban que no había diferencias esenciales entre los géneros, y que los papeles patriarcal y matriarcal que se observaban en la sociedad se debían a condicionamientos. Recuerdo a algunos vecinitos míos cuyos padres velaban por que sus hijos varones no se excedieran en sus juegos de indios y vaqueros, ni las niñas jugando con muñecas Barbie a las casitas. Pero a medida que los científicos sociales descubrieron evidencias que descartaban la idea de que hombres y mujeres eran esencialmente la misma cosa bajo las obvias diferencias físicas, el péndulo social comenzó a oscilar hacia el otro extremo. En nuestros días, la percepción general es que las mujeres son efectivamente diferentes de los hombres. Y tal como existen significativas diferencias biológicas y fisiológicas, también las hay notables en el área de la salud.

Las mujeres poseen solamente dos terceras partes de la fuerza física promedio de los hombres, pero los músculos abdominales de la mujer despliegan tanta fuerza como los del varón. Esto forma parte del diseño divino de la mujer, pues cuando están embarazadas necesitan de fuertes músculos abdominales para dar a luz. Además, según la Clínica Mayo:

- las mujeres, como promedio, tienen 11 % más de grasa corporal y 8 % menos de masa muscular que los hombres;
- los hombres tienden a ser más rápidos que las mujeres en actividades aeróbicas debido a su gran fuerza muscular y la ventaja mecánica de contar con brazos y piernas más largos;
- las mujeres, en cambio, tienden a tener una mayor resistencia, en parte gracias a que durante las actividades prolongadas descansan en el metabolismo de las grasas;
- aunque las mujeres gritan de dolor antes que los hombres, lo toleran mejor que ellos.[2]

El doctor James Dobson señala algunas diferencias importantes entre hombres y mujeres en su libro *Amor para toda la vida*. Por ejemplo, el estómago, los riñones, el hígado y el apéndice de la mujer son más grandes. Sus glándulas tiroides son también generalmente mayores y más activas, y tienden a agrandarse tanto durante la menstruación como durante el embarazo.

Eso las hace más propensas a desarrollar bocio y más vulnerables al frío. Lo cual también se asocia con una piel más fina y un cuerpo mucho menos velludo. La sangre de la mujer contiene 20 % menos de glóbulos rojos que la del hombre, lo que implica que su sangre contiene más agua. Considerando que la sangre transporta el oxígeno a las células del cuerpo, menos glóbulos rojos significan menos oxígeno disponible, una razón para que se cansen más fácilmente. Por último, el corazón de la mujer late más rápidamente (80 latidos por minuto comparados con 72 en el hombre), pero en ellas la tendencia a desarrollar hipertensión arterial es mucho menor.[3]

Entonces, ¿son las mujeres más saludables que los hombres? Sabemos que viven más:

5,3 años más según los Centros para el Control y Prevención de Enfermedades con sede en Atlanta, pero la «brecha generacional» entre la esperanza de vida de hombres y mujeres se ha ido acortando desde que se registró la diferencia récord de 7,8 años en 1979.[4] La razón de la diferencia continúa siendo un misterio.

**Nicki:** Me pregunto si la brecha se está acortando debido a los millones de mujeres deseosas de hacer una carrera que ingresaron a la fuerza laboral en los años 70 y 80. Como los hombres tienen un ciclo de vida medio más corto, presumiblemente debido a que están sometidos a mucha presión en sus trabajos, y se agotan en unos años, creo que ser madre y tener a la vez un trabajo fuera de casa a tiempo completo puede acortar también la vida de la mujer.

**Jordan:** Tal vez tengas razón, pero la doctora Eugenia Eng acostumbraba decir a los estudiantes de la Universidad de Carolina del Norte: «Las mujeres nos enfermamos más, pero los hombres mueren primero».[5] Creo que las mujeres son como los relojes de pulsera Timex: aguantan golpes, pero siguen andando. Sin embargo mis investigaciones demuestran que más mujeres estadounidenses que hombres sucumben cada año a la primera causa de muerte del país: las enfermedades cardiovasculares. Si usted es de los que disfrutan llevando la anotación del partido, en esto las mujeres nos aventajan 53 % a 47. Según la American Heart Association, la cifra de muertes debidas a enfermedades del corazón entre las mujeres ha sido desde 1984 mayor que la de los hombres.[6]

Es más, una de cada tres mujeres padece alguna forma de dolencia cardiovascular, y sin embargo sólo 13 % de ellas está consciente de que esas enfermedades representan una grave amenaza para sus vidas.[7] Creen que eso de encorvarse con la mano en el pecho mientras todo alrededor se pone negro, el estereotipo de un infarto cardiaco mortal, es sólo cosa de hombres. La verdad es que las mujeres representan cerca de la mitad de todas las muertes por ataques cardiacos.[8]

En lo referente al cáncer, la segunda causa de muerte principal en Estados Unidos, un porcentaje ligeramente mayor de hombres que de mujeres abandonan este mundo cada año. La forma más común de muerte por cáncer entre las mujeres no es el cáncer mamario, como se suele creer, sino el del pulmón. La cifra de las que perecen de esta última modalidad es casi el doble de las que perecen de cáncer del seno (74.000 frente a 40.000), y sin embargo no vemos lazos rosados ni caminatas para crear conciencia sobre el cáncer del pulmón.[9] Pero lo que más me preocupa es que nadie menciona cómo 60% de todos los cánceres en la mujer pueden asociarse con factores dietéticos y de estilo de vida.[10]

Además, ellas tienen el doble de probabilidades que los hombres de morir de un accidente cerebrovascular y del mal de Alzheimer, enfermedad progresiva y degenerativa del cerebro que comienza con una leve pérdida de la memoria y acaba en una incapacidad mental irreversible[11] y aunque la diabetes –que es la causa primaria de la ceguera, los fallos renales, las amputaciones de extremidades y las enfermedades cardiacas– parece tener una leve predilección por los hombres, 9% de las damas de más de 20 años sufren diabetes, y la tercera parte de ellas ni siquiera lo sabe, según la Asociación Americana contra la Diabetes.[12]

*Regáñalo para que esté saludable*
*Por Jordan Rubin*

*Gotera continua en tiempo de lluvia, y la mujer rencillosa, son semejantes.* Proverbios 27.15 (RVR)

El rey Salomón escribió esto hace 3000 años, pero probablemente no sabía entonces que las regañinas pueden agregar años a la vida de una persona.

Si cree que desvarío, permítame explicarme. Si bien una constante regañadera puede resultar irritante, algunos correctivos amigables y de buena fe de la esposa hacia el esposo pueden ayudar a los hombres a vivir más y gozar de mejor salud. Esa es la tesis de un libro, *The Case for Marriage* [En favor del matrimonio], escrito por la investigadora de la Universidad de Chicago Linda Waite, y por Maggie Gallagher, presidenta del Instituto para el Matrimonio y la Política Pública. «El matrimonio proporciona a los individuos –y especialmente a los hombres– una persona que vigile su salud y el comportamiento correspondiente, lo que estimula la autorregulación», afirma Linda Waite, y luego agrega que «los casados pueden beneficiarse de tener a alguien que los regañe».[13]

Las esposas tienen una manera de obligar a sus maridos a renunciar a lo que llamamos «estupideces de soltero», cosas como conducir a alta velocidad, beber en los bares o buscar peleas. Al mismo tiempo, pueden ayudar a mejorar la salud de sus cónyuges al cocinarles platos más sanos (*cualquier cosa* puede ser más sana que lo que compone la dieta de un joven soltero). También pueden motivar a sus hombres para que duerman las horas debidas, se embadurnen la nariz de loción antisolar, y visiten al médico para hacerse su examen anual de la próstata (¡Gracias, amor mío!).

Así que la próxima vez que se sorprenda regañando… digo, *motivando* a su esposo a dejar a un lado el recipiente de papas fritas antes de la cena, recuerde los beneficios potenciales a largo plazo que se derivan de los rapapolvos suyos para la salud de él.

Por último, entre las mujeres la cantidad de víctimas del Síndrome de Irritabilidad del Colon (IBS) –estreñimiento recurrente, dolor abdominal, malestares digestivos y aventazón– es el doble que en los hombres. El estreñimiento crónico en la mujer contribuye al desarrollo de hemorroides, diverticulitis y formación de pólipos.

Aunque estas estadísticas deben hacernos reflexionar, sé que las mujeres son por naturaleza más proactivas que nosotros en el cuidado de la salud. Ellas son más propensas a visitar al médico, consultar con un farmacéutico, leer algún libro sobre dietas y tomar suplementos nutricionales, vitaminas y minerales. Los hombres, en cambio son más propensos a «capear el temporal» cuando experimentan síntomas médicos, según una investigación realizada por AC Nielsen.[14] Y aunque nosotros usamos con más frecuencia la Internet que ellas, es más probable que ellas busquen en la web respuestas a sus preguntas y preocupaciones concernientes a la salud.[15]

Las mujeres —quiero que entienda que estoy generalizando, no tratando de parecer sexista— fijan el tono de casi todos los aspectos de una buena salud en el hogar:

Ellas son por lo general las que compran los víveres, preparan la comida y se ocupan de la mayor parte de la limpieza de la casa. Si además son madres, se aseguran de que todos tomen sus vitaminas, de bañar a los más pequeños, insistir en que practiquen una buena higiene, acostar a los niños y programar el termostato emocional del hogar.

En muchos núcleos familiares hoy en día estas tareas se desempeñan después de un largo día de trabajo fuera de la casa.

No en balde las mujeres siempre dicen estar cansadas. Aunque veo lo bien que maneja Nicki todas las necesidades de nuestro hogar, me maravillo al ver cuánto ha progresado en lo que respecta a vivir un estilo de vida saludable, pues cuando éramos novios, tenía mis dudas.

**Nicki:** Nunca olvidaré algunas de las conversaciones que sostuvimos cuando estábamos en el noviazgo. Jordan me hacía un montón de preguntas como: «¿Crees que eres una persona saludable?» Yo tenía entonces unos veinticinco años, y viajaba por la vida con una óptima condición física. Recuerdo que lo miré fijamente y le dije: «Soy una de las personas más saludables que he conocido».

No me echó una de esas sonrisitas autosuficientes, ni una de sus miradas altaneras (eso vendría después). En lugar de eso, carraspeó y me preguntó con respeto: «¿Por qué lo dices?»

«Porque no he bebido una gaseosa desde que tenía diecisiete años, y tampoco como comidas chatarra», declaré. En mi fuero interno creía que esas dos condiciones me calificaban como una de las personas más sanas que hubiese conocido. Me parecía más que suficiente para alguien que se había criado en un pueblo de 3 semáforos y 5.300 habitantes llamado Paintsville, Kentucky, dos horas al este de Lexington y cerca del límite con el estado de Virginia Occidental.

Una de las reglas de mi familia era que siempre nos sentábamos todos a la mesa para cenar. Mamá cocinaba la mayor parte de las veces, de modo que su mantra culinario era *algo que fuera rápido y fácil*.

Ocasionalmente, nos servía esas comidas congeladas de pavo en su salsa que uno calienta en el horno, pero la mayoría de las veces eran perros calientes y hamburguesas, espagueti o la combinación que yo más odiaba: tortas de salmón, frijoles colorados y pan de maíz.

Los fines de semana eran especiales, pues mamá preparaba un gran desayuno de bizcochos (hechos con grasa de tocino, harina de trigo blanca y leche), huevos revueltos fritos y tocineta. La noche del sábado solía estar reservada para una pizza hecha en casa, cargada de queso y pepperoni. Mi comida favorita de la semana era la cena dominical, cuando mamá se esforzaba por preparar algún verdadero plato especial. Cortaba un pollo en pedazos que freía en aceite de la marca Wesson (al menos era mejor que el Crisco que usaba antes) hasta que estuvieran bien dorados. Entonces preparaba rodajas de papa de las que vienen secas en una caja de cartón, y nuestros vegetales favoritos: *casserole* de brócoli, que incluía galletas Ritz molidas, un bloque de margarina y otro de queso Velveeta.

Mamá tenía llena la alacena de una variedad de bebidas y alimentos rápidos, y en nuestro hogar yo era la responsable de preparar el té. En Kentucky, el único tipo de té que se conoce es el té *endulzado*. Después de preparar un galón de té Lipton, vertía una taza de azúcar blanca en el recipiente. Empecé a beber té endulzado desde el sexto grado, y se convirtió en mi bebida favorita.

Hasta donde sabía, comíamos y bebíamos lo mismo que cualquier otra familia en Estados Unidos, pero gracias a Dios, durante mi adolescencia mi metabolismo era bastante acelerado. Fue en la secundaria cuando empecé a ganar más conciencia de que debía cuidar mi salud, después de que mi maestra de ciencias nos sugiriera hacer un experimento. Un día, al comenzar su clase nos pidió que echáramos un clavo en un vaso de Coca-Cola. «Observen la reacción ácida», propuso. Claro que el clavo no se disolvió hasta unos días después —eso es un cuento de comadres— pero el óxido y la corrosión que se formaron en aquel clavo galvanizado me dejaron perpleja. «Lo mismo sucede en el estómago de ustedes», declaró la maestra al finalizar el experimento. Quedé convencida. Desde aquel día decidí no volver a beber gaseosas. Sin embargo, mientras estudiaba para sacar un título de contabilidad en la Universidad Estatal Morehead, de Morehead, Kentucky, me aficioné a los cafés saborizados y endulzados. El moka y el de sabor a vainilla francesa se convirtieron en mis favoritos. Y todavía seguía bebiendo litros de té endulzado.

Después de graduarme en la universidad y de vivir sola durante unos años, solicité una vacante en una empresa de contabilidad de entre las cinco mayores de EE.UU. La firma Arthur Andersen tenía una sucursal en West Palm Beach, en la costa sudeste de la Florida. La idea de no tener que volver a sacar montañas de nieve con una pala y mantener mi piel bronceada todo el año me parecía estupenda, así que empaqué mis pertenencias en mi Honda Prelude y me marché a West Palm Beach, donde no conocía a nadie.

Para orientarme, me hospedé en un hotel local, donde un amable conserje me sugirió asistir a la iglesia Christ Fellowship, en el cercano distrito de Palm Beach Gardens. No tardé mucho en ser invitada por otro amable joven a su grupo de solteros, Souled Out Singles, que se reunía los lunes por la noche.

La primera vez que entré en el lugar vi que había varios muchachos y muchachas de pie, alrededor de un apuesto y alto joven de cabello negro.

«Ojalá hubieras estado aquí la semana pasada», me dijo uno de ellos. «Jordan contó su testimonio acerca de cómo estuvo a punto de morir de una terrible enfermedad, y cómo Dios lo sanó».

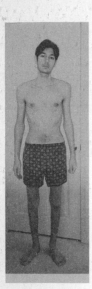

**ANTES**

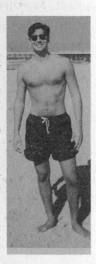

**DESPUÉS**

Fue así como conocí a Jordan Rubin.

—¡Oye, Jordan, muéstrale a Nicki esa foto! —dijo el joven.

Jordan abrió su Biblia y me enseñó una instantánea que le habían tomado dos años antes. Apenas pude reconocerle en aquella débil figura de piernas oscuras, que se veía como pura piel sobre huesos y en la que se podían contar las costillas por haber perdido tanto peso.

—¡No, ese no eres tú! —exclamé incrédula.

—Pues sí, ese *era* yo —replicó él con una tímida sonrisa.

Apenas podía establecer el parecido entre el joven enérgico, bronceado y atlético que tenía frente a mí, y el esqueleto viviente que posaba frente a la puerta blanca de un armario.

Aquella noche, en el grupo de solteros, entablamos amistad. En las semanas siguientes me encontré con él varias veces. Nuestra amistad se hizo más íntima y al cabo de seis meses empezamos nuestro noviazgo. Me di cuenta de que le gustaba hablar de dos temas: la Biblia y la salud. Eran sus dos grandes pasiones, junto con algo de béisbol y otro poco de música.

«Entonces, ¿te consideras una persona saludable?», me preguntó una noche que salimos.

Yo lucía muy sana, así que le contesté totalmente confiada. Creía que se impresionaría cuando le dije que no había bebido una gaseosa en diez años, que no comía comidas chatarra, sólo tomaba leche desgrasada, comía gran cantidad de frutas y vegetales, y rara vez algún postre.

Pero por la expresión de Jordan, me di cuenta de que no lo impresioné mucho.

Fue entonces cuando decidí que nunca me atrevería a revelarle que a veces bebía hasta un galón de té endulzado, que ocasionalmente devoraba de una sentada un paquete grande de caramelos Twizzlers con sabor a fresa, o que consumía nachos y salsa mexicana como si fueran uno de los cuatro grandes grupos alimentarios.

Aquella noche Jordan me dejó hablar de buen grado, porque sabía que yo asimilaría sus consejos. Como también él esperaba que nuestra relación terminara en boda, no quería abrumarme con sus opiniones sobre un estilo de vida saludable. Así que fue bastante parco, y estoy segura de que mi obvio interés en vivir una vida sana fue un factor. Después de seis meses de amistad, un año de noviazgo y siete meses de compromiso, me convertí en la señora de Rubin. Pero mientras salía de Christ Fellowship aquella tarde, bajo una lluvia de burbujas de jabón y felicitaciones, me asaltó una interrogante: *Cuando termine la luna de miel, ¿Quién irá de compras al supermercado?* Pese a mi creciente interés en el cuidado de la salud, yo no era tan radical como él respecto a lo que comía.

Pero mi adaptación sí resultó ser *bastante* radical...

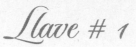

# Llave # 1

## Coma para vivir

**Nicki:** Mientras crecía, mamá trató de enseñarme sus recetas favoritas, pero por alguna razón, no podía aprender los fundamentos de la cocina sureña. Mi experiencia culinaria estaba limitada a freír en el sartén lascas de carne prensada Steak-um, calentar en el microondas puré de papa artificial y preparar galones de té endulzado.

En la universidad no tenía que cocinar, pues podíamos vivir de la comida que guardábamos en los dormitorios, tacos de jamón y queso Hot Pockets o comidas congeladas. Pero cuando me mudé sola y me di cuenta de que no me alcanzaría para pagar dos comidas diarias en un restaurante, me dije que lo mejor era ampliar mi capacidad culinaria, o estaría condenada a cenar una y otra vez el mismo plato, como en la película *El día de la marmota*. Por entonces no reunía ni siquiera los conocimientos de cocina indispensables para freír muslos de pollo. La amplitud de banda de mi talento en la cocina no iba más allá de hervir agua.

Por suerte, desde que dejé la universidad hasta el día en que Jordan y yo intercambiamos votos conyugales, a mis coinquilinas generalmente les gustaba cocinar para las dos.

Desafortunadamente para mi recién casado esposo, se había unido en matrimonio con alguien de muy limitados dones alrededor de la cocina, y más todavía muy limitados deseos de cocinar.

Estoy segura de que después de nuestra luna de miel Jordan quedó conmocionado al descubrir mi apabullante falta de aptitud gastronómica. Pero salir a comer fuera noche tras noche habría abierto en nuestras finanzas una tronera, así que no era una opción viable. Como él procuraba comer alimentos sanos y yo no, decidimos que compraríamos lo de él en una tienda local de alimentos saludables, y lo mío en un supermercado. Me pareció bien, pues sabía cuán importante era para Jordan comer alimentos naturales y orgánicos; había captado el mensaje alto y claro mientras éramos novios.

Para poner un ejemplo de lo tonto que resultaba nuestro pacto nutritivo, él llevaba a casa bolsas de plástico con pollos de corral, vegetales orgánicos y refrigerios como arándanos azules, también orgánicos. Mientras tanto, yo llevaba mi carrito con pollo Tyson y frutas y vegetales «corrientes». Mis refrigerios consistían en tortillas de maíz tostadas y salsa mexicana. Jordan compraba manzanas orgánicas Gala; yo prefería las lustrosas (y enceradas) Red Delicious del supermercado Publix, que me parecían más tentadoras a la vista.

Era ridículo, ya lo sé, pero me aferraba tenazmente a lo que me habían enseñado a comer mientras crecía. No obstante, Jordan era muy inteligente: sabía que no debía presionarme a comer como él, así que empezó a adoctrinarme despacio. En una ocasión, después de cenar, me ofreció un paquete de galletas orgánicas con trozos de chocolate, que no contenían harina de trigo. ¡Lo que necesitaba para halagar mi predilección por los dulces! Creo que aquella noche me comí todo el paquete. En otra ocasión probé sus papas horneadas a la francesa de la marca Cascadian Farm, bañadas en salsa de tomate orgánica. ¡Mucho más sabrosas que las de los restaurantes de comidas rápidas, que fríen con tanta grasa!

En las semanas siguientes continué probando más frutas, vegetales y otros alimentos naturales de los que mi esposo compraba. Y en realidad sabían mejor y causaban una sensación más «limpia» al transitar por mi sistema digestivo. Cada bocado producía un arco iris de sabores, y entonces empecé a creer que quizás aquellos alimentos «sanos» tenían algo especial.

Hacia el final de nuestro primer año de casados decidí de manera consciente y deliberada que comería lo mismo que Jordan. Pero todavía me sentía perdida en la cocina. La cena en nuestro hogar era como el bufé que se prepara para ver por televisión la final del campeonato de fútbol americano: una noche comíamos tortillas y salsa; la siguiente, yo servía queso orgánico y almendras blanqueadas. Para romper la monotonía, combinaba dados de piña y melón con fresas. Lo cierto era que no me sentía lo bastante segura para idear una cena caliente.

Me di cuenta de que Jordan, que tampoco era un gran chef de cocina, se estaba exasperando. Estaba muy ocupado promoviendo su compañía de productos para la salud y el bienestar, que demandaba largos horarios, pero el mío con la firma de contabilidad Arthur Andersen era *todavía* más intenso. Cuando llegaba a casa, después de una fatigosa hora de viaje, estaba agotada por el largo día e irritable, aguijoneada por el hambre que traía. Poner en el horno un par de pizzas orgánicas Amy's conciliaba el resto de mis energías.

Pero una noche, después de que Jordan, como quien no quiere la cosa, comentó que tal vez estábamos comiendo demasiadas pizzas orgánicas, decidí darme una oportunidad en la cocina. Hasta yo era capaz de cortar pechugas de pollo en cuadritos y dorarlas en el sartén. Cuando terminaba, las combinaba con una ensalada sencilla. O cocinaba pescado fresco o carne en una cacerola, junto con algunos vegetales orgánicos. Descubrí que el ajo y la mantequilla podían darle a *cualquier cosa* buen sabor.

Agregué a mi repertorio los huevos, porque Jordan me había hablado de su poder nutritivo, que incluye seis gramos de proteína, además de vitaminas B-12, E y D, luteína, riboflavina, calcio, zinc, hierro y ácidos grasos esenciales, y sólo setenta y cinco calorías. Era una buena noticia para mí, que sólo había oído decir que los huevos subían el colesterol y podían bloquear las arterias.

Jordan sugirió que cocinara los huevos revueltos en aceite de coco extra virgen, en lugar de margarina o aceite vegetal, pues el aceite de coco es rico en un tipo de grasas saludables que se conocen como ácidos grasos de cadena mediana. Empecé a prepararlos como él me aconsejaba y descubrí que los huevos revueltos, mezclados con un poco de queso de cabra *feta*, resultan un excelente desayuno o cena.

También había escuchado decir que quien sabe leer puede cocinar, y así preparé mi primera sopa hecha en casa siguiendo una receta que encontré en un excelente libro de cocina, *Nourishing Traditions*. ¿Cortar una cebolla en cuadritos? Yo podía hacerlo. ¿Pelar y cortar en rodajas zanahorias o tallos de apio? Ningún problema. ¿Medir la cantidad de agua y añadirle pedazos de pollo orgánico? Muy fácil. Desde muy temprano en nuestro matrimonio la sopa de pollo se convirtió en tema recurrente de nuestra mesa.

**Jordan:** Tras siete años de casados, usted no reconocería hoy a Nicki en el departamento culinario. Ella podría derrotar a Rachel Ray, del canal Food Network. Nicki probablemente cocina cuatro o cinco noches de la semana sin tener nada previamente preparado. Y a mí también me gusta subirme las mangas y cocinar para la familia. Hace poco preparé una sopa de pollo al coco, estilo tailandés, una fenomenal ensalada orgánica con salmón, aguacate (palta), plantas aromáticas y especias frescas; y de postre, budín de coco con *mousse* de chocolate. Pero cuando yo no puedo, me alegra poder reportar que Nicki ya dejó atrás la época en que con frecuencia debíamos reservar una mesa para cenar fuera. Siempre que vienen a la ciudad asociados de nuestro ministerio, prefiero invitarlos a venir a casa y probar la fantástica lasaña de espinacas y queso de cabra que prepara Nicki con carne de bisonte, que correr el riesgo de no encontrar un restaurante decente donde cenar.

Actualmente, a ella le encanta experimentar con recetas e inventar platos cada vez más sabrosos y más sanos. También contribuyó con dos docenas de recetas a mi libro *La receta del Gran Médico para tener salud y bienestar extraordinarios*.

**Nicki:** Preferimos cenar en casa, porque nos gustan las comidas frescas y con sazón casero. Claro que también disfrutamos de una cena en un buen restaurante, pero prefiero salir a comer fuera sólo en ocasiones especiales. A Jordan y a mí nos satisface sentarnos a la mesa de nuestro hogar, pues sabemos que esa noche la cena será más sana y sabrosa que cualquiera que podamos encontrar en un restaurante. Una de mis recetas favoritas es una pulpeta hecha con carnes de vacunos criados con pasto, o bisonte, o venado. Adorno este delicioso plato con puré de papas naturales, que preparo con crema batida y mantequilla orgánicas. Mi forma de pensar en cuanto a la cocina ha cambiado: ahora, si voy a pasar el trabajo de preparar un plato desde cero, quiero utilizar los mejores ingredientes posibles. Así la comida no sólo sabe mejor, sino que es mucho mejor. Casi todo lo que comemos es orgánico: la carne, los vegetales, huevos y frutas, los quesos y nueces. Y me encanta todo lo que lleve champiñones.

**Jordan:** Nuestra filosofía en torno a una alimentación sana se basa en la primera llave para liberar su potencial de salud: «Coma para vivir». Este principio postula escoger algo que sea mejor para su cuerpo a largo plazo, en lugar de un remedio rápido para calmar el apetito. El apóstol Pablo describió la actitud que debemos asumir hacia la comida en 1 Corintios 6.13: «Las viandas para el vientre, y el vientre para las viandas; pero tanto al uno como a las otras destruirá Dios».

Lamentablemente, demasiadas personas «viven para comer». Halagan sus paladares con alimentos fritos en grasa profunda; de alto contenido calórico; abundantes en sodio, azúcar y grasas, y que según ellas, saben bien, o al menos eso creen. Muchos no son conscientes de que sus papilas gustativas han sido manipuladas por los restaurantes de comidas rápidas y conglomerados alimentarios que empanizan el pollo, endulzan las carnes con «salsas secretas» y cubren todo lo demás con tocineta y queso derretido.

Las comidas rápidas son la antítesis del comer para vivir, pero representan una popular alternativa para las mujeres acuciadas por el tiempo (algunas trabajan fuera todo el día), que procuran alimentar a sus hijos después de una larga jornada en la que además han debido llevarlos a la escuela, las lecciones de piano o los partidos de fútbol.

Madres, ustedes conocen bien el guión: son las seis de la tarde y acaban de recoger al último de sus hijos en el campo deportivo. Se sienten cansadas, está oscureciendo, los niños están quejosos y hambrientos, y no hay nada en el refrigerador. Así que toman la vía de la menor resistencia, dirigiéndose a la ventanilla de autos de algún McDonald's, donde les entregan una bolsa de papel con Happy Meals para sus hijos y, para ustedes, una ensalada con tocineta, pollo y aliño ranchero (que contiene crema de leche alta en grasas). (A las solteras, mientras tanto, seguramente les parecerá un derroche de tiempo ponerse a cocinar algo sano y nutritivo para una sola persona.)

Lo que acabo de describir es un lugar común, pues a diario sirven 70 millones de raciones de comidas rápidas en EE.UU. desde colosos como la cadena de los dobles arcos dorados, hasta franquicias que recién comienzan como Chipotle. Los restaurantes de comidas rápidas abundan como las lámparas del alumbrado público y se encuentran en cualquier bulevar o centro comercial de este país.

El problema con este tipo de comidas —y cualquier otro de los que se elaboran para personas apresuradas, como los *TV dinners*, los pasteles de pavo y los trocitos de pollo empanizado— es que tanto usted como su familia están comiendo alimentos procesados que Dios decididamente no creó, y en una forma que no es sana para su cuerpo. Cada vez que su cena proviene de una cadena fabril asistida por adolescentes con gorras de papel o trabajadoras con redecillas para el cabello, puede estar seguro de que está introduciendo en su cuerpo alimentos que han sido adulterados con azúcares, sales, aditivos cargados de sustancias químicas y preservantes insalubres que permiten producirlos en grandes cantidades y a bajo costo, y que los hacen más seductores para sus ya deformadas papilas gustativas.

Eso tendrá que cambiar. La idea central de la Llave # 3 es comer lo que Dios creó como alimento y en una forma sana para el cuerpo. Estoy convencido de que una dieta basada en alimentos enteros y naturales está en el centro de la diana de este principio de comer para vivir. Y como ha descubierto Nicki, las comidas sanas pueden ser deliciosas, y lo son.

## AL COMPRAR LAS PROVISIONES

Entonces, ¿qué tipos de alimentos deben tener acceso a su alacena y a su refrigerador? Pues bien, para poner algunos ejemplos, tenemos los granos enteros como el trigo y la cebada; semillas y nueces; productos lácteos saludables como el yogur, el queso y la mantequilla; aves y pescados; vegetales y frutas como las bayas, tomate y aguacate; y carnes rojas beneficiosas como las de res, cordero, venado y bisonte. Estos alimentos, que provienen de fuentes muy cercanas a la naturaleza, nutrirán su cuerpo, sostendrán su energía a lo largo del día y le proporcionarán la mejor oportunidad de vivir la vida más sana posible.

Los alimentos enteros y naturales son especialmente importantes para un cuerpo joven, debido a que los huesos, músculos y tendones sólo crecen una vez hasta madurar. Es por eso que propongo alimentos naturales cultivados orgánicamente, o las carnes de animales criados en forma sostenible, porque Dios los creó en una forma que hace bien al cuerpo humano.

## Cómo comprar alimentos orgánicos
### Por Nicki Rubin

Comprar en tiendas de productos de salud como Whole Foods Market o Wild Oats se está tornando cada vez más popular, a medida que las mujeres descubren los beneficios de lo natural y lo orgánico, en comparación con los alimentos convencionales.

Según la revista Consumer Reports, casi dos terceras partes de los consumidores estadounidenses adquirieron alimentos y bebidas orgánicas en 2005, comparados con cerca de 50% en 2004.

Durante los últimos diez años, las ventas de alimentos orgánicos han crecido anualmente 20% o más.[1]

Ya usted no tiene que apartarse de su ruta cotidiana para conseguir alimentos orgánicos.

Las principales cadenas de supermercados de este país, como Safeway, Vons, Kroger, Fred Meyer, Ralphs, Publix, Winn-Dixie y Albertsons dedican pasillos enteros a los alimentos orgánicos.

El almacén mayorista Costco ha agregado a su oferta, huevos, leche, frutas y vegetales orgánicos, así como salmón y atún pescados en su medio natural. Incluso Wal-Mart, la mayor cadena de ventas al detalle del mundo, está respondiendo a las fuerzas del mercado. En 2006, Wal-Mart duplicó su oferta de alimentos orgánicos y desarrolló un plan para estimular a las pesqueras a fin de que adopten las prácticas del Marine Stewardship Council [Consejo de Administración Marítima] para poder ofrecer más pescado capturado en su entorno natural.[2] Sam's Club, otro almacén mayorista que también es propiedad de Wal-Mart, comenzó igualmente a ofrecer alimentos orgánicos «a precios sensacionalmente bajos».

La entrada de Wal-Mart en el mercado de los comestibles orgánicos podría cambiar el paisaje de las compras en los próximos años, pero por ahora muchas amas de casa vacilan ante el costo. Las frutas, vegetales, carnes y huevos son de 25 a 200% más caros que los alimentos «convencionales». Sobre esto, tengo algunas ideas:

1. Sí, es cierto que los alimentos orgánicos son más caros, pero su sabor y calidad son muy superiores y son mucho más sanos para usted y su familia. Consumir comestibles orgánicos reduce significativamente su exposición a sustancias químicas y pesticidas que prevalece en los alimentos producidos por métodos convencionales. También puede ahorrar adquiriendo verduras cultivadas orgánicamente, durante sus respectivas temporadas, en los mercados campesinos y en kioscos a la orilla de la carretera. Suelen ser más baratas que las que se venden en los supermercados. (Asegúrese de preguntar si se trata de frutas y vegetales orgánicos y libres de plaguicidas.)

2. Comer alimentos orgánicos preparados en casa sale más barato que llevar a la familia a un restaurante de comidas rápidas como Burger King o a uno de comidas «rápidas e informales» como Panera Bread.

Es difícil para una familia de cuatro miembros gastar menos de veinte dólares en un típico restaurante de comida rápida, y la cuenta se acerca más a los treinta dólares cuando papá, mamá y dos niños paran a comer en uno de comidas rápidas informales. Créame: por lo que usted gasta una noche en uno de esos establecimientos de servicio rápido podría servir a su familia varios fenomenales platos orgánicos, incluyendo carne de reses criadas con pasto o pescado capturado en alta mar. Y por el precio de una cena en un restaurante más formal, con manteles de lino, cubiertos de plata y camareros estirados, su familia podría cenar toda una semana alimentos orgánicos preparados en casa.

3. Comer alimentos orgánicos resulta menos costoso que seguir una dieta especial o un plan de combinaciones dietéticas. La revista Forbes examinó los menúes semanales de las diez dietas más populares del mercado: Atkins, Jenny Craig, Ornish, NutriSystem, Slim-Fast, South Beach, Subway (sí, la dieta Jared consistente en comer dos veces al día emparedados bajos en grasa, estilo submarino, de la cadena Subway), Sugar Busters!, Weight Watchers y Zone. Las

raciones que provee para una semana Jenny Craig resultaron ser las más caras: $137.65 semanales; mientras que la dieta de los sándwiches Subway es la mejor ganga, por $68.90 a la semana. Pero cada una de las diez dietas costaba 50% más que los $54.44 que gasta en alimentos cada semana el americano soltero promedio.[3]

Si bajar de peso o combatir la obesidad infantil es una meta en su hogar, permítame explicarle otra cosa. Puede que las siete llaves expuestas en La receta del Gran Médico para la salud de la mujer no le parezcan directamente relacionadas con un plan para perder peso, pero forman parte del vivir un estilo de vida sano y le ayudarán a establecer su peso ideal. Muchas personas nos han dicho que la receta del Gran Médico les ha ayudado a quemar libras que no habrían perdido con ninguna otra dieta. De hecho, en una reciente conferencia de Women of Faith, decenas de mujeres se acercaron a Jordan para contarle historias de éxito fenomenales, incluidas algunas lágrimas de júbilo.

Si usted anda buscando un plan integral para la salud de la mujer que le pueda ayudar a bajar esas libras extra, su búsqueda terminó aquí; pero si desea rebajar más rápidamente le exhorto a leer otro libro de Jordan, *La receta del Gran Médico para bajar de peso.*

Los alimentos orgánicos no sólo son más sabrosos, sino que también contienen más poder nutricional, tanto en términos de peso como de nutrimentos. Durante un período de dos años, la revista The Journal of Applied Nutrition compró en los suburbios del oeste de Chicago, manzanas, peras, patatas, trigo y maíz dulce, tanto orgánicos como cultivados por medios convencionales, y analizó el contenido mineral de estos alimentos. De cada grupo alimentario se tomaban entre cuatro y quince muestras.

Basándose en el mismo peso, los niveles promedio de minerales esenciales eran mucho más altos en los alimentos cultivados orgánicamente: 63% más de calcio; 78% más de cromo; 118% más de magnesio; 178% más de molibdeno; 91% más de fósforo; 125% más de potasio y 60% más de zinc. Y algo más: los alimentos orgánicos promediaban un 29% menos del tóxico mercurio.[4]

«Alimentos orgánicos» significa mucho más que tomates frescos rojos y carnosos arrancados de la enredadera, en comparación con los verdeamarillentos cultivados en microclimas artificiales y cosechados mucho antes de su maduración. Cuando hablo de alimentos orgánicos me refiero a granos, huevos y productos lácteos, así como carnes, estas últimas procedentes de cabezas de ganado que comen hierba fresca en pastizales abiertos, o algún tipo de pienso orgánico no entreverado de antibióticos y hormonas de crecimiento para cebarlas y enviarlas pronto al matadero. Las cosechas orgánicas provienen de campos que no han sido rociados con pesticidas o herbicidas químicos ni fertilizantes sintéticos, mientras que los cultivos convencionales se realizan en suelos fatigados, que han perdido en los últimos siglos gran parte de su poder nutricional, debido a un rampante agotamiento de sus minerales. El valor nutritivo de los alimentos actuales obtenidos por medios convencionales no se compara con lo que comían nuestros antepasados.

En 2002, el Departamento de Agricultura de EE.UU., USDA por sus siglas en inglés, fijó normas a las que deben atenerse productores y manejadores a fin de que sus cosechas puedan ser certificadas por la entidad como orgánicas. Para recibir un sello de «100% Orgánico» el producto debe ser totalmente orgánico, lo cual significa que la fruta o vegetal se cultivó prescindiendo durante tres años consecutivos de usar la mayoría de los pesticidas y fertilizantes sintéticos y derivados del petróleo, antibióticos, ingeniería genética, irradiación o aguas residuales. Las carnes orgánicas deben provenir de animales que consuman 100% de forrajes o piensos orgánicos, sin subproductos de origen animal, y en el caso de las vacas lecheras, todo el rebaño debe haber consumido alimentos orgánicos durante un período de un año.[5]

Cuando en un sello de la USDA dice «Orgánico», quiere decir que el producto lo es en por lo menos un 95%, mientras que «Hecho con ingredientes orgánicos» significa que al menos un 70% de los ingredientes son orgánicos.

Comprar alimentos orgánicos en las tiendas de productos para la salud o de alimentos enteros ofrece el camino más seguro para comer los alimentos que Dios creó. Al final de este capítulo, le diré cuáles son los mejores que puede comprar y comer; pero hablemos primero de cómo optimizar la nutrición, lo cual comienza por tener conciencia de lo que está depositando en su carrito de compras. Para empezar, todo lo que usted come es proteína, grasa o carbohidrato. Examinemos más en detalle estos macronutrientes.

## LA IMPORTANCIA DE LAS PROTEÍNAS

¿Sabía usted que las proteínas son necesarias para construir sus músculos y mantener un buen tono en la piel, cabello sano, uñas fuertes y virtualmente todas las demás partes y tejidos del cuerpo? ¿Sabía que un 75% de su peso —si sacara de su cuerpo toda el agua— está compuesto por proteínas?[6] Necesitamos comer proteínas porque ellas se ocupan de la transportación de los nutrientes, el oxígeno y los desechos a través del cuerpo.

Las proteínas están compuestas de varias combinaciones de veintidós aminoácidos que necesitamos para vivir una vida sana, pero nuestros cuerpos no tienen capacidad para producirlos todos. Los científicos han descubierto que nos faltan ocho aminoácidos esenciales, lo que significa que debemos tomarlos de fuentes externas. Resulta que la proteína animal —pollo, carne de res, cordero, productos lácteos y huevos— es la única fuente proteica completa de los llamados «Ocho grandes» en las proporciones adecuadas.

Los nutricionistas recomiendan ingerir nueve gramos de proteína por cada veinte libras de peso, o entre sesenta y setenta gramos de proteína diario. Aunque millones de personas en el mundo se levantan cada mañana sin suficientes proteínas que comer, en Estados Unidos no tenemos ese problema. En cambio, tenemos el problema de que no las tomamos de las mejores fuentes de proteína animal: el ganado vacuno, ovino y caprino criado con alimentación orgánica, así como los búfalos y venados; las aves; el pescado capturado en su medio; los productos lácteos y los huevos. La carne de los vacunos criados con pastos y forrajes tiene menos grasa y es más baja en calorías que la de los que se crían con granos y piensos. Esta carne tiene un mayor contenido de ácidos grasos omega-3 beneficiosos para el corazón, y es una fuente importante de vitaminas como la $B_{12}$ y la E. Es para usted mucho mejor que los bistecs y hamburguesas preparadas con la carne de animales a los que se han inyectado hormonas, o que han comido piensos rociados con pesticidas o mezclados con antibióticos.

Los peces de aleta y escama capturados en océanos y ríos, son excelentes fuentes de proteínas y proveen los aminoácidos esenciales. La buena noticia es que, además de encontrárselos en las tiendas de alimentos naturales, pescaderías y tiendas de especialidades, actualmente los supermercados procuran incluir en su oferta pescado fresco capturado en su medio.

**Nicki:** Escuchen bien, señoras y señoritas: ingerir proteínas de buena calidad nos ayuda a bajar de peso. En los últimos años ensayos comparativos han demostrado que las dietas altas en proteína y bajas en carbohidratos parecen ser más efectivas para perder peso que las bajas en grasa y altas en carbohidratos, al menos en los primeros seis meses, según ha concluido la Escuela de Salud Pública de la Universidad de Harvard.

Aparentemente, una dieta abundante en pollo, carne de res, pescado, productos lácteos, huevos y otros alimentos ricos en proteínas, además de proporcionar las grasas saludables que contienen, retarda el avance de los alimentos del estómago a los intestinos. Si el estómago se vacía más lentamente, usted se sentirá llena por más tiempo, y no tendrá hambre hasta más tarde.

En segundo lugar, las proteínas tienen un efecto suave, pero firme, sobre el azúcar en la sangre, en comparación con el repunte del azúcar que ocurre después de ingerir una comida alta en carbohidratos de rápida digestión, como el pan blanco o las papas al horno.

**Jordan:** Escoger alimentos ricos en proteínas que contengan grasas saludables como las omega-3, ayudará a su corazón a la vez que a su cintura. Pero debo advertirle que no debe sobregirarse comiendo proteínas hasta el punto de excluir todo lo demás.

Evitar las frutas, vegetales y granos enteros equivale a perderse fibras, vitaminas, minerales y otros fitonutrientes beneficiosos para su salud.

Veamos ahora las grasas.

### ¿SON TAN MALAS LAS GRASAS?

Si su adolescencia transcurrió en los años 90, probablemente habrá leído influyentes reportajes de las revistas *People* y *Parade* acerca de lo perjudiciales que eran las grasas para su salud. Esas historias divulgaban la noción de que si usted deseaba bajar de peso, el truco consistía en comer alimentos sin grasa. Las jovencitas se tomaban a pecho ese consejo, convencidas de que eliminando la grasa de sus dietas llegarían a estar tan esqueléticas que las supermodelos que desfilan por las pasarelas de Milán y París. Sin embargo, en una demostración de la ley de las circunstancias no pretendidas, el resultado fue un aumento sin precedentes de la anorexia y la bulimia entre adolescentes ansiosas por bajar de peso.

**Nicki:** Yo era por entonces una adolescente, y puedo recordar a una dama alocada de cabello platinado y erizado llamada Susan Powter, que nos advertía gritando que debíamos «poner fin a la insensatez», porque «¡es la grasa la que les hace engordar!» Las chicas de mi secundaria asentían mansamente y engullían cualquier cosa siempre que en el paquete aparecieran las palabras mágicas «no contiene grasa» o «bajo en grasa»: queso, galletas saladas y dulces, yogur y helados. Mis amigas estudiaban las etiquetas del aliño para ensaladas como si fueran los papiros del Mar Muerto, y se obsesionaban con la cantidad de gramos de grasa que contenía. Algunas condiscípulas mías llegaron al borde de la anorexia, debido a su terror por las grasas.

**Jordan:** En los años 90, las adolescentes y mujeres jóvenes fueron muy influenciadas por un par de libros sobre dietas que se convirtieron en éxitos de librería: *The Pritikin Principle*, de Robert Pritikin; y *Eat More, Weight Less: Dr. Ornish's Program for Losing Weight Safely While Eating Abundantly*, cuyo autor era el doctor en medicina Dean Ornish, predicador del evangelio de las dietas bajas en grasa y ricas en carbohidratos. El enfoque de Pritikin comprendía una dieta basada en frutas y vegetales mayormente crudos, así como granos enteros y algo de carne. Pritikin abogaba por la eliminación del azúcar y la harina blanca de trigo, con lo cual descartaba una buena parte de los alimentos procesados. La dieta de Ornish era similar a la de Pritikin, pero se acercaba más en su enfoque al vegetarianismo; los únicos productos de origen animal permitidos eran las claras de huevo y una taza diaria de leche o yogur desgrasado.

Pritikin y Ornish hallaron seguidores. Según la firma de investigaciones del consumo Decision Analyst, Inc, en 1995, 44% de las mujeres urbanas seguían una dieta baja en grasas (en comparación con 26% de los hombres citadinos).[7] Los fabricantes de alimentos respondieron en el siguiente decenio a ese mercado en expansión, inundando los estantes de los supermercados con miles de productos bajos en grasa o con grasas reducidas.

Para adaptarse a los cambiantes gustos de consumidores preocupados por los riesgos para su salud, los restaurantes renovaron sus menúes con platos fuertes bajos en grasa.

Pero, ¿acaso nos hicieron adelgazar las mantecadas bajas en grasa o los helados con grasas reducidas? De ningún modo, especialmente después de tomar nota de cómo nos hemos convertido en una nación de gente más gorda desde mediados de los años 90.

Al parecer no hay día en que los periódicos y revistas no publiquen desalentadoras historias sobre la epidemia de obesidad que amenaza con destruir a nuestra nación.

## La génesis de nuestra decadencia

La siguiente es nuestra versión de una bonita historia que usted habrá escuchado:

En el principio, Dios creó los cielos y la tierra, y pobló la tierra con vegetales verdes, amarillos y rojos, frutas de todas clases, semillas y granos, y animales saludables para proveer carne y productos lácteos, de manera que el hombre y la mujer pudiesen vivir vidas largas y saludables.

Entonces, aprovechando los magníficos dones de Dios, Satanás creó el helado y las rosquillas glaseadas. Y Satanás preguntó al hombre: «¿Quieres un poco de chocolate encima?» Y el hombre replicó con presteza: «¡Pues claro!» Y la mujer dijo: «Ya que te dejaste tentar, ¿qué tal si también lo rociamos con confite?»

El hombre y la mujer aumentaron diez libras cada uno, y Satanás sonrió.

Entonces Dios creó el saludable yogur para que la mujer pudiera mantener su figura, que el hombre encontraba tan atractiva. Pero Satanás sacó de la manga la harina de trigo blanca, y el azúcar de caña, y los combinó. Y la mujer pasó de la talla 6 a la 14.

Y entonces dijo Dios: «Prueben mi ensalada de verduras frescas», y Satanás se apareció con la salsa rusa y grasientos pedacitos de pan y tocineta, con acemitas de pan blanco a un lado. Y el hombre y la mujer, una vez ahítos, se aflojaron sus cinturones.

Y Dios dijo: «Os he enviado vegetales sanos para el corazón, pescado de alta mar, y para cocinarlos, aceites exprimidos en frío». Pero Satanás inventó el pescado empanizado, las papas fritas a la francesa y las frituras de frijol carita. Y así, el hombre y la mujer continuaron subiendo de peso, y sus niveles de colesterol salieron por el techo.

Dios creó entonces la pasta de trigo integral, que era fina y deliciosa, y la llamó Cabello de Ángel, la roció con salsa de tomates orgánicos, y declaró que era buena. Satanás creó por su parte el pastel de chocolate.

Dios ideó a su vez las zapatillas de carreras para que Sus hijos pudieran deshacerse de las libras extra. Pero Satanás les dio la televisión por cable con un control remoto, para que el hombre no tuviera que esforzarse levantándose a cambiar canales.

Fascinados ante la titilante luz azul, el hombre y la mujer rieron y lloraron, mientras aumentaban otras veinte libras.

Dios concibió entonces las papas, naturalmente desbordantes de nutrientes. Pero Satanás peló la nutritiva cáscara, y cortó en rebanadas el feculento centro, para que fueran fritas en manteca. Y el hombre y la mujer añadieron otras diez libras a su peso.

Fue entonces cuando Dios les regaló la carne de animales alimentados con pastos, rica en hierro y zinc y baja en grasas, de modo que el hombre y la mujer pudieran consumir más minerales, y menos calorías, y satisfacer aún sus apetitos. Pero Satanás respondió creando los restaurantes de comidas rápidas y las hamburguesas con doble queso a noventa y nueve centavos. Y entonces les preguntó: «¿Les gustaría acompañarlas con unas papas fritas?» «¡Claro! ¡Dos paquetes extra grandes, por favor!», respondió el hombre. «Son muy ricas», dijo Satanás, poco antes de que el hombre sufriera su primer infarto.

Suspirando, Dios creó la cirugía cuádruple de desvío coronario. Y Satanás, las clínicas privadas.

Sucedió que todas estas dietas bajas en grasas tenían sus inconvenientes. En primer lugar, la mayoría no podía seguirlas por mucho tiempo, especialmente las adolescentes en medio de las penas y los cambios hormonales de su edad. Además, «aquellos que poseían suficiente voluntad para mantener una dieta libre de grasas por cierto tiempo desarrollaban una variedad de problemas de salud, entre ellos deficiencia energética, dificultad para concentrarse, depresión, aumento de peso y deficiencias de minerales», escribieron Mary Enig y Sally Fallon en su obra *Nourishing Traditions*.[8]

A mi juicio, las dietas bajas en grasas no distinguían entre las llamadas «grasas beneficiosas» (incluyendo los aceites de oliva y linaza; aceites tropicales como el de coco; y los aceites de pescado) y las «grasas perjudiciales» (aceites hidrogenados que se encuentran en la margarina y la mayoría de los alimentos empaquetados), que se asocian con la obstrucción de las arterias, las enfermedades cardiovasculares, y otros problemas de salud. Necesitamos incluir en nuestras dietas ciertas grasas a fin de proveer una fuente concentrada de energía y materia prima para las membranas celulares y varias hormonas. Las grasas que *no* necesitamos son principalmente las hidrogenadas y parcialmente hidrogenadas que se hallan en los alimentos procesados y que, como ya he mencionado, son la base de muchas golosinas que se expenden hoy. Hablo de las hojuelas de maíz azucaradas para el desayuno, las rosquillas glaseadas como refrigerio, las tortillas de maíz tostadas y las galletas dulces de chocolate que consumimos a modo de almuerzo, y los trocitos de pollo empanizados que muchas veces sustituyen la cena.

Actualmente cuando cocinamos puede que no recurramos a una botella de aceite Crisco, como habrían hecho nuestras madres dos décadas atrás, sino que generalmente vertemos en el sartén aceite de girasol o de soya (cualquiera de los cuales puede ser parcialmente hidrogenado). En el proceso de hidrogenación, se inyecta al aceite hidrógeno gaseoso bajo alta presión para hacerlo sólido a temperatura ambiente, lo cual impide que se ponga rancio en un plazo breve. Una idea inteligente, pero la adulteración del aceite implica un precio, ya que el proceso de hidrogenación produce ácidos grasos transgénicos, también conocidos como *grasas trans*.

El término grasa trans se ha vuelto más común desde que a partir del 2006 la Administración de Drogas y Alimentos de Estados Unidos exigió colocar en todos los alimentos etiquetas de datos nutricionales indicando la proporción de estas grasas perjudiciales. Fue cómico saber que varias grandes corporaciones cambiaron discretamente la composición de sus alimentos para no tener que revelar que algunos de sus productos más populares estaban repletos de esas grasas trans. Otras «reformularon» sus productos a fin de retirarlos antes que venciera el plazo para empezar a incluir las etiquetas, el primero de enero de 2006.

La compañía Kraft Foods, que le dio al mundo el queso Velveeta —si hubiera visto usted la cara de Nicki, en nuestros días de novios, cuando le hice saber que el Velveeta no era en realidad tal queso— redujo el contenido de grasas trans de *650* productos, reformulando su composición. Cuando comestibles tan populares como los macarrones con queso Easy Mac, las pizzas DiGiorno, las galletas de chocolate Oreo originales y las galletitas de trigo integral Wheat Thins reportaron «0 gramos» de grasas trans en cada ración, la noticia se anunció a bombos y platillos en los medios de comunicación.[9]

Pero no se deje seducir por la publicidad. Si bien me alegra que las compañías alimentarias hayan recibido críticas en relación con las grasas transgénicas, a fin de cuentas esos productos nunca serán tan buenos para comer como los alimentos que Dios creó.

Si lo duda, sepa que Dios creó algunas grasas maravillosas que benefician al organismo y ayudan al metabolismo. Los aceites de coco y oliva extra virgen, y el aceite de semillas de linaza, así como las almendras, el aguacate o palta, y la mantequilla producida orgánicamente, contienen las grasas que a usted le conviene incluir en su dieta; le insto a que tenga en su alacena estos alimentos.

El aceite de coco extra virgen es excelente para hacer huevos revueltos o calentar lo que quedó de la semana. Utilice el aceite de oliva extra virgen como aliño casero para ensaladas y como una gran adición a las comidas calientes *ya* cocinadas. No se lo recomiendo para cocinar, ya que ciertos nutrientes que contiene se descomponen a altas temperaturas.

### CARBOHIDRATOS

Creo que Susan Powter estaba totalmente equivocada: comer con grasas no es la razón por la que engordamos sino, más a menudo, comer alimentos con *exceso* de carbohidratos, especialmente los procesados, es la razón de esos vientres gelatinosos y muslos acolchonados que vemos en nuestros días.Después que las dietas bajas en grasa cumplieron su ciclo, revistas femeninas para el mercado masivo como *Redbook* y *McCall's* empezaron a buscar la próxima idea para adelgazar instantáneamente. Los editores de esas populares revistas —editadas en Nueva York— empezaban su jornada leyendo el *New York Times*, una de las razones por las cuales «La Dama Gris», como se conoce en la Gran Manzana a este prestigioso diario, tiene tanta influencia.

Sus ojos sin duda captaron una importante historia en la revista dominical *The New York Times Magazine*, publicada la mañana del 7 de julio de 2002. En un artículo titulado

«What If It's All Been a Big Fat Lie?» [¿Y si todo hubiese sido una grande y gorda mentira?] el reportero Gary Taubes escribía que la comunidad médica estadounidense estuvo poniendo en ridículo durante treinta años a Robert Atkins, un cardiólogo de Manhattan, en relación con su libro *The Atkins Diet Revolution* (publicado originalmente en 1972, y revisado y vuelto a lanzar en 1992 como *The Atkins New Diet Revolution*). Los éxitos de librería del doctor Atkins proclamaban los beneficios de una dieta baja en carbohidratos y rica en proteínas y grasas, informando a los lectores que al incrementar su ingestión de proteínas presentes en las carnes, pescado y productos lácteos, y reducir la de carbohidratos como los que contienen el pan, las pastas y el arroz, reducirían los niveles de insulina y motivarían a sus cuerpos a quemar como combustible el exceso de grasa corporal. Una dieta rica en proteínas, muy alta en grasas y muy baja en carbohidratos –decía el autor– resultaría en una disminución del apetito, menor consumo de alimentos y pérdida de peso.

Taubes, el reportero del *Times*, culpaba a los médicos estadounidenses que recomendaban comer *menos* grasas y *más* carbohidratos —en otras palabras, las dietas bajas en grasas— de ser ellos, y no personas sensatas como el doctor Atkins, los causantes de la rampante epidemia de obesidad en Estados Unidos. Por la manera en que las cosas se estaban desarrollando, «el impenitente Atkins tenía toda la razón», afirmaba Taubes. Gran parte de su pieza alababa al doctor Atkins como un profeta cuya voz era necesario escuchar, en lugar de desterrarla al desierto.

El artículo desató una especie de estampida en los medios de comunicación. De repente había por todas partes reportajes a favor de la dieta Atkins. Editores y productores, que no querían perder el tren antes de que saliera de la estación, asignaban a sus reporteros elaborar series de reportajes laudatorios. Las revistas noticiosas de las grandes cadenas de televisión caían en secuencia, como fichas de dominó: *Dateline*, de la NBC, *48 Hours*, de CBS, y *20/20*, de ABC, transmitieron cada una sus reportajes sobre las virtudes de la dieta baja en carbohidratos de Atkins. Antes de que usted pudiera decir «hamburguesa», *The Atkins New Diet Revolution* se catapultó al número uno de la lista de libros más vendidos del *New York Times*.

Hasta la fecha, los libros sobre dietas del doctor Atkins han vendido más de 45 millones de ejemplares.[10]

Por si acaso usted habitaba por entonces en una caverna, le recuerdo que la dieta Atkins era licenciosa en cuanto a chicharrones de cerdo, crema de leche, quesos y carnes. El doctor Atkins no tenía muchas cosas buenas que decir acerca del pan o las bananas, que calificaba en su libro como «veneno». Un desayuno típico de la dieta Atkins consiste en huevos fritos con tocineta; ni tostadas, ni cereal, ni leche. El almuerzo suele ser una pechuga de pollo con queso mozzarella derretido, y una combinación de variedades de lechuga; y la cena podría ser algo así como un bistec frito en el sartén, con espinacas. Si se le abre el apetito antes de irse a la cama, puede comer como refrigerio un par de fetas de jamón.

Cuando *The Atkins New Diet Revolution* ascendió al primer lugar, las dietas bajas en carbohidratos se volvieron tan calientes como un día en Miami Beach, lugar donde reside casualmente el cardiólogo doctor Arthur Agatston, que también había desarrollado su propio plan de dieta baja en carbohidratos con el fin de ayudar a sus pacientes a bajar de peso. *The South Beach Diet* fue publicado en abril de 2003, y también voló de las estanterías.

De la misma manera que una marea alta empuja hacia arriba todas las embarcaciones, otro libro sobre una dieta basada en pocos carbohidratos —en este caso publicado originalmente a mediados de los años 90— también encontró su público. *The Zone* [La zona], escrito por el investigador científico Barry Sears, se convirtió en otra fiebre de librería, pese a que sus lectores encontraron sus planes para las comidas tan complicados como un cubo de Rubik. Quienes seguían al pie de la letra los planes de Barry Sears ingerían con cada comida ciertos bloques proteicos, de carbohidratos y de grasas, pero tenían que hacerlo cada cuatro horas y media, lo que equivalía a comer cinco veces al día para permanecer en «la zona».

La locura por las dietas bajas en carbohidratos alcanzó su apogeo a principios de 2004, cuando más de 9% de los adultos estadounidenses reconocieron estar siguiendo alguna de ellas, según la firma de investigaciones del mercado NPD Group. Esa cifra había declinado a 2,2% poco más de un año después, por la misma época en que Atkins Nutritionals, la compañía encargada de distribuir los productos Atkins, anunció que estaba buscando protección federal contra la bancarrota.[11]

A mí no me sorprendió que el boom anticarbohidratos se desinflara, ya que lo único positivo de esas dietas era que la gente evitaba consumir en exceso azúcar y harina blanca de trigo.

Aunque cada una de las dietas mencionadas contiene algunas recomendaciones positivas, no estoy de acuerdo con los enfoques Atkins, South Beach y The Zone, debido a que estimulan un consumo excesivo de carnes que la Biblia ha llamado detestables o inmundas (esto lo explicaré en breve). Esas dietas también respaldan la ingestión de alimentos procesados repletos de sustancias químicas, y recomiendan el uso de edulcorantes artificiales (Atkins y South Beach), mientras que a sus seguidores sólo se les permite comer en las etapas iniciales una cantidad limitada de frutas y vegetales, que tienen tanto valor nutritivo.

Al mismo tiempo, sin embargo, admito que hay ciertos aspectos que me gustan de ese enfoque de comer pocos carbohidratos, especialmente si uno está tratando de sacudirse esas libras de más que se han adherido a su esqueleto. La dieta normal norteamericana se apoya demasiado pesadamente en los carbohidratos, especialmente si se considera cuántos de nuestros alimentos típicos contienen azúcar. Lea las etiquetas de cajas y paquetes y encontrará que el azúcar, el jarabe de maíz, la fructosa y la sucrosa figuran entre los principales ingredientes de cereales, panes, pasteles, rosquillas, galletas dulces, salsas de tomate y helados.

Sustituir esos alimentos procesados con otros naturales y orgánicos y consumir carbohidratos como los de las frutas, vegetales, nueces, semillas, legumbres y productores lácteos cultivados —que son más bajos en calorías y azúcar y más ricos en nutrientes—desempeña un importante papel en la pérdida de peso y la preservación de la salud. Bien sea que usted necesite reducir unos centímetros su cintura o esté solamente interesada en comer lo más sano y nutritivo posible, la siguiente relación la integran los alimentos más saludables, que no deben faltar en su alacena o su refrigerador:

• **Productos lácteos fermentados.** El yogur, el kéfir, los quesos duros crudos, el requesón y la crema con cultivos de bacteria son alimentos saludables que ofrecen una forma fácil de absorber el calcio naturalmente acidificado, ayudan a formar huesos fuertes en los niños y retardan el desarrollo de la osteoporosis, la pesadilla de muchas mujeres después de la medianía de edad. Estos productos lácteos fermentados reducen la presión arterial y los niveles de colesterol al tiempo que le proporcionan más energía. El proceso de fermentación hace más digerible la leche y más aprovechables sus nutrientes por el cuerpo.

Los lácteos fermentados de alta calidad provienen de la leche de vaca, oveja o cabra. Cuando mamá va por la leche a la sección de lácteos del supermercado, suele escoger las versiones desgrasada o reducida en grasa a 2%, ya que se nos ha dicho que debemos reducir en nuestras dietas las grasas saturadas. Sin embargo, al contrario de lo que postula la sabiduría tradicional, recomiendo la versión que contiene toda la grasa, ya que desgrasar la leche la hace menos nutritiva y digerible. Después de todo, ¿quién ha visto una vaca, oveja o cabra que dé leche desgrasada o baja en grasa?

Por desdicha, la leche actualmente disponible a nivel comercial que ha sido pasteurizada y homogeneizada, presenta ciertos riesgos para la salud. Admito en ese sentido una fuerte influencia del libro *The Milk Book*, de William Campbell Douglass, el cual nos plantea numerosas razones para beber leche cruda certificada en lugar de homogeneizada y pasteurizada. Desafortunadamente, la leche cruda certificada no abunda en el mercado, gracias al cabildeo de la industria lechera y el Consejo Nacional de Productos Lácteos. Si no puede encontrar leche cruda certificada, entonces su mejor opción serán los productos lácteos cultivados o fermentados (que se producen a partir de leche pasteurizada, pero no homogeneizada), puesto que son excelentes fuentes de proteínas fácilmente digeribles, vitaminas B, calcio y probióticos. Si no puede conseguir leche cruda, será mejor que escoja la pasteurizada, pero no homogeneizada, que por lo general encontrará en envases de vidrio en su tienda de productos para la salud.

La leche de cabra es naturalmente homogeneizada y una buena alternativa para quienes son alérgicos a la leche de vaca y no toleran bien la de soya. Es menos alergénica, debido a que no contiene las mismas proteínas complejas que se hallan en la leche de vaca. Precisa acostumbrarse a su sabor, pero prefiero la estructura molecular de la leche de cabra, cuyas moléculas de grasa y proteínas son diminutas, lo cual permite una rápida absorción por el tracto digestivo.

• **Carnes rojas.** Muchas mujeres sufren anemia por deficiencia ferrosa clínica o subclínica.

Un estudio de la Universidad Estatal de Pensilvania mostró que las mujeres con deficiencia de hierro tuvieron un rendimiento significativamente peor al someterse a pruebas de memoria y atención, además de experimentar fatiga e irritabilidad.[12]

Comer carnes rojas de vacunos, corderos o cabras criados sosteniblemente, así como de bisonte o venado, es una forma excelente de aumentar las reservas de hierro en el torrente sanguíneo, especialmente en la semana siguiente a la menstruación, tras perder considerable cantidad de sangre. Será mucho mejor que compre carnes procedentes de un ganado criado con alimentos orgánicos o que especifique que procede de animales criados con forrajes verdes o con pasto. Le recomiendo la carne de res, cordero, bisonte y venado porque son carnes naturalmente magras y contienen grandes concentraciones de nutrientes y grasas saludables. Además, las carnes naturales de animales alimentados con forrajes verdes no contienen sustancias químicas ni hormonas.

• **Pescado capturado en su medio natural.** A diferencia de los peces obtenidos mediante métodos de piscicultura, el pescado capturado en su entorno natural constituye una mejor fuente de grasas omega-3, proteínas, vitaminas y minerales.

Actualmente es más fácil comprar un buen salmón, ya que se ha requerido a los supermercados de Estados Unidos identificar si se trata de salmón producido en granjas piscícolas o pescado en su medio. El salmón que se pesca en Alaska es el más sano para comer ya que su hábitat es más prístino en el estado número 49 de la Unión. Si en cambio ve un paquete marcado como «salmón del Atlántico», deberá suponer que se trata de peces de criadero. Estos no pueden compararse con sus primos de aguas frías en lo referente a sabor o valores nutricionales, ya que pasan sus días nadando en círculos y hacinados en tanques de concreto, mientras esperan por la próxima paletada de pienso.

• **Salmón, sardinas y atún enlatado (bajo en mercurio y rico en omega-3).** Aunque cualquier pescado es una buena fuente de calcio, las sardinas y el salmón de lo alto enlatados tienen un contenido particularmente elevado de ácidos grasos omega-3 y calcio. No tiene por qué ser melindroso en cuanto a comer parte del espinazo de las sardinas —que es blando y perfectamente comestible— si considera que contiene fosfato de calcio y flúor. Esos pececillos son también una excelente fuente de selenio, el cual ayuda a proteger las células gracias a su acción antioxidante.

El atún enlatado, por largo tiempo el caballo de batalla de quienes desean mantener un peso saludable, ha sido desdeñado más recientemente debido a los altos niveles de metales pesados que puede contener, principalmente el mercurio. Ahora puede encontrarse en el mercado un atún bajo en mercurio y rico en omega-3 extremadamente sano y del que se puede consumir con seguridad varias latas por semana. (Para ver las marcas recomendadas visite www.BiblicalHealthInstitute.com y haga clic en la guía de recursos GPRx Resource Guide.)

Debe comer con más cautela el atún enlatado convencional, puesto que puede aumentar su exposición al mercurio. El consumo en este caso debe limitarse a dos o tres latas por semana y no más de una —o ninguna— en el caso de las gestantes. Cuando su cuerpo está infundiendo vida a una nueva criatura, es preferible equivocarse del lado de la seguridad.

• **Nueces y semillas.** Las nueces y las semillas de linaza son ricas en ácidos grasos omega-3. Las almendras y las semillas de ajonjolí negras son ricas en calcio, pero le aconsejo remojarlas antes para que le sean más fáciles de digerir. Colóquelas en un tazón, añada una cucharadita de sal y cúbralas con agua durante seis a ocho horas. Luego tire el agua y ponga las nueces o semillas sobre una plancha de hornear galletas, para secarlas a temperatura moderada en el horno. Las nueces y semillas contienen residuos de fibra no digeribles que pueden ayudarle a mantener al día su evacuación y evitar el estreñimiento.

• **Verduras de hojas verdes ricas en magnesio.** Entre estas se incluyen la espinaca y las cabezas de lechuga romana, de hojas rojizas y «butterhead», así como la menos nutritiva «iceberg». (Generalmente, mientras más oscuro es el verde de las hojas, más nutritiva será la ensalada.) Estos alimentos verdes contienen una amplia variedad de enzimas, vitaminas, minerales, proteínas y clorofila, el pigmento que da su color verde a las plantas. El elemento básico de la clorofila es el magnesio, requerido por todas las células del cuerpo, ya que realiza más de 300 reacciones bioquímicas.[13] La salud de los huesos, por ejemplo, mejora significativamente cuando consumimos alimentos verdes, ricos en magnesio. Si usted come regularmente ensaladas de verduras, su cuerpo recibirá todo el magnesio que necesita.

Realmente no tenemos excusa para no comer ensaladas saludables todo el año. Gracias a los avances en los medios de transporte y almacenamiento, la lechuga es uno de los vegetales frescos más fáciles de encontrar en cualquier latitud. Nosotros compramos mezclas prelavadas de lechuga verde orgánica: combínelas con zanahoria, pepino, cebolla morada y pimientos rojos; añada algún aliño sano y obtendrá su cuota de magnesio a partir de algunos de los alimentos más salutíferos del planeta.

Sin suficiente magnesio en la sangre, el corazón late irregularmente, las arterias se endurecen, la tensión arterial sube, la sangre tiende a coagularse, los músculos a acalambrarse, el nivel de insulina baja, los huesos se debilitan y las señales de dolor se intensifican.[14] Razones más que poderosas para comer suficientes ensaladas, preferiblemente de verduras orgánicas, que suelen contener mayor concentración de magnesio.

• **Frutas y vegetales.** Comer suficientes frutas y vegetales, sobre todo durante su ciclo menstrual, ayuda a la mujer a purificar naturalmente su cuerpo. Muchos vegetales son ricos en calcio, magnesio y potasio, lo cual alivia y previene los espasmos musculares durante el período. Tori Hudson, la autora de *Women's Encyclopedia of Natural Medicine* [Enciclopedia de medicina natural para la mujer], señala que las frutas son una fuente excelente de sustancias naturalmente antiinflamatorias como los bioflavonoides y la vitamina C. «Estos nutrientes no sólo fortalecen los vasos sanguíneos que favorecen la circulación en áreas de tensión muscular de la pelvis», escribe, «sino que también reducen los dolores de los cólicos menstruales gracias a su efecto antiinflamatorio».[15]

En *The Encyclopedia of Natural Healing* [Enciclopedia de la curación natural] se afirma que elevar el consumo de vegetales evita la deficiencia de calcio y previene los cólicos menstruales.[16] Carbohidratos complejos como los granos enteros, frijoles, frutas frescas y vegetales pueden también ayudar a aliviar los síntomas premenstruales. Es conveniente abstenerse de comer proteínas animales en los días previos al inicio de la menstruación, reemplazándolas con carbohidratos complejos.

*¿Ha sufrido usted ya alguna infección vaginal por levaduras?*
*Por la doctora en medicina Pancheta Wilson*

Es normal que existan en la vagina algunas levaduras, aunque suele reinar en ella un equilibrio entre las bacterias beneficiosas y los organismos patógenos como las levaduras. Pero cuando este balance es alterado por alguna razón, se crea un escenario propicio para un crecimiento excesivo de las levaduras y otros organismos nocivos, algo que por otra parte es bastante común. El Centro Nacional de Información sobre la Salud de la Mujer calcula que 75% de las mujeres sufrirán durante sus vidas irritación de la vagina y de la vulva debido a un exceso de levaduras.[17] Y debido a que el ano, donde abundan las bacterias perjudiciales, está tan cerca de la uretra y la vagina, existe una predisposición a infecciones concurrentes de la vagina y el tracto urinario.

Hacer el amor puede resultar muy incómodo, y hasta doloroso, cuando existe una infección por levaduras. La orina puede ir acompañada de una sensación punzante o de ardor. Un supercrecimiento en el intestino de la bacteria Candida albicans (levadura) puede tener efectos sistémicos y locales tales como trastornos hormonales, de la piel y del sistema inmunológico. (Si usted sospecha un exceso de candida u otra infección, debe buscar ayuda de un médico. Mientras tanto, un sencillo cuestionario que puede encontrar en www.yeast-connection.com/yeast.html le ayudará a evaluar el papel de las levaduras en sus problemas crónicos de salud.)

La causa más común de un crecimiento descontrolado de candida, conducente a una infección vaginal, es el abuso de antibióticos orales. Entre otros factores contribuyentes se incluyen los cambios en el equilibrio del ph corporal, deshidratación, uso inadecuado de antiácidos y anticonceptivos orales (los cuales no causan las infecciones por levaduras pero dificultan su tratamiento). La diabetes y otras condiciones médicas que suprimen el sistema inmunológico también se asocian con frecuentes infecciones bacterianas o levaduras. Ni el gobierno de EE.UU., ni la mayoría de los médicos, parecen estar al tanto de que los alimentos que contienen azúcar y harina de trigo blanca contribuyen a esta clase de infecciones.

Si usted padece una infección vaginal por levaduras, procure no tomar en lo posible poderosos agentes antimicóticos vendidos por receta médica o sin ella, ya que estos fármacos suelen ser perjudiciales para el hígado y el sistema inmunológico. Le recomiendo que como primer paso para enfrentar el problema modifique su dieta según lo aconsejado en *La receta del Gran Médico para la salud de la mujer*.

El doctor en medicina William Crook, autor de *The Yeast Connection and Women's Health* [La conexión de las levaduras y la salud de la mujer], afirma que sin cambios en la dieta «no obtendrá los resultados que espera». Su dieta para combatir las levaduras recomienda carnes orgánicas y pescado, vegetales frescos, grasas saludables, nueces, semillas y agua pura, todos ellos parte de la dieta prescrita en *La receta del Gran Médico para la salud de la mujer*. Estoy convencido de que puede mitigar el exceso de candida añadiendo a su dieta alimentos ricos en probióticos como el yogur y el kéfir, así como la col agria cruda. El doctor

Crook recomienda eliminar el azúcar y las levaduras de la dieta por al menos tres semanas, y a veces más.

El doctor Crook, que falleció en 2002, hizo del estudio y tratamiento de las infecciones por levaduras la misión de su vida. Él creía que existía una conexión entre el crecimiento sistémico exagerado de la *candida* y el síndrome premenstrual (PMS), de modo que si usted sabe que se altera un poco antes de la menstruación, no deje para después comer los alimentos sanos que Dios ha creado para su cuerpo.

• **Vegetales fermentados.** Tal vez le sea imposible conseguir que sus hijos prueben vegetales fermentados como la col agria o los pepinillos, remolacha o zanahorias cultivados, pero no permita que eso le impida a usted probar estos alimentos repletos de vitaminas y minerales. Los vegetales fermentados contienen microorganismos beneficiosos conocidos como probióticos, así como cantidades concentradas de vitaminas, incluyendo la C. Si usted no es fanática de la col agria o la remolacha cultivada, pruebe a ponerle un poco de pepinillo relish a un pescado a la parrilla. Los alimentos fermentados son efectivos para liberar importantes complejos nutricionales durante la fase previa al proceso de la digestión.

• **Soya fermentada.** Sé que le he estado recomendando muchos alimentos fermentados, pero el proceso de fermentación es la más antigua forma de biotecnología alimentaria, que data de miles de años atrás. La fermentación enriquece los alimentos en lo que respecta a proteínas y aminoácidos esenciales, ácidos grasos esenciales, vitaminas, carbohidratos y diversos antioxidantes.

Los productos de soya fermentada como el miso, tempeh, natto y salsa de soya fermentada, tiene sus raíces en el lejano oriente, donde se considera que ejercen significativos efectos sobre la salud. Se ha demostrado que ayudan a aliviar los incómodos síntomas asociados con la menopausia, incluyendo los acaloramientos, sudoración nocturna, resequedad vaginal, irritabilidad y pérdida ósea. La próxima vez que visite una tienda de productos para la salud pregunte por estos alimentos y pruébelos.

• **Betaglucanos de fibra soluble de avena.** Los betaglucanos son un tipo de polisacáridos no digeribles, lo cual significa que son carbohidratos relativamente complejos que se encuentran en la avena, la cebada y la levadura. Tienen una notable capacidad para fortalecer el sistema inmunológico y promover niveles saludables de azúcar y colesterol en la sangre. Una buena forma de introducirlos en su sistema es consumir barras nutritivas de alimentos enteros y batidos en sustitución de las comidas, que contengan la cantidad diaria recomendada de betaglucanos de fibra soluble de avena. (Para ver las marcas recomendadas visite www.BiblicalHealthInstitute.com y haga clic en la guía de recursos GPRx Resource Guide.)

• **Agua, té y café.** Estas bebidas no son alimentos, pero por lo que me dice Nicki, la mayoría de las mujeres no bebe la cantidad de agua que debería, por temor a tener que ir al baño con demasiada frecuencia. No obstante, permítame instarle a beber suficiente agua, puesto que este recurso extraordinario realiza numerosas tareas vitales en su cuerpo: regula la temperatura corporal; transporta nutrientes y oxígeno a las células; sirve de amortiguador a las articulaciones; protege órganos y tejidos; y expulsa las toxinas del organismo.

¿Qué cantidad de agua debemos beber? Una regla práctica para una mínima hidratación recomienda media onza de agua por cada libra de peso corporal, y otras 16 onzas por cada hora de ejercicio. De modo que Nicki, que pesa 110 libras, debe beber 55 onzas de agua diarias cuando no hace ejercicios, y 71 cuando se ejercita durante una hora (de 7 a 9 vasos de agua de ocho onzas diarios).

Algunas mujeres piensan que si beben tanta agua aumentarán de peso por «retención» de líquidos. Pero a menos que exista un problema médico subyacente, lo que ocurre es lo contrario. Si usted está tratando de bajar de peso, deberá beber *más* agua que nunca, ya que beber líquidos contribuye tanto a eliminar las toxinas del tracto digestivo como a amortiguar el apetito que se despierta al final de la mañana y de la tarde. Beber un vaso de agua de diez a treinta minutos antes de la hora de comer apaciguará el hambre y le dará menos razones para saquear el refrigerador o la alacena.

El doctor en medicina F. Batmanghelidj, autor de *You're Not Sick, You're Thirsty!* [¡Usted no está enfermo, está sediento!], propone para bajar de peso beber un vaso de agua treinta minutos antes de comer, y otros dos vasos dos horas y media después. «Usted se sentirá llena y comerá solamente cuando necesite el alimento», señala. «El volumen de ingestión de alimentos se reducirá drásticamente. Y también cambiará el tipo de alimentos que apetece. Con suficiente ingestión de agua, tendemos a apetecer proteínas más que carbohidratos. Si usted cree ser diferente, y que su cuerpo no necesita entre ocho y diez vasos de agua diarios, está cometiendo un gran error», apunta el doctor Batmanghelidj,[18] que supone que muchas mujeres confunden el hambre y la sed, creyendo estar hambrientas cuando en realidad están deshidratadas.

Tenga en cuenta que a medida que la mujer envejece es más propensa a la deshidratación, así que asegúrese de adelantarse y beba bastante agua. Una manera de saber si está bebiendo la suficiente es verificar el color de su orina. Si la suya es invariablemente amarilla no debe estar bebiendo toda la que debe. En cambio, una orina transparente o de color amarillo claro es el mejor indicio de estar adecuadamente hidratada.

Tampoco pase por alto los tés e infusiones de plantas medicinales, que pueden incrementar su energía, fortalecer su sistema inmunológico, mejorar su digestión e incluso ayudarle a descansar después de un largo día. Yo recomiendo beber una taza de té caliente con miel de abejas con el desayuno, la cena y los refrigerios, pero también puede beber té helado recién preparado. Tenga presente sin embargo que el té no puede sustituir al agua. Si bien provee muchos beneficios para la salud, nada puede reemplazar al agua pura como elemento hidratante. Puede consumir, sin peligro para su salud, de dos a cuatro tazas diarias de té e infusiones de plantas medicinales, pero eso no la exime de beber sus ocho vasos diarios de agua pura.

Por sorprendente que parezca, el café puede ser saludable si se consume adecuadamente: esto es, sin crema en polvo, azúcar refinada o edulcorantes artificiales. A mi juicio, el café, rico en antioxidantes, deberá prepararse con granos orgánicos recién molidos y combinado a discreción con miel de abejas orgánica, azúcar no refinada con una pequeña cantidad de leche orgánica no homogeneizada o crema natural. El consumo de café debe limitarse a una taza diaria.

(La cafeína no es perjudicial en pequeñas dosis, pero es una de las «drogas» de las que más abusamos en Estados Unidos.)

• **Ayunar.** Sé que he hablado mucho de comer y beber, pero otra parte importante de un estilo de vida saludable consiste en darle al sistema digestivo tiempo para descansar y reponerse, por ejemplo, el ayuno. Ya sé lo que está pensando: *¿Y cuándo tendré yo una oportunidad para descansar?*

Tal vez esté pensando que para lo último que le quedan energías es para ayunar, pero permítame proponerle una alternativa realista que puede funcionar para usted: un ayuno parcial de un día, una vez por semana. Sáltese el desayuno y el almuerzo, y luego cene con la familia. Un receso de dieciocho a veinte horas sin comer proporciona beneficios inmediatos: se sentirá renovada cuando termine su ayuno; eliminará las toxinas almacenadas en su cuerpo (que tienden a acumularse en la zona abdominal); bajará de peso; le quedará tiempo para intentar otras cosas; y se acercará al Señor.

Hay algo en el hecho de negarle alimento al cuerpo que incrementa nuestra capacidad para escuchar lo que Dios tiene que decirnos. El ayuno y la oración van de la mano, y le aseguro que experimentará una sensación de bienestar renovada cuando ayune y le entregue su hambre a Él. Arthur Wallis, autor de *El ayuno escogido por Dios* dice que ayunar con un corazón puro y un motivo recto nos entrega una llave para abrir puertas en las que otras fracasaron, un arma espiritual lo bastante poderosa como para derribar fortalezas.

Al iniciar su ayuno en la mañana, empiece con un tiempo de reflexión en silencio, leyendo algunos de sus salmos favoritos. Si cierra los ojos para orar, no se sorprenda si el Señor le dirige hacia cierta sección o versículo de las Escrituras. Muchas personas creen que pueden escuchar más claramente la voz de Dios en medio de un ayuno.

Un buen pasaje de las Escrituras para leer en este caso es Isaías 58, donde el profeta nos enseña que el ayuno estimula la humildad, afloja las cadenas de la injusticia y nos motiva a tratar a los demás como queremos ser tratados. El núcleo del mensaje de este capítulo está contenido en los versículos 6, 8 y 9:

> ¿No es más bien el ayuno que yo escogí, desatar las ligaduras de impiedad, soltar las cargas de opresión, y dejar ir libres a los quebrantados, y que rompáis todo yugo?… Entonces nacerá tu luz como el alba, y tu salvación se dejará ver pronto; e irá tu justicia delante de ti, y la gloria de Jehová será tu retaguardia. Entonces invocarás, y te oirá Jehová; clamarás, y dirá él: Heme aquí.

Después de dedicar un tiempo a leer las Escrituras, escriba en una hoja de papel o un diario sus peticiones de oración, lo cual es una expresión tangible de su dependencia del Señor. A lo largo del día, cuando su estómago vacío empiece a gruñir, piense en una o más de estas peticiones de oración y eleve sus necesidades a Dios.

Mantenga durante el ayuno un horario normal, bebiendo solamente agua o jugos crudos a temperatura ambiente, ya que las bebidas frías alterarán su estómago. Los líquidos tibios ayudarán a expulsar las toxinas de su cuerpo y a saciar parte de esas ansias corporales. Y asegúrese de tener bastantes cosas que hacer (¡como si ya no las tuviera!), para que las horas pasen veloces. Yo prefiero ayunar los jueves y viernes, cuando el fin de semana se acerca y no viene mal bajar una o dos libras antes de tomar parte en eventos sociales. Cuando concluya su ayuno, no vaya a reanudar su alimentación comiendo una carne con papas bañada en salsa. Una ensalada grande, caldo de pollo o de res, y algunos vegetales crudos o fermentados son una excelente manera de volver a comer.

*Algo para masticar*
*Por Jordan Rubin*

Por cultura, los estadounidenses comemos demasiado rápido, pero eso es lo que sucede cuando uno se acostumbra a comer sobre la marcha. Para algunos, comer no es más que una parada para cambiar llantas; todos conocemos a alguien que mastica inconscientemente mientras realiza otra tarea, como planchar o limpiar la casa.

Aunque no soy de esos cuyo concepto de un buen rato consiste en un almuerzo de dos horas seguido por una cena de tres, estoy muy consciente de la importancia fisiológica de sentarse a masticar paciente y minuciosamente los alimentos antes de tragar. Por eso recomiendo masticar cada bocado de veinticinco a setenta y cinco veces antes de deglutirlo. Quizás el consejo le parezca ridículo, pero un esfuerzo consciente para masticar despacio asegura que sean añadidos a los alimentos suficientes jugos digestivos, antes de comenzar su recorrido por el tracto digestivo.

Masticar apropiadamente la comida permite que las enzimas de su saliva le den forma casi líquida antes de tragarla. El acto de mover la mandíbula también envía a su estómago y páncreas un mensaje neurológico dirigido a incrementar la producción de ácido y enzimas digestivas, pues el alimento está en camino. Esto es especialmente importante cuando comemos alimentos ricos en fécula y azúcar, pues la pitalina, una enzima de la saliva, ayuda a descomponerlos.

Masticar bien sus alimentos también puede reducir significativamente la aventazón después de las comidas. Cuando usted mastica por más tiempo, el cerebro recibe una señal de llenura, que le hará sentirse satisfecho antes de lo normal, comer menos y experimentar menos problemas digestivos.

## La docena sucia: alimentos a evitar

**Jordan:** Hasta ahora hemos hablado de los mejores alimentos, pero he elaborado una lista de doce a los que llamo la docena sucia, que nunca deben llegar a su mesa:

1. **Productos del cerdo**. En todos mis libros he señalado una y otra vez que la carne de cerdo debe ser evitada, pues Dios llamó a los cerdos en el Antiguo

Testamento animales «detestables» e «inmundos». Explicaremos esto más detalladamente en la próxima sección.

2.  **Mariscos de concha dura o peces sin aletas ni escamas, como el siluro, el tiburón y la anguila.** En el Antiguo Testamento, Dios llamó también inmundos a los crustáceos de concha dura —exoesqueleto quitinoso— como las langostas, cangrejos y almejas.

3.  **Aceites hidrogenados.** Nunca cocine con manteca o margarina, que contienen grasas insalubres. Evite también las papas fritas, galletas y otras golosinas horneadas, que suelen contener grasas hidrogenadas.

4.  **Edulcorantes artificiales.** El aspartame, la sacarina, la sucralosa y otros de la familia de los edulcorantes artificiales se fabrican a partir de sustancias químicas cuya seguridad para la salud se ha estado discutiendo durante décadas. Aunque la Administración de Drogas y Alimentos de Estados Unidos, FDA, ha aprobado el uso de edulcorantes artificiales en bebidas y alimentos, esos aditivos químicos han demostrado ser nocivos para la salud a largo plazo. El doctor en medicina H. J. Roberts, una autoridad en materia de edulcorantes artificiales, testificó en audiencias del Congreso que esos compuestos pueden ser altamente adictivos y facilitan que sustancias tóxicas crucen la barrera sanguínea del cerebro, ocasionando problemas neurológicos.[19]

5.  **Harina blanca de trigo.** La harina enriquecida, que al ser molida es despojada de la mitad de los ácidos grasos saludables y la fibra, así como del germen y el salvado de trigo, es el principal ingrediente del pan, los bagels (roscas) y acemitas.
    La alternativa —el pan de trigo integral hecho con harina no procesada, de granos enteros— es mucho más saludable y actualmente fácil de encontrar en el mercado.

6.  **Azúcar blanca.** Si anda buscando un culpable del aumento en su talla de pantalones, no tiene que ir más lejos. Muchas personas no entienden que se pasan el día comiendo azúcar: desde el cereal del desayuno hasta los cafés saborizados, las galletas dulces del refrigerio o los postres *à la mode*. El consumo de azúcar puede tener un efecto supresor del sistema inmunológico.

7.  **Gaseosas.** No son más que azúcar líquida. Una lata de Coca-Cola o Pepsicola de 12 onzas equivale a ingerir casi nueve cucharaditas de azúcar. En términos per cápita, los estadounidenses bebemos anualmente 460 gaseosas por persona; eso es más que una Coca-Cola o Pepsicola diaria y ¡69.000 calorías

al año![20] Las gaseosas tienen además alto contenido de ácido fosfórico, perjudicial para la salud de los huesos.

8. **Leche desgrasada, pasteurizada y homogeneizada.** La leche de cabra es buena; la leche entera, orgánica, no homogeneizada, es mejor; y los productos fermentados de leche entera, como el yogur y el kéfir, son aun mejores.

9. **Jarabe de maíz.** Esta versión del azúcar incluso engorda más.

10. **Proteína de soya hidrolizada.** Si se está preguntando qué es, la proteína de soya hidrolizada se encuentra en los productos que imitan la carne y es una conocida *excitoxina*, lo que significa que tiene el potencial para ocasionar trastornos neurológicos.

11. **Sabores y colores artificiales.** Parecería que todos los que pretenden ser alimentos para los niños están hechos con sabores y colores artificiales. Pero esos aditivos pueden contribuir a problemas del comportamiento en los niños e incrementar la carga tóxica del organismo, además de asociarse con alergias y erupciones de la piel.

12. **Exceso de alcohol.** Consumir bebidas alcohólicas por largo tiempo daña todos los órganos del cuerpo (especialmente el hígado), causa aumento de peso, produce problemas cardiovasculares, promueve la depresión, causa afecciones digestivas (úlceras, gastritis y pancreatitis) y afecta la fecundidad.

---

*¿Es el chocolate el mejor amigo de la mujer?*
*Por Nicki Rubin*

Alrededor de un mes después que Jordan y yo iniciamos nuestro noviazgo, llegó el día de San Valentín. Nunca olvidaré que se presentó en mi apartamento y me regaló una caja de chocolates en forma de corazón. Yo no era aficionada a los dulces —recuerde que yo era, para mí, la persona más saludable que conocía— pero agradecí los sentimientos que animaron el presente. Abrí la caja y encontré siete bombones de chocolate, cada uno envuelto en papel de aluminio, también en forma de corazón.

—Es chocolate orgánico —me explicó—. Eso me dijeron en la tienda de productos de salud.

—¿Quieres uno? —le pregunté—, alargándole la caja.

—No, no puedo. Yo no como chocolate, pero no te preocupes por mí, pruébalos.

Nos sentamos en el sofá, uno al lado del otro. Contemplé cuidadosamente cada bombón antes de escoger el primero. Después de quitarle la envoltura de papel de aluminio rojo, lo eché en mi boca, ¡increíble! ¡Nunca había probado un chocolate tan delicioso! No me conformé con uno, ni con dos. Ni con tres, ni con cuatro. Me comí de una sentada *toda* la caja. «¡Son fantásticos!», exclamé con la boca llena de chocolate desleído.

Nueve años más tarde todavía no me fascinan los dulces, y comprendo que el azúcar blanca es terriblemente malsana, pero aún tengo debilidad por los chocolates. Para citar a la modelo Claudia Schiffer, «de vez en cuando digo: "¡Allá voy!", y me como unos».

Las mujeres han tenido desde siempre debilidad por los chocolates. Tal vez tiene algo que ver con nuestros ciclos hormonales mensuales. Se cree que Cristóbal Colón llevó a Europa los primeros granos de cacao del Nuevo Mundo en 1502. Y la primera barra de chocolate fue producida en 1828, cuando Conrad Van Houten, un químico holandés, inventó una prensa que mezclaba la mantequilla de cacao con azúcar pulverizada. «El chocolate no es un alimento ordinario», explica la escritora Geneen Roth.

«No es algo que uno pueda dejar y tomar, algo que nos guste moderadamente.

El chocolate no nos gusta. Ni siquiera lo amamos. Con el chocolate tenemos un romance».[21]

Yo no iría tan lejos, pero el chocolate es delicioso y hasta puede ser, en pequeñas dosis, bueno para la salud. El oscuro, preferiblemente el que se hace con ingredientes orgánicos, es mejor que el más ligero chocolate con leche, pues es más rico en bioflavonoides, un antioxidante. El chocolate oscuro también libera serotonina y endorfinas, que actúan como antidepresivos.[22]

Por otra parte, esta golosina contiene un alto nivel de feniletilamina, la misma sustancia química que produce el cerebro cuando uno se enamora. Me pregunto si Jordan lo sabía cuando me trajo aquella caja de chocolates orgánicos un día de San Valentín…

## Un viaje fugaz

**Nicki:** Nuestros anfitriones, Mike y Nicole Yorkey, la llaman el tour de las «Tres comidas, tres países». «Desayunaremos en Francia, almorzaremos en Italia y cenaremos en Suiza», explicó Nicole. Su esposo, Mike, ayuda a Jordan en las investigaciones, redacción y edición de sus libros, y nos habían invitado a Suiza, donde se crió

Nicole antes de mudarse a Estados Unidos a los veintiún años para impartir lecciones de esquí. (Ella conoció a Mike en el Monte Mammoth de la Sierra oriental de
California, donde trabajaba como profesora de esquí).

El tour de Nicole me pareció magnífico, así que durante nuestro viaje a Suiza en
el otoño boreal del 2005, viajamos en automóvil al pintoresco poblado de Annecy,
en Francia, a unas dos horas del chalet de la familia en Villars, Suiza. A la siguiente
mañana nos sirvieron un típico desayuno europeo continental —croissants, panes
artesanales, cereal y frutas— en nuestro adorable hotel, retirado entre las calles ado-
quinadas y libres de automóviles de la Vieux Ville o Ciudad Antigua, mientras Jordan optaba por desayunar yogur de leche entera, miel de abejas y frutas. Más tarde,
los cuatro dimos un paseo en bote por el cristalino Lago de Annecy, el «más puro de
Europa», si es que entendí bien el inglés con fuerte acento de nuestro guía.

En las primeras horas de la tarde, abordamos nuestro Renault de cuatro puertas y nos fuimos manejando a la maciza región alpina conocida como la Alta Saboya,
donde pagamos cuarenta dólares para pasar en automóvil por un túnel de siete millas
que cruza por debajo del Monte Blanco, el pico más alto de Europa. En cuestión
de minutos vimos la luz al final del túnel, lo cual quería decir que estábamos en Italia. Allí paseamos por el centro de Aosta, sólo para peatones, entre edificios estrecha-
mente intercalados y desbordantes de encanto romano, con calles tan antiguas como
los Césares. A media tarde nuestros estómagos se estaban quejando a gritos; todos
estábamos hambrientos. Encontramos una pizzería y nos sentamos alrededor de una
mesa al aire libre. Sólo le diré que el *menú turístico* no estaba en inglés. Nicole, que
habla un excelente italiano (así como otros cuatro idiomas) estudió la *carta* y pacien-
temente nos explicó los tipos de pizza que podíamos pedir: había *pizza con prosciutto
di Parma, pizza con crude, pizza con culatello*... Cuando le pedí que la tradujera, nos
explicó que todas las pizzas llevaban encima algún tipo de jamón: crudo (¡qué asco!),
cocido, curado o ahumado. Aquello no era para mí, que desde 1998 no había probado carne de cerdo. Un animal «detestable» del que Dios dijo claramente que no se
debía comer en Levítico 11 y Deuteronomio 14. El doctor en medicina Rex Russell, autor de *What the Bible Says About Healthy Living* [Lo que dice la Biblia acerca de
una vida sana], señala lo siguiente acerca de los riesgos de la carne porcina:

Una de las razones de la prohibición divina de la carne de cerdo es que el sistema
digestivo del marrano es totalmente diferente del de la res. Es similar al nuestro en
lo que respecta a la alta acidez del estómago. Sus ácidos gástricos se diluyen debido

al volumen de su dieta, permitiendo que traspasen esa barrera protectora todo tipo de alimañas. Parásitos, bacterias, virus y toxinas pueden infiltrarse en la carne de los cerdos debido a lo mucho que comen. Estas toxinas y agentes infecciosos pueden ser transmitidos al ser humano cuando come carne de cerdo.[23]

Después de haber leído sobre todas las enfermedades parasitarias que los cerdos transmiten al ser humano —triquinosis, lombrices solitarias, etc.— nunca más pude comer su carne. Como señala Jordan en sus seminarios: «Regla número uno para comer: ¡No coma nada que Jesús haya usado como cárcel de demonios!» (Ver Marcos 5.2-15)

Los mariscos de concha dura también son tabú divino. La carne de los camarones, cangrejos, langostas, ostras y almejas contiene concentraciones de toxinas debido a que esos mariscos se alimentan de lo que encuentran en el fondo del mar, incluyendo las excretas de los peces y los residuos de la vida marina. Es cierto que ayudan a limpiar el agua, pero todo lo que consumen ingresa directamente en su sistema, y al final, en su carne. (Otra cita memorable de Jordan: «Todos ustedes han escuchado decir que somos lo que comemos, pero en lo referente a alimentos de origen animal, ¡somos lo que ellos han comido!»)

Desde que era niña me preguntaba por qué comíamos carne de cerdo o mariscos de concha dura cuando Dios nos mandaba en la Biblia no hacerlo. Cuando un señor mayor de la iglesia me dio unas palmaditas en la cabeza y me dijo: «Ya no tenemos que obedecer esas leyes», me encogí de hombros, porque ninguno de los cristianos que conocía por entonces lo pensaba dos veces para pedir, después de la iglesia, una fuente rebosante de cerdo a la barbacoa en el restaurante de San Antonio. Cuando me enamoré de Jordan y escuché sus ideas acerca del asunto, lo entendí mejor.

Él se había criado en un hogar judío mesiánico, donde la carne de cerdo era anatema.

No servían jamón en el desayuno, ni tocineta con lechuga y tomate en el almuerzo, ni chuletas de cerdo a la hora de la cena. Él cree que lo que era detestable para los israelitas, y para Jesús y sus discípulos hace miles de años, es detestable en la actualidad.

Sentados allí al aire libre en Aosta, no sería yo quien pidiera *pizza con prosciutto* sólo por estar de visita en la tierra donde se inventó la pizza. Así que Nicole ordenó unas pizzas vegetarianas para nosotros y ensaladas de atún con *aceto* (vinagre) *balsámico* para los hombres, considerando que así estaríamos a salvo.

Veinte minutos más tarde llegaron a nuestra mesa las pizzas, pero adornadas, para nuestra decepción, con generosas fetas de fino jamón de Parma y trocitos de salchichas. Vaya con nuestras *pizzas vegetarianas*. Nicole le explicó cortésmente al camarero que no queríamos pizzas con jamón. Una expresión de incredulidad asomó al rostro del hombre, que no concebía que *alguien* en un restaurante italiano le hiciera ascos a una *pizza con prosciutto*. *¡Mamma mia, non e possibile!* El camarero se retiró murmurando algo en italiano, maldiciendo sin duda su suerte porque se hubiesen sentado aquella tarde en su restaurante tres americanos y una suiza. Minutos después regresó con las ensaladas de atún de Mike y Jordan, liberalmente adornadas ¡con daditos de salchichas!

Ellos se rieron y, expurgando la ensalada, pusieron a un lado las salchichas.

Otros veinte minutos después llegaron dos nuevas pizzas, *senza prosciutto*. ¿Me creerá si le digo que venían ¡otra vez coronadas con rebanaditas de salchichas!?

Como teníamos hambre y no queríamos crear un incidente internacional, les sacamos los derivados del cerdo, y el queso debajo de ellos, y nos comimos el resto.

**Jordan:** ¿Por qué le dimos tanta importancia en nuestra mesa a no comer carne de cerdo? Pues porque el cerdo, junto con el conejo, la carne de caballo (que aunque no lo crea es popular en Europa); ciertas aves como las águilas y los buitres; los animales marinos que comen residuos del fondo marino como el camarón, el siluro y la anguila; y los crustáceos de concha o caparazón duros como los cangrejos, almejas y langostas, tienen todos carnes que Dios describió en el Antiguo Testamento como «inmundas».

En *La receta del Gran Médico para tener salud y bienestar extraordinarios* dediqué varias páginas a describir lo que Dios dijo acerca de comer animales limpios o inmundos. Él le habló en términos bastante directos a Moisés cuando declaró:

«Hablad a los hijos de Israel y decidles: Estos son los animales que comeréis de entre todos los animales que hay sobre la tierra. De entre los animales, todo el que tiene pezuña hendida y que rumia, éste comeréis» (Levítico 11.2-3).

Es una buena selección. Entre los animales de pezuña hendida que rumian el verde pasto figuran las vacas, cabras, ovejas, bueyes, venado, bisonte y otros cuadrúpedos salvajes.

Los camellos rumian, pero no tienen pezuña hendida, por lo que quedan descartados. Y también el tejón, el conejo y el cerdo. «De la carne de ellos no comeréis, ni tocaréis su cuerpo muerto; los tendréis por inmundos», dice Jehová en el versículo 8.

Si bien la carne de cerdo es tan típicamente americana como los automóviles Chevrolet, las salchichas y el pastel de manzana, en lo que se refiere a los «hot dogs», se fabrican con «derivados» del cerdo, incluyendo el hocico y los belfos molidos. No me crea a mí. Una fuente tan autorizada como un funcionario del Departamento de Agricultura de Estados Unidos, citado en la revista *Hog Farm* [Granja porcina], confirmó que «las salchichas contienen músculo esquelético, además de otras partes del cerdo como el estómago, el hocico, los intestinos, el bazo, la grasa comestible [que la Biblia también considera detestable] y sí, también los belfos».[24] Y no olvide los preservantes que se utilizan para mantener «fresca» esta detestable mezcla molida. Pero me estoy alejando del tema.

La carne de cerdo, que se comercializa como «la otra carne blanca», es uno de los renglones de la dieta norteamericana. No es inusual que algunas personas la coman tres veces al día: como tocineta o salchichas en la mañana; un emparedado de jamón en el almuerzo; y chuletas de cerdo y una ensalada rociada con pedacitos de tocineta para la cena. Los establecimientos de comidas rápidas han visto crecer sus ganancias coronando cada hamburguesa o sándwich de pollo con tiras de tocineta; en EE.UU. se venden bajo los nombres de Big Bacon Classic, big Country Bacon, Cravin' Bacon Cheeseburger, Mesquite Bacon Cheeseburger y Arch Deluxe con Bacon. De hecho, la carne de cerdo es la que más se come en el mundo, a pesar de ser abominación para judíos y musulmanes.[25]

El escritor Stephan Jack ha dicho lo siguiente acerca de los marranos: «Los chanchos pueden comer casi cualquier cosa que se parezca remotamente a un alimento, incluyendo algunas que los seres humanos prefieren no ingerir o no podrían digerir: sólo imagínese el clásico cubo de sobras y podrá tener una idea. Los cerdos pueden derivar nutrición hasta del excremento humano, con lo cual eliminan un problema sanitario para sus amos.[26]

Esta cita ilustra la diferencia fundamental entre los cerdos —capaces de comerse cualquier cubeta de materia fecal que les arrojen— y los animales que dedican tiempo a masticar la hierba y los granos que surgen de la tierra. Aunque el Consejo Nacional de Productores Porcinos quisiera que lo viéramos bajo una luz positiva, Dios no estaba bromeando cuando describió a los cerdos como animales detestables o inmundos. Dicen las Escrituras: «El perro vuelve a su vómito, y la puerca lavada, a revolcarse en el cieno» (2 Pedro 2.22).

Como Dios creó a los cerdos, Él comprende su expedita fisiología. Tienen una estructura digestiva simple: todo lo que comen atraviesa rápidamente el tracto digestivo, lo cual no permite una digestión de los nutrientes ni una eliminación de desechos adecuada. De modo que el marrano es capaz de comerse sin titubear una cubeta de excrementos. Se comen hasta el propio si tienen mucha hambre (¡y recuerde que usted es lo que ellos comen!)

**Nicki:** Para terminarle el relato de «Tres comidas, tres países», partimos de Aosta con tres bolsas llenas de diferentes tipos de pan integral, yogur al estilo griego, miel de abejas italiana, frutas de la región y nueces crudas. De regreso en Suiza, colocamos el delicioso festín en la mesa del comedor del chalet de Nicole y nos servimos un «banquete campesino» mientras nos reíamos de aquellas pizzas italianas con derivados del cerdo.

## *Cómo pedir sin el menú*
### *Por Nicki Rubin*

Quizás usted se esté preguntando: *¿Y qué hago cuando salga a comer fuera?* Es una buena pregunta. ¿Cómo comer algo saludable en un restaurante?

Por lo general, mientras más ascienda usted en la «cadena alimentaria» del mundo gastronómico, mejor calidad tendrán los alimentos que recibirá en su mesa. Al parecer, los restaurantes siempre le cobran un poco más por servirle la comida más fresca y sana, pero eso se debe a que la carne de reses alimentadas con pasto, de pollos que se han criado sueltos en el corral, o de pescado capturado en su medio natural, como también los vegetales orgánicos, son más costosos que las hamburguesas congeladas y embaladas en cajas o el cóctel de frutas en almíbar. Aun así, no creo que para comer bien necesite vaciar su billetera.

Cuando nosotros escogemos restaurantes, nos inclinamos por los que sirven pescado. Y no me refiero a aquellos más conocidos por sus camarones y langostas. Hablo de los que sirven atún o salmón capturados en alta mar y servidos con vegetales. Es la opción más sana que encontrará. Tenemos mucha suerte en los restaurantes tailandeses, así como en algunos japoneses. Muchas de las nuevas cadenas que fusionan las diferentes cocinas asiáticas le sirven incluso a la orden arroz integral (¡también saludable!).

## QUÉ COMPRAR, QUÉ SERVIR

**Jordan:** Muchas personas me preguntan: «Jordan, ¿qué tipo de alimentos debo comprar? ¿Cuáles son los mejores y más nutritivos que puedo servir?»

He preparado una lista que abarca los alimentos divididos en tres categorías: extraordinarios, medios y problemáticos.

Como es obvio, le conviene llenar su carrito del supermercado con los de la categoría «extraordinarios».

En los gráficos que siguen, cada categoría relaciona los alimentos en orden descendente según sus cualidades para la salud. Los que encabezan la lista son más sanos que los que se encuentran al final. Es recomendable que consuma entre 50 y 75% de las veces alimentos de la categoría extraordinaria.

**Carnes** *(las orgánicas, de animales criados con pasto, son mejores)*

| | |
|---|---|
| carne de res | bisonte |
| alce | cabra |
| cordero | sopa o caldo de hueso |
| venado | ternera |

embutidos (hot dogs) de carne de res (sin envoltura de cerdo)
salchichas de carne de res o bisonte (sin envoltura de cerdo)
carne curada (sin sustancias químicas, nitratos, ni nitritos)
hígado y corazón (deben ser de reses criadas con alimentos orgánicos)

**Pescado** *(el capturado en su medio o en alta mar es mejor, y debe tener aletas y escamas)*

| | |
|---|---|
| bacalao | sardinas (sólo enlatadas en agua o aceite |
| basa de mar | de oliva) |
| sopa o caldo de pescado | cherna |
| eglefino | pargo |
| halibut | lenguado |
| arenque | tilapia |
| dorado | trucha |
| reloj anaranjado | atún |
| pompano | wahoo |
| salmón | pescado blanco |

**Aves** *(las orgánicas y criadas sobre la hierba son mejores)*

| | |
|---|---|
| pollo | codorniz y gallina |
| pato | gallinas de Guinea |
| sopa o caldo de huesos de pollo | pavo |
| tocineta de pollo o pavo (sin envoltura de cerdo) | |

embutidos (hot dogs) de pollo o pavo (sin envoltura de cerdo)

salchichas de pollo o pavo (sin envoltura de cerdo)

**Carnes frías** *(son mejores las de animales criados con alimentos orgánicos, sueltos y sin hormonas)*

pollo                          carne asada

pavo

**Huevos** *(los ricos en omega-3/DHA u orgánicos son los mejores)*

caviar de huevos de salmón (deben estar frescos, sin preservativos, y no deben comerse los del esturión, que es un pez inmundo)

huevos de gallina (con la yema)

huevos de pato (con la yema)

**Productos lácteos** *(los orgánicos son los mejores)*

yogur de leche de cabra entera

kéfir hecho en casa con leche de vaca cruda

kéfir hecho en casa con leche de cabra cruda

yogur o kéfir de leche de vaca orgánica

quesos duros hechos con leche de vaca cruda

crema cruda

quesos duros hechos con leche de cabra cruda

**Grasas y aceites** *(los orgánicos son los mejores)*

aguacate

mantequilla de leche de vaca

mantequilla de leche de cabra

leche o crema de coco (enlatada)

aceite de mantequilla en (ghee)

aceite de coco extra virgen (el mejor para cocinar)

aceite de maní o cacahuate, exprimido

aceite de ajonjolí, exprimido

aceite de oliva extra virgen (no es para cocinar)

aceite de linaza sin refinar (no es para cocinar)

aceite de semilla de cáñamo, sin refinar (no es para cocinar) mantequilla de leche cruda de cabra (no es para cocinar)

mantequilla de leche cruda de vaca alimentada con pasto (no es para cocinar)

## Vegetales *(los orgánicos, frescos o congelados son los mejores)*

| | |
|---|---|
| espárragos | alcachofas (francesas, no de Jerusalén) |
| remolacha | brócoli |
| coles de Bruselas | repollo |
| coliflor | maíz |
| zanahoria | apio |
| pepino | berenjena |
| ajo | lechuga (de todas clases) |
| champiñones | quimbombó |
| cebolla | arvejas |
| ají, pimiento | calabaza |
| espinaca | judías |
| batata | tomate |
| papa blanca | calabacín (de invierno o verano) |

verduras (col rizada, acelgas, brócoli, hojas de mostaza)

verduras para ensalada (radicchio, escarole, endive)

vegetales crudos fermentados (sin vinagre)

plantas marinas (kelp, dulse, nori, kombu y hijiki)

brotes tiernos (brócoli, girasol, arvejas en su vaina, rábano, etc.)

## Frutas *(las orgánicas, frescas o congeladas son las mejores)*

| | |
|---|---|
| manzanas | albaricoques |
| bananas | moras |
| arándanos azules | dátiles |
| higos | frutas secas (sin azúcar ni sulfatos) |
| toronja | uvas |
| kivis | limones |
| limón verde | mangos |
| melones | naranjas |
| papayas | duraznos |
| peras | piñas |
| ciruelas | ciruelas pasas |

pasas                    frambuesas
fresas

**_Granos y carbohidratos con fécula_** *(los orgánicos son los mejores, y los granos y harinas integrales son mejores si se remojan de seis a doce horas antes de cocinarlos)*

amaranto                 alforfón
millo                    quinoa
pan Essene germinado     pan tipo Ezekiel germinado
cereal integral germinado  masa agria fermentada de granos integrales

**_edulcorantes_**

azúcar de dátiles
miel de abejas cruda sin calentar

**_Frijoles y legumbres_** *(mejores si se remojan doce horas)*

frijol negro             frijol de carita
judías                   garbanzos
frijol colorado          lentejas
habas, limas             miso
natto                    frijol blanco pequeño
frijol pinto             frijol colorado pequeño
frijol de soya (edamame)  chícharos
tempeh                   frijol blanco

**_Nueces y semillas_** *(las orgánicas, crudas o remojadas son las mejores)*

almendras (crudas o tostadas)
mantequilla de almendras (cruda o asada)
nueces del brasil (crudas)
semillas de linaza (crudas y molidas)
avellanas (crudas)
mantequilla de semilla de cáñamo (cruda)
semillas de cáñamo (crudas)
macadamias (crudas o tostadas)
pecanas (crudas o tostadas)
mantequilla de semillas de calabaza (cruda o asada)
semillas de calabaza (crudas o tostadas)

mantequilla de semillas de girasol (crudas o tostadas)
semillas de girasol (crudas o tostadas)
tahini (crudas o tostadas)
nueces (crudas o tostadas)

### Condimentos, especias y sazonadores *(los orgánicos son los mejores)*

salsa (fresca o en lata)

vinagre de sidra de manzanas

sal Celtic Sea

guacamole (fresco)

Herbamare para sazonar

hierbas y especias (sin estabilizadores)

ketchup (sin azúcar)

mostaza

mayonesa rica en omega-3

sal de mar

pasta umeboshi

otros aderezos (sin aceite de colza)

salsa de tomate (sin azúcar)

salsa de soya (sin harina de trigo ni tamari)

otros aliños para ensaladas (sin aceite de colza)

aliños y aderezos para ensalada crudos

extractos saborizantes, como los de vainilla y almendra (con base de alcohol, sin azúcar)

### Refrigerios

barras energéticas

polvo carob

galletas de semilla de linaza

polvo proteínico de leche de cabra

almendrado de coco saludable

cóctel de frutos secos saludable

untos de chocolate

cacao en polvo orgánico

alimentos crudos como meriendas

### Bebidas

agua de coco purificada

agua sin cloro

bebidas lactofermentadas

jugos de frutas o vegetales crudos

agua efervescente natural no carbonatada

tés de plantas medicinales sin endulzar o endulzados con miel de abejas

## ALIMENTOS PROMEDIO

Los alimentos de la categoría promedio deben constituir no más de 25 a 50% de su dieta cotidiana. Si su salud no es actualmente buena, consuma estos alimentos sólo esporádicamente.

**Lácteos** *(los orgánicos son los mejores)*

amazake

crema agria

leche de almendras

leche de avena

leche de soya

queso crema

yogur cultivado de soya entera

yogur bajo en grasas

crema de leche

leche de cabra

leche de vaca

leche de arroz

queso (de vaca, cabra u oveja)

requesón de leche de vaca

yogur desgrasado

**Grasas y aceites**

aceite de cártamo

aceite de girasol

aceite de soya

**Vegetales** *(los orgánicos son los mejores)*

vegetales enlatados

**Frutas** *(las orgánicas son las mejores)*

frutas enlatadas en su jugo

**Granos y carbohidratos ricos en fécula** *(los orgánicos son los mejores, y las harinas y granos integrales son los mejores si se remojan de seis a doce horas antes de cocinarlos)*

arroz integral

maíz

avena

escanda

papas blancas

pasta de grano integral (trigo, kamut o escanda)

cebada

kamut

centeno

trigo

cereal seco de grano integral

**Edulcorantes**

miel de abejas

malta de cebada

jarabe de arce

stevia

néctar de agave

jarabe de arroz integral

jugo de caña orgánico deshidratado

xylitol

**Nueces, semillas, frijoles y legumbres** *(los mejores son los orgánicos)*

anacardos (crudos o tostados)

maní o cacahuate (tostado)

mantequilla de maní (tostada)     tofu

mantequilla de frijol de soya (en cantidades pequeñas)

mantequilla de anacardos (cruda o tostada, en cantidades pequeñas)

**Condimentos, especias y sazonadores** *(los orgánicos sin aditivos químicos ni preservantes son los mejores)*

| | |
|---|---|
| ketchup | aderezos |
| mayonesa | jengibre encurtido |
| aliños para ensalada | wasabi |

**Refrigerios**

palomitas de maíz saludable     tortillas horneadas de arroz o de maíz

proteína de arroz

proteína de soya (no modificada genéticamente)

polvo proteínico de leche o suero hecho con leche de vaca

**Bebidas** *(las orgánicas son las mejores)*

café molido fresco (limitado a una taza diaria)

jugos de frutas pasteurizados (no hechos con concentrados)

jugos de vegetales pasteurizados

## ALIMENTOS PROBLEMÁTICOS

Los comestibles de la categoría problemática deben ser consumidos con extrema cautela. Usted y su familia deben limitar en lo posible estos alimentos o evitarlos por completo.

**Carnes**

| | |
|---|---|
| carne de cerdo | tocineta |
| emú | jamón |
| avestruz | productos que imitan la carne (soya) |
| conejo | chorizo (de cerdo) |
| hamburguesas vegetarianas | |

**Pescados y mariscos**

todos los mariscos de concha dura, incluyendo:

cangrejos     almejas

langostas

ostras

camarones

anguilas

calamar

mejillones

vieiras

siluro

pescado frito o empanado

tiburón

### Aves

pollo frito o empanizado

### Carnes frías

carnes en conserva

productos de soya que imiten la carne

jamón

### Huevos

imitaciones de huevos (por ejemplo, Egg Beaters)

### Lácteos

queso americano (en lascas)

leche homogeneizada

falsos quesos procesados

queso de soya

helado comercial con azúcar

leche baja en grasa o desgrasada

queso de arroz

yogur con azúcar o edulcorantes artificiales

productos lácteos con estabilizadores, preservantes, azúcares o edulcorantes artificiales añadidos

### Grasas y aceites

aceite de colza

aceite de semilla de algodón

manteca de cerdo

manteca de repostería

aceite de maíz

cualquier aceite parcialmente hidrogenado

margarina

### Frutas

frutas enlatadas en almíbar

### Granos y carbohidratos ricos en fécula

dulces horneados

avena instantánea

harina blanca o no blanqueada de trigo

arroz blanco

cereales secos con azúcar

pasteles

pan o galletas hechos con harina blanca o no blanqueada de trigo

pastas hechas con harina blanca o no blanqueada de trigo

### *Edulcorantes*

azúcar

todos los edulcorantes artificiales, incluyendo:

| | |
|---|---|
| acesulfame k | aspartame (Equal) |
| maltitol | sorbitol |
| sucralosa (Splenda) | sacarina (Sweet'N Low, Sugar Twin) |
| jarabe de maíz | jarabe de maíz rico en fructosa |

### *Nueces y semilla*

nueces tostadas con miel de abejas

nueces tostadas con aceite

### *Condimentos, especias y sazonadores*

todas las especias que contienen azúcar o preservantes añadidos

### *Bebidas*

| | |
|---|---|
| cerveza y vino comerciales | agua potable clorada |

jugos de frutas o bebidas hechas con concentrados

jugos de frutas o bebidas con sabores artificiales

gaseosas

### *Miscelánea*

refrigerios que contengan azúcar, aceites parcialmente hidrogenados, edulcorantes artificiales o harina de trigo no blanqueada

---

*Lo que dicen las mujeres*
*Por Meredith Berkich*

Cuando mi esposo, Mike, y yo nos casamos, yo cursaba el primer año de la universidad y trabajaba como modelo de tiendas por departamentos y compañías fabricantes de ropa como Pendleton Woolen Mills. Usaba una talla 2 de jovencita y podía comer de todo sin aumentar de peso. Mi esposo —que jugaba como alero del equipo de fútbol americano de la Universidad de Oregon, y que luego jugó una temporada como profesional, antes de lesionarse— hizo conmigo un acuerdo amistoso según el cual siempre mantendríamos una diferencia de 100 libras de peso entre los dos. La apariencia y la condición físicas eran una parte sumamente importante de nuestras vidas.

Aquel acuerdo tuvo lugar hace veinticuatro años y cincuenta y cinco libras.

Mike mantuvo su físico atlético, pero mi cuerpo se tornó más ancho y fláccido después de que nacieron nuestros hijos, y con el paso de los años. Empecé a sentirme culpable, pues quería que mi esposo «se alegrara con la mujer de su juventud», como dice la Biblia en Proverbios 5.18, y mi falta de disciplina se evidenciaba realmente en el espejo, por no mencionar mi guardarropa.

Yo sentía que mi apariencia estaba haciendo cada vez más difícil que Mike sintiera atracción y respeto por mí, lo cual no era justo ni para él ni para nuestro matrimonio. Al mismo tiempo, debo reconocer que mi esposo nunca me hizo sentir poco atractiva o amable.

No fue el complejo de culpa, sin embargo, lo que me llevó a tomar medidas drásticas para recuperar el control de mi vida: fueron varios sucesos que ocurrieron en el último año y que resultaron en el período más estresante de toda mi historia. A mi abuela le diagnosticaron un cáncer incurable, la misma enfermedad que años antes se llevó a mi madre. La responsabilidad de atenderla cayó por completo sobre mí y, cuando murió, me quedó la de administrar sus bienes también.

Al mismo tiempo, mi esposo y yo decidimos vender nuestro negocio, nuestro hijo mayor comenzó la universidad y yo tomé un trabajo como vicepresidenta de una nueva compañía. Para ayudar a aliviar el estrés adicional, tan pronto entraba por la puerta cada noche me iba directamente a la alacena o al refrigerador y empezaba a «rumiar». Semejante conducta no tenía nada que ver con mi personalidad, pero comer por impulso emotivo me confortaba cuando a mi alrededor la vida giraba sin control.

Yo había intentado previamente todas las dietas a mi alcance. Estuve a sopa de coles una semana hasta que mi familia me prohibió volver a usar el caldero, pues el hedor invadió cada rincón de la casa. Probé la dieta del melón de agua, la de la toronja y la de los aliños para ensalada, en cuyo caso le ponía jengibre a la mía, con la creencia de que así quemaría calorías.

Logre bajar algunas libras, pero siempre regresaban.

Cuando oí hablar del nuevo programa de Jordan Rubin, La receta del Gran Médico, me sentí ansiosa por comenzarlo. Jordan obtuvo sus conocimientos durante un corto período de tiempo con su propia crisis de salud y la incorporó a un programa que abordaba los problemas de salud de mi propia vida. Yo necesitaba someter de nuevo mi vida a la autoridad y la guía de un Dios amoroso, renunciar a los hábitos mundanos y confiar en que el Espíritu Santo me impondría disciplina cuando mis propias fuerzas fallaran.

Me impresionó mucho escuchar a Jordan decir que no era suficiente comer bien si uno pasaba por alto una serie de asuntos: emocionales y espirituales, higiénicos y ambientales, nutricionales y físicos. Me enrolé en el programa de 49 días con la confianza y la actitud de que «todo lo puedo en Cristo», y me rendí en sus brazos.

La cantidad de libras que bajé fue fabulosa: más de veinticinco, algo bastante difícil a los cuarenta y tantos. Cuando iba por la mitad del plan de 49 días de La receta del Gran Médico, noté que estaba durmiendo mejor y que mi energía había regresado. La paz fue restaurada en mi alma y recuperé mi confianza.

Al final del programa, Mike y yo fuimos de compras a una tienda por departamentos, donde una vendedora que me había ayudado durante años a escoger mi ropa exclamó al verme: «¡Es increíble! ¿Qué talla quieres que te busque ahora?» Mientras mi corazón cantaba le respondí: «Esther, ¿me buscas una talla 6 por favor?»

Gracias, Jordan. ¡Se siente magnífico volver a ser yo!

## ℞ LA RECETA DEL GRAN MÉDICO PARA LA SALUD DE LA MUJER: COMA PARA VIVIR.

- *Coma y dé de comer a su familia los alimentos que Dios creó, en una forma sana para el cuerpo.*

- *Si está tratando de bajar de peso, escoja alimentos ricos en nutrientes, grasas saludables, y fibra, y aléjese de las dietas bajas en carbohidratos y bajas en grasa.*

- *Para mejorar la apariencia de su piel y mantener su peso ideal, beba a diario media onza de agua por libra de peso corporal, y más que eso si hace ejercicios.*

- *Practique un ayuno parcial una vez por semana.*

- *Días antes y durante su ciclo menstrual incremente su consumo de frutas y vegetales crudos.*

- *Para mantener huesos fuertes, consuma productos lácteos, ricos en calcio, de leche entera fermentada y vegetales de hojas verdes, ricos en magnesio.*

- *Coma sin medida pescado capturado en su medio natural. Es rico en ácidos grasos omega-3.*

- *No beba refrescos ni gaseosas de dieta; escoja en su lugar agua, y jugos de frutas y vegetales frescos.*

- *Evite los alimentos procesados, incluyendo los postres. Muchos de ellos contienen aceites hidrogenados y grasas transgénicas.*

## La receta del Gran Médico para la salud de la mujer: Semana # 1

Si está lista para seguir el programa de *La receta del Gran Médico para tener salud y bienestar extraordinarios*, he preparado un plan de 49 días que revolucionará su forma de comer y de vivir. Este plan de siete semanas está diseñado para mejorar su salud, ayudarle a bajar de peso, y echar un firme cimiento para toda una vida de excelente salud para usted y para su familia.

La primera semana se iniciará paulatinamente en el plan de salud Siete semanas de bienestar de La receta del Gran Médico comiendo en sus horarios habituales, lo que está acostumbrada a comer; pero no tardará en comer para vivir en *todas* sus comidas. Claro que este plan de menúes implicará algunos cambios en sus hábitos de compras, pero podrá notar una gran diferencia en cuanto a cómo se sentirá.

Las comidas y refrigerios relacionados a continuación son sólo sugerencias. Siéntase en libertad de adaptar el plan de 49 días a sus necesidades, pero asegúrese de consumir la mayor parte de las veces alimentos extraordinarios y alimentos promedio en todas las demás ocasiones.

(Puede regresar a la lista antes presentada.)

Este capítulo incluye solamente la primera semana del plan de 49 días. Las semanas subsiguientes podrá encontrarlas en las seis llaves restantes. El plan de alimentación y suplementos de cada día busca ofrecerle lo siguiente:

- tres comidas y hasta dos refrigerios diarios
- entre 1.500 y 1.800 calorías con alta densidad de nutrientes
- entre 60 y 90 gramos de proteína de alta calidad
- un mínimo de siete porciones de frutas y vegetales diarias
- de 35 a 50 gramos de fibra por día
- más de 1.500 mg de calcio diarios
- de 8 a 12 vasos de agua de ocho onzas cada día

Por último, le exhorto a visitar www.BiblicalHealthInstitute.com y hacer clic en la guía de recursos GPRx Resource Guide para conocer más acerca de las marcas de alimentos y suplementos nutricionales específicos que recomiendo.

---

### ¿Necesita recetas?

*Para una lista detallada de más de 250 recetas deliciosas y saludables, incluyendo las contenidas en El plan de salud de 49 días de la receta del Gran Médico, visite www.BiblicalHealthInstitute.com.*

---

### Día 1

**Desayuno**

Coma lo que crea que es su desayuno normal.

**Almuerzo**

Almuerce lo que usted consideraría un almuerzo normal.

*Cena*

pollo a la parrilla

batata al horno con mantequilla

ensalada de verduras con pimientos rojos o amarillos, cebolla morada, col verde o morada, apio, pepino y zanahoria

aliño para ensaladas saludable con aceite de oliva o aceite de linaza rico en lignano

*Refrigerio/Postre*

Coma un refrigerio o postre normal para usted.

Día 2

*Desayuno*

Coma lo que crea que es su desayuno normal.

*Almuerzo*

Almuerce lo que consideraría un almuerzo normal.

*Cena*

pescado de su elección a la parrilla o al horno

arroz integral

ensalada de verduras con pimientos rojos o amarillos, cebolla morada, col verde o morada, apio, pepino y zanahoria

aliño para ensaladas saludable con aceite de oliva o aceite de linaza rico en lignano

*Refrigerio/Postre*

polvo de alimentos enteros en sustitución de una comida (con betaglucanos de fibra soluble de avena) mezclada con 12 onzas de agua

un pedazo de fruta y una onza de queso

## DÍA 3

*Observe que algunos platos en los planes de comidas siguientes están en cursivas. Puede encontrar estas —y más de 250 otras— recetas deliciosas y saludables en www.Biblical-HealthInstitute.com.*

### Desayuno

Coma lo que crea que es su desayuno normal.

### Almuerzo

ensalada de verduras con tres onzas de atún (bajo en mercurio y rico en omega-3) y zanahoria, cebolla morada, pepino y pimientos amarillos

aliño para la ensalada con una cucharada de aceite de oliva extra virgen o aceite de linaza rico en lignano

un pedazo de fruta

### Cena

*Salmón horneado con hierbas y espinacas a la crema*

quinoa con cebolla, guisantes y zanahoria

ensalada de verduras con pimientos rojos o amarillos, cebolla morada, col verde o morada, apio, pepino y zanahoria

aliño para la ensalada con una cucharada de aceite de oliva extra virgen o aceite de linaza rico en lignano

### Refrigerio/Postre

barra de alimentos enteros de manzana y canela (con betaglucanos de fibra soluble de avena)

manzana con mantequilla de almendras o ajonjolí (tahini)

## DÍA 4

*Observe que algunos platos en los planes de comidas siguientes están en cursivas. Puede encontrar estas —y más de 250 otras— recetas deliciosas y saludables en www.Biblical-HealthInstitute.com.*

### Desayuno

dos huevos orgánicos o ricos en omega-3, y preparados a su gusto

tostada germinada con mantequilla
toronja

### Almuerzo

atún bajo en mercurio y rico en omega-3 sobre un pan integral germinado y sin levadura, con lechuga, tomate y brotes tiernos
un pedazo de fruta

### Cena

*Pollo piccata*
*Casserole de millo y maíz*
*Habichuelas verdes al ajo*

### Refrigerio/Postre

polvo de alimentos enteros en sustitución de una comida (con betaglucanos de fibra soluble de avena) mezclada con 12 onzas de agua
vegetales crudos y hummus, salsa o guacamole

## DÍA 5 (DÍA DE AYUNO PARCIAL)

*Observe que algunos platos en los planes de comidas siguientes están en cursivas. Puede encontrar estas —y más de 250 otras— recetas deliciosas y saludables en www.Biblical-HealthInstitute.com.*

### Al levantarse

Beba de 12 a 16 onzas de agua.

### Desayuno

No desayune (día de ayuno parcial).
Beba 12 onzas de agua.

### Entre el desayuno y el almuerzo

Beba 12 onzas de agua.

### Almuerzo

No almuerce (día de ayuno parcial).
Beba 12 onzas de agua.

### Entre el almuerzo y la cena

Beba 12 onzas de agua.

### Cena

Durante la cena, beba 8 onzas de agua.

*Sopa de pollo*

vegetales encurtidos

ensalada de verduras con pimientos rojos o amarillos, cebolla morada, col verde o morada, apio, pepino y zanahoria

aliño para la ensalada con una cucharada de aceite de oliva extra virgen o aceite de linaza rico en lignano

### Refrigerios

ninguno (día de ayuno parcial)


### Día 6

*Observe que algunos platos en los planes de comidas siguientes están en cursivas. Puede encontrar estas —y más de 250 otras— recetas deliciosas y saludables en www.Biblical-HealthInstitute.com.*

### Al levantarse

Beba 12 onzas de agua.

### Desayuno

Durante el desayuno, beba 8 onzas de agua.

Para preparar un saludable batido de frutas, mezcle en una licuadora lo siguiente:

8 onzas de leche entera, yogur o kéfir

1 cucharada de miel de abejas

1/2 taza de frutas frescas o congeladas (bananas, duraznos, bayas, piña, etc.)

1 cucharadita de aceite de linaza rico en lignano

1 porción de polvo proteínico (opcional)

### Entre el desayuno y el almuerzo

Beba 8 onzas de agua.

### Almuerzo

Durante el almuerzo, beba 8 onzas de agua.

ensalada de verduras con tres onzas de salmón y zanahoria, cebolla morada, pepino y pimientos amarillos

aliño para la ensalada con una cucharada de aceite de oliva extra virgen o aceite de linaza rico en lignano

un pedazo de fruta

### Entre el almuerzo y la cena

Beba 12 onzas de agua.

### Cena

Durante la cena, beba 8 onzas de agua.

*Filete de res (criada con pasto)*

*Sopa de champiñones*

espárragos al vapor con mantequilla

ensalada de verduras con pimientos rojos o amarillos, cebolla morada, col verde o morada, apio, pepino y zanahoria

aliño para la ensalada con una cucharada de aceite de oliva extra virgen o aceite de linaza rico en lignano

### Refrigerio/Postre

barra de alimentos enteros con superalimentos verdes (con betaglucanos de fibra soluble de avena)

nueces y semillas crudas y frutas secas

## Día 7

*Observe que algunos platos en los planes de comidas siguientes están en cursivas. Puede encontrar estas —y más de 250 otras— recetas deliciosas y saludables en www.Biblical-HealthInstitute.com.*

### Al levantarse

Beba de 12 a 16 onzas de agua.

### Desayuno

Durante el desayuno, beba 8 onzas de agua.

1/2 taza de requesón orgánico
frutas (bayas, duraznos, o piña, etc.)
1 cucharadita de miel de abejas cruda
1/2 cucharadita de aceite de linaza rico en lignano
(opcional)
té caliente con miel de abejas

### Entre el desayuno y el almuerzo

Beba 12 onzas de agua.

### Almuerzo

Durante el almuerzo, beba 8 onzas de agua.
pavo sobre pan integral germinado sin levadura, con lechuga, tomate y brotes tiernos
un pedazo de fruta

### Entre el almuerzo y la cena

Beba 12 onzas de agua.

### Cena

Durante la cena, beba 8 onzas de agua.
*Pollo tropical y brocheta de vegetales*
arroz integral
combinación de vegetales al vapor

### Refrigerio/Postre

polvo de alimentos enteros en sustitución de una comida (con betaglucanos de fibra soluble de avena) mezclada con 12 onzas de agua
*Pastel de arándanos azules* o *duraznos*

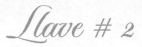

*Llave # 2*

## Complemente su dieta con alimentos integrales, nutrientes vivos y superalimentos

**Nicki:** Una o dos semanas después de nuestra primera cita, Jordan me pidió que lo acompañara a la boda de uno de sus mejores amigos, a la que asistió de etiqueta, pues era uno de los pajes del novio. Durante la recepción, el discjockey (DJ) ambientó la fiesta con un desfile de éxitos de los años 80. Después de poner la pista a temperatura de fiebre, el temperamental DJ puso una balada suave. Jordan tomó mi mano en la suya y pasó su brazo por detrás de mi cintura. Me le acerqué y de inmediato lo sentí: ¡Un fuerte olor a ajo emanaba de su cuerpo!

El punzante olor casi me hizo desmayar. ¡Tan mal olía! Era como si alguien le hubiese dado un masaje profundo con dientes de ajo frescos… Pero guardé el secreto.

Unos días después, pasó por mi apartamento después del trabajo. De nuevo, dejaba en el aire un rastro de ajo. Tarde o temprano tendría que decirle algo, así que me llené de coraje y como quien no quiere la cosa le pregunté:

—Oye, ¿qué te traes con el ajo? ¡Cada vez que estoy cerca de ti hueles a ajo!

Jordan no pareció avergonzarse:

—¿El ajo? Ah, sí, es este jugo que me preparo; añado a la mezcla el jugo de nueve dientes de ajo crudos. ¿De veras que se siente?

—¿Que si se siente? ¿Estás bromeando?

Pronto descubrí que Jordan siempre estaba probando alguna nueva estrategia nutricional. Le fascinaba el tema de la nutrición y la salud, lo cual explica por qué no lo pensó mucho para ensayar consigo mismo y el ajo crudo.

**Jordan:** Hoy nos reímos de mi experiencia con el ajo, pero déjeme que le hable en serio un momento: creo que es crucial reforzar nuestras dietas con los suplementos idóneos a fin de asegurar un suministro adecuado de nutrientes esenciales que nos ayuden a preservar la salud. Los suplementos nos ayudan a protegernos contra las toxinas y previenen el daño celular. El cuerpo los utiliza para combatir las enferme-dades y el envejecimiento prematuro. Suplementos como las vitaminas C y E son bien conocidos por sus funciones protectoras contra el impacto de las toxinas. Y también ayudan al organismo a desintoxicarse.[1]

«Las investigaciones han demostrado que cada parte del cuerpo contiene altas concentraciones de ciertos nutrientes», escribe Phyllis Balch, autora de *Recetas nutritivas que curan*. «Una deficiencia de estos nutrientes hará que dicha parte del cuerpo funcione mal y al fin deje de funcionar. Como fichas de dominó, otras partes del organismo le seguirán. Para evitar que eso ocurra necesitamos una dieta y suplementos nutricionales adecuados. Si no se los proporcionamos al organismo, podemos afectar sus funciones normales y causarnos gran perjuicio».[2]

Muchos entienden que los suplementos nutricionales son parte integral de una buena salud. Aunque más de 70% de nosotros tomamos píldoras multivitamíni-cas y otras vitaminas y minerales de modo regular,[3] el problema es que muchos de los suplementos que se encuentran en comercios convencionales están hechos con nutrientes aislados o sintéticos, que no tienen la misma forma que los nutrientes que encontramos en los alimentos más provechosos para la salud.

De la misma manera que las reposterías de la nación han hallado la forma de abaratar el pan utilizando harina de trigo blanca enriquecida, las compañías de ali-mentos han aprendido a producir suplementos más baratos creando estructuras complejas como las vitaminas E, C y A. Sus equipos de investigaciones y desarrollo trabajan para descubrir cómo sintetizar compuestos que *parecen* ser los mismos que los nutrientes que Dios creó junto con los alimentos, pero que no son aprovechados como tal por el cuerpo. Es como la diferencia entre la miel de abejas cruda y el azú-car blanca, o el arroz integral y el blanco: los primeros son nutritivos; los últimos, refinados y despojados de nutrientes vitales.

Estoy convencido de que los suplementos más efectivos —conocidos como suplementos «de alimentos enteros»— se derivan de aquello que Dios creó para comer, no de compuestos químicos creados en un laboratorio. Los suplementos de alimentos enteros son extractos secos de complejos de alimentos enteros. Sus nutrien-tes son producidos por fermentación probiótica, lo que significa que esos comple-jos de nutrientes son sometidos a un proceso de fermentación similar al digestivo del organismo. Así, los nutrientes aislados son recombinados en la misma forma que se encuentran en los alimentos para que el cuerpo pueda reconocerlos y utilizarlos mejor. Las razones por las que debemos tomar suplementos son apremiantes:

1. Las frutas y vegetales procedentes de nuestras granjas agropecuarias no contienen tantas enzimas, minerales y microorganismos salutíferos como varias generaciones atrás.
2. La dieta típica estadounidense, con su glamorosa variedad de tecnoalimentos y repleta de calorías huecas, se aleja mucho del diseño divino.

Los suplementos dietéticos pueden ayudar a cubrir esa brecha nutricional, aunque no son más que lo que dicen ser: *suplementos* y no *sustitutos* de una dieta inadecuada. No podemos darnos un banquete de comida chatarra y esperar que un frasco de píldoras nos salve.

Dicho esto, creo que los suplementos sí tienen un valor nutricional para las mujeres.

Los superalimentos y nutrimentos a base de alimentos enteros y de alta calidad pueden ayudar a reforzar sus sistemas inmunológicos; reducir los factores de riesgo de la osteoporosis, el cáncer mamario, la diabetes y las enfermedades cardiovasculares; y además, asegurar piel, uñas y cabello sanos. Las mujeres embarazadas obtienen provecho de los suplementos debido a que necesitan más ácido fólico, hierro y otros nutrientes.

Las mujeres menopáusicas necesitan en su lucha contra la osteoporosis cantidades adicionales de minerales para reemplazar los que pierden en los huesos. Las deficiencias de minerales pueden conducir a síntomas vagos de fatiga y problemas con la concentración. Los suplementos pueden ayudar a revertir estas condiciones.[4]

Muchas mujeres son conscientes de que las deficiencias nutricionales son una importante razón de que les falte vitalidad durante el día. Las investigaciones muestran que las mujeres son más propensas que los hombres a tomar suplementos, y el consumo se incrementa con la edad. Por ejemplo, 35% de las mujeres entre 18 y 44 años consumen suplementos vitamínicos o minerales (en comparación con 24% de los hombres). La cifra se incrementa a 51% en las mujeres entre 45 y 64 años, y a 59% en las de 65 o más,[5] probablemente debido a la preocupación por la osteoporosis.

En resumen, los suplementos nutricionales fundamentales que usted debe añadir a su régimen diario son las multivitaminas a base de alimentos enteros, el aceite de hígado de bacalao rico en omega-3, calcio de alimentos enteros, una fórmula de magnesio y alguna mezcla de fibras de alimentos verdes con semillas de linaza para limpiar los intestinos. Como las madres suelen ser las consejeras de salud de la familia, le insto —si es madre— a sumar al tren de los suplementos a toda la familia. Los siguientes son ideales para comenzar.

### Lo básico sobre las vitaminas y los minerales

Las vitaminas y minerales ayudan a regular el metabolismo; asisten en los procesos bioquímicos que liberan energía a partir de los alimentos digeridos; y apoyan la formación de hormonas, glóbulos sanguíneos, agentes químicos del sistema nervioso y material genético.[6] Al mismo tiempo, existen algunas diferencias clave entre las vitaminas y los minerales:

- Las *vitaminas*, que son esenciales para la vida, son sustancias orgánicas que el organismo no es capaz de fabricar (las excepciones son la vitamina D y la niacina). Todos los órganos del cuerpo necesitan de las vitaminas para realizar sus funciones; de lo contrario, pereceríamos. Las vitaminas se dividen en dos grupos principales: el primero es el de las *hidrosolubles*, lo cual significa que requieren agua para su absorción, y que se excretan con la orina. Existen al menos nueve diferentes vitaminas hidrosolubles, incluyendo a la C y a las ocho diferentes del complejo B.

  El otro grupo es el de las vitaminas *liposolubles*, que requieren cierta cantidad de grasa para ser absorbidas y que se almacenan en el cuerpo. Las cuatro principales vitaminas liposolubles son la A, D, K y E.

- Los *minerales* son sustancias inorgánicas que también resultan vitales para el cuerpo. El calcio, magnesio, hierro, fósforo, potasio, sodio, y azufre son *macrominerales*. El zinc y el cromo son considerados *microminerales*, que se necesitan en cantidades relativamente pequeñas. Los minerales son necesarios para el adecuado funcionamiento de las vitaminas, enzimas, hormonas y otras actividades metabólicas del organismo, pero no son fácilmente absorbidos.
  Multivitaminas de alimentos enteros

Durante muchos años la medicina convencional sostuvo que los suplementos nutricionales no eran necesarios si se hacía una dieta sana y completa. Algunos médicos decían que era como tirar el dinero al inodoro, y que su único resultado era una orina de color fluorescente.

El doctor en medicina James F. Balch, y el doctor en nutrición Mark Stengler resumieron la actitud prevaleciente en su libro *Prescription for Natural Cures,* al tiempo que destacaban que la medicina tradicional está empezando a entender que los suplementos nutricionales pueden ser un componente clave en la prevención y tratamiento de muchas condiciones de salud:

En detrimento del público, la mayoría de los médicos convencionales brindaban muy poco apoyo al uso de estos nutrientes no tóxicos [se refiere a los suplementos nutricionales]. Afortunadamente, los tiempos están cambiando. Hace dos decenios, el prestigioso *Journal of the American Medical Association* (JAMA) advertía que no existían evidencias de que las personas sanas pudieran beneficiarse tomando multivitaminas. En junio del 2002, JAMA publicó un artículo que significaba un giro de 180 grados con relación al consumo de suplementos nutricionales. Los autores de ese estudio concluían que la deficiencia vitamínica era una causa aparente de enfermedades crónicas. Considerando que sólo 20% de la población consume la cantidad mínima diaria recomendada de porciones de frutas y vegetales, las deficiencias nutricionales son indudablemente un problema generalizado.[7]

Revisé el informe actualizado del *Journal of the American Medical Association*, y allí estaba: «Recomendamos que todos los adultos tomen a diario una multivitamina».[8] Yo enmendaría este consejo agregando dos palabras: *alimentos enteros*.

Las multivitaminas de alimentos enteros están hechas a partir de alimentos enteros concentrados y complejos de alimentos enteros. Bajo esta forma, las vitaminas no han sido sintéticamente producidas ni «aisladas» por investigadores de batas blancas. Escribiendo en la página web de mi amigo, el médico osteopático Joseph Mercola (www.mercola.com), el doctor en nutrición Daniel H. Chong utilizaba la analogía de un automóvil para describir la diferencia entre los suplementos de alimentos enteros y los que se obtienen de fuentes sintéticas.

El automóvil, decía Chong, sale de una cadena de ensamblaje como una máquina maravillosamente diseñada, aunque compleja, que precisa de todas sus partes, en perfecta condición funcional, para cumplir su propósito. Usted nunca «aislaría», por ejemplo, las ruedas, ya que su automóvil no funcionaría como tal si careciera de ellas.

Los automóviles necesitan de todas sus partes, desde el motor, hasta el volante y los indicadores de viraje, a fin de operar como fueron diseñados.

Los fabricantes de multivitaminas que utilizan vitaminas y minerales aislados o «sintéticos» son como esas personas que merodean por las ventas de repuestos usados recogiendo piezas al azar para armar un automóvil completo, y ensamblándolas lo mejor que pueden, con la esperanza de que podrán conducir hasta su próximo destino.[9]

Le recomiendo que deje las multivitaminas regulares que está tomando y empiece a tomar una fórmula de multivitaminas y minerales preparada a partir de alimentos enteros.

He confeccionado una lista de mis marcas favoritas de multivitaminas de alimentos enteros (así como de los demás suplementos que presentamos en este capítulo) en la abarcadora guía de recursos GPRx Resource Guide que puede encontrar en www.BiblicalHealthInstitute.com.

### Aceite de hígado de bacalao rico en omega-3

**Nicki:** Cuando yo estaba encinta, Jordan me comentó que las madres que esperan y toman aceite de hígado de bacalao rico en omega-3 durante el embarazo y les dan esta preparación a sus hijos durante su primer año de vida, tienen más probabilidades de que los niños desarrollen un alto cociente de inteligencia.[10] Nuestro Joshua recibió pequeñas cucharaditas de aceite de hígado de bacalao antes de cumplir su primer año.

Siempre que Jordan ofrece una charla o habla en una iglesia, canta las alabanzas del aceite de hígado de bacalao rico en omega-3, al que considera su suplemento nutricional favorito. Él le informa al público que si tomaran este prodigioso aceite a diario, podrían reducir significativamente los riesgos de muchas enfermedades importantes; fortalecer su sistema inmunológico y su estado de ánimo; y tener huesos más fuertes y una piel, uñas y cabello más sanos. Estudio tras estudio demuestran que el aceite de hígado de bacalao rico en omega-3 es importante para el desarrollo del cerebro y el sistema nervioso, y que los bastoncillos y conos de la retina del ojo responden bien a los nutrientes contenidos en este suplemento.

Cuando Jordan alababa las virtudes del aceite de hígado de bacalao rico en omega-3 durante nuestro noviazgo, yo misma leía algunos de esos estudios y deseaba tomarlo, pero me preocupaba el fuerte olor y el regusto a pescado que me dejaría. Afortunadamente, Jordan ha formulado su propio producto en forma líquida, con sabor a limón y menta; para los menos valientes, también lo hay en cápsulas. Durante mi embarazo tomé fielmente de dos a tres cucharadas diarias de aceite de hígado de bacalao rico en omega-3.

En la actualidad, Jordan y yo estamos convencidos de que nuestro hijo de dos años, Joshua, es «el niño más inteligente del mundo», aunque tuve que regañarlo por escribir con faltas de ortografía algunas palabras de su último ensayo investigativo en el preescolar. Por supuesto que bromeo, pero sí hablo en serio con relación a la importancia del aceite de hígado de bacalao con omega-3 para el desarrollo de mi hijo y la preservación de mi propia salud. David Horrobin, un doctor en medicina, educado en la universidad de Oxford, con un doctorado en neurociencias, y que dedicó buena parte de su vida a la investigación de los ácidos grasos esenciales, creía firmemente que si los padres deseaban prevenir los trastornos del aprendizaje en sus hijos, debían asegurarse de que tomaran un par de cucharaditas diarias de ese aceite prodigioso.

Mientras preparaba este capítulo consulté en Internet el estudio acerca de la inteligencia superior de los hijos cuando las madres toman durante el embarazo aceite de hígado de bacalao. Inicialmente fue publicado por la revista *Pediatrics* en enero del 2003. Quería saber si mi memoria no me traicionaba, y así fue. Científicos en Oslo, Noruega, realizaron un estudio con trescientas gestantes, que se extendió por cinco años. A la mitad se les dio a tomar suplementos de aceite de hígado de bacalao, mientras que las otras tomaban un suplemento de aceite de maíz, desde la semana dieciocho del embarazo hasta tres meses después del parto. Cuando los descendientes —ochenta y cuatro niños en total— cumplieron los cuatro años de edad, los investigadores realizaron varias evaluaciones de su inteligencia. Aquellos cuyas madres habían recibido el aceite de hígado de bacalao obtuvieron mejor puntuación en los exámenes cognitivos, o el equivalente a unos cuatro puntos más como promedio en su cociente de inteligencia. ¡Espero que Joshua apruebe esos exámenes SAT dentro de quince años!

*Si usted espera (o ya está amamantando) a un hijo…*
*Por la doctora en medicina Pancheta Wilson*
Si usted está encinta o amamantando a un niño, debe consultar con un médico, un nutricionista certificado o un dietista registrado antes de iniciar cualquier tipo de programa de suplementos. El valor nutricional de la dieta de una mujer embarazada es tan importante como su ingestión total de calorías. Durante la gestación, la necesidad de proteínas de una mujer es algo mayor de lo normal. Hable con su médico o nutricionista sobre la conveniencia de tomar suplementos de hierro, calcio, ácido fólico y vitamina D.

**Jordan:** la razón por la que el aceite de hígado de bacalao rico en omega-3 es un suplemento tan extraordinario es que contiene cuatro importantes nutrientes deficitarios en la mayoría de nosotros, incluyendo el ácido docosahexaenoico, o DHA, una clase de ácido graso que contiene omega-3.

(Otra excelente grasa poliinsaturada y de cadena larga, el ácido eicosapentaenoico, o EPA, está también presente en el aceite de hígado de bacalao.) Científicos noruegos teorizan que el DHA parece obrar un efecto positivo en los niños en desarrollo.

Yo insto a todas las mujeres a añadir a su régimen diario el aceite de hígado de bacalao rico en omega-3.

**Nicki:** También es importante que los niños tomen este suplemento. Al nuestro se lo damos a tomar añadiendo una cucharadita a una fórmula que Jordan creó especialmente para él. (Le presentaremos esta fórmula en un próximo libro de Jordan, *La receta del Gran Médico para la salud de los niños* que se publicará en inglés en enero del 2008.) Como disciplina, pienso que mi hijo será más inteligente con cada cucharadita. Pero sé que algunas madres podrían preguntarse: *¿Por qué no darles a los niños directamente pescado, en lugar de hacerles tomar aceite de hígado de bacalao rico en omega-3?*

**Jordan:** Comer pescado es una buena idea, pero a la mayoría de los niños no les gusta el sabor aceitoso de los pescados ricos en grasa como el salmón, que también tienen un alto contenido de omega-3. Pero aun si usted les incluye pescado en el menú familiar tres veces por semana, se estarían perdiendo los otros dos importantes nutrientes que se hallan en el aceite de hígado de bacalao.

Este aceite de pescado contiene más vitaminas A y D por unidad de peso que cualquier otro alimento común, dos nutrientes esenciales difíciles de obtener en la dieta moderna. La vitamina A es un importante nutrimento para los ojos y el sistema inmunológico debido a la forma en que impacta la integridad de la superficie de las mucosas del cuerpo, tales como las del tracto gastrointestinal y las de los pulmones. Cuando un virus de la gripe o un resfriado le pone a usted fuera de combate, el cuerpo «recolecta» toda la vitamina A que puede encontrar para combatir a los invasores. Esta es una razón más para absorber cucharaditas de aceite de hígado de bacalao rico en omega-3 durante la temporada de la influenza y el resfriado.

La vitamina D no es en realidad una vitamina, sino una hormona clave que el organismo requiere para regular la salud de treinta diferentes tejidos y órganos. La vitamina D contenida en el aceite de hígado de bacalao ayuda a formar huesos fuertes en los niños mientras crecen, y en el otro extremo del espectro de la vida, ayuda a prevenir la osteoporosis en los adultos. Richard Hobday, autor de *The Healing Sun* [El poder sanador del sol] señala que las mujeres empiezan a perder alrededor de 1% anual de su masa ósea entre los treinta y los treinta y cinco años. La pérdida de materia ósea se acelera después de la menopausia, debido a que los niveles de estrógeno declinan; todos conocemos la triste imagen de una mujer encorvada por su joroba.

Según los Institutos Nacionales de la Salud de EE.UU., una revisión de las mujeres con osteoporosis que fueron hospitalizadas por fracturas de la cadera arrojó que 50% mostraban señales de deficiencia de vitamina D.[11]

El doctor Hobday señala que según el criterio ortodoxo la osteoporosis es casi irreversible, y su tratamiento se dirige a prevenir una mayor pérdida de materia ósea, en lugar de reconstruir lo que queda del esqueleto.[12] Él no opina así, ni tampoco yo, pues ambos estamos convencidos de que la vitamina D presente en el aceite de hígado de bacalao es uno de los suplementos más importantes que puede tomar una mujer.

Existen crecientes evidencias de que la vitamina D ayuda a proteger contra los cánceres colorrectal, mamario y de los ovarios. El investigador Cedric Garland, doctor en salud pública de la Universidad de California, filial de San Diego, ha estado estudiando el impacto de la vitamina D en el cáncer desde los años 1980. El doctor Garland afirma que las evidencias aportadas por más de mil estudios sobre la relación entre la vitamina D y el cáncer sugieren que una deficiencia de esta vitamina es responsable de varios miles de muertes prematuras cada año debidas a cáncer del colon, de las mamas o de los ovarios.[13]

El doctor William B. Grant, que ha escrito o coescrito más de sesenta artículos en revistas que también leen sus colegas sobre la relación entre la vitamina D y ciertos riesgos de cáncer, afirma que si bien una dieta y ejercicios apropiados pueden reducir los riesgos de cáncer mamario, una forma adicional de atenuar la amenaza es tomar bastante vitamina D. «El riesgo de cáncer de las mamas puede reducirse a la mitad con niveles suficientemente altos de vitamina D», escribió el doctor Grant en la página web del Centro de Investigaciones de la Luz Solar, la Nutrición y la Salud (SUNARC) del cual es fundador.[14]

Aunque el aceite de hígado de bacalao no ha obtenido con los años el respeto que merece, creo que esa opinión está cambiando a medida que más mujeres se enteran de lo beneficioso que a largo plazo puede ser este suplemento nutricional para la salud. Le insto a que lo ensaye durante un mes. La Fundación Weston A. Price, que se creó basándose en los principios de Weston Price, un pionero de las ciencias de la nutrición describe al aceite de hígado de bacalao como «el superalimento número uno», un imperativo para las mujeres, especialmente las embarazadas.

## Probióticos

Una de las principales armas del arsenal de los médicos y pediatras es recetar antibióticos, los cuales matan las bacterias patógenas que invaden el cuerpo del paciente.

Desde su descubrimiento en los años 30 del siglo pasado, los antibióticos han curado en todo el mundo a millones de personas aquejadas de neumonía, tuberculosis y meningitis.

Como consecuencia, muchos padres creen que todas las bacterias son *dañinas* para la salud. De hecho, podría asegurar que cada vez que las personas escuchan la palabra *bacteria* en algún anuncio de televisión la escuchan asociada con el adjetivo *dañina*.

Un popular enjuague bucal asegura que su producto «mata por contacto las bacterias dañinas».

Sin embargo algunos tipos de bacterias no sólo son beneficiosas para el organismo sino que son *esenciales* para una buena salud. Sin el crecimiento de bacterias provechosas en el tracto digestivo, el cuerpo dejaría de funcionar adecuadamente. Cuando me diagnosticaron la enfermedad de Crohn, junto con un puñado de afecciones gastrointestinales y del sistema inmunológico, yo no estaba consciente de que el tracto gastrointestinal normal contiene cientos de diferentes especies de microorganismos *inofensivos*, y hasta beneficiosos, lo que también se conoce como flora intestinal. Los *prebióticos* son microbios vivos directamente alimentados o DFM, que promueven el cultivo de bacterias beneficiosas en los intestinos. A mi juicio, algunos de los microorganismos más importantes que el cuerpo debe recibir son las levaduras probióticas o «amistosas», tales como la *Saccharomyces boulardii* y los SBO, u organismos con base en los suelos, de la familia de los *bacillus*. Las levaduras probióticas y los SBO son estables a temperatura ambiente, lo que quiere decir que no necesitan refrigeración, a diferencia de la mayoría de los probióticos fabricados en Estados Unidos. Muchos antibióticos no los destruyen, por lo que pueden utilizarse aun durante una terapia con antibióticos.

Se ha comprobado que las levaduras probióticas promueven la salud del sistema inmunológico, la digestión y la eliminación de toxinas, y los SBO han demostrado tener un fuerte efecto antimicrobiano. Muy pocas compañías americanas fabricantes de suplementos nutricionales están utilizando estos efectivos microorganismos probióticos, pero usted puede encontrarlos en compañías que aparecen en la guía de recursos GPRx Resource Guide, en www.BiblicalHealthInstitute.com.

*El predominio del estrógeno*
*Por la doctora en medicina Pancheta Wilson*

Quizás usted nunca escuchó hablar del «predominio del estrógeno», término acuñado por el doctor en medicina John Lee, cuando publicó su libro What Your Doctor May Not Tell You About Menopause: The Breakthrough Book on Natural Progesterone [Lo que su médico no le dirá sobre la menopausia: Un libro revolucionario sobre la progesterona natural]. El predominio del estrógeno ocurre en la mujer cuando hay un desequilibrio entre el estrógeno y la progesterona. El estrógeno, un poderoso compuesto esteroide que funciona como la hormona sexual femenina principal, «domina» el organismo hasta el día en que ocurre la ovulación en el ciclo menstrual, por lo general el día número catorce. Luego la progesterona asume el liderazgo como hormona dominante del cuerpo hasta que comienza la menstruación, habitualmente el día número veintiocho.

Pero en cierto número de mujeres los folículos de los ovarios liberan demasiado estrógeno durante la primera parte del ciclo menstrual, lo que ocasiona un desequilibrio hormonal que puede desencadenar una amplia variedad de afecciones físicas, entre ellas, disfunción del colon, endometriosis, reproducción excesiva de la levadura *Candida albicans*, alergias, lupus, fibroides, jaquecas, insomnio, alteraciones del estado de ánimo y aventazón.

El doctor Lee afirma que el equilibrio hormonal de la mujer empieza a alterarse entre los treinta y cinco y cincuenta años de edad, los que se conocen como años *perimenopáusicos*. La capacidad de los folículos para madurar un óvulo y liberarlo comienza a fallar, como el motor de un automóvil que intenta arrancar en una mañana fría. «En ese periodo, los ovarios continúan produciendo estrógeno suficiente para una ovulación regular o irregular, creando lo que llamo "predominio del estrógeno"», escribe el doctor Lee.[15]

Él recomienda que las mujeres utilicen la crema de progesterona natural para eliminar los síntomas menopáusicos y equilibrar sus hormonas, así como también tomar más vitaminas, minerales, fibra y probióticos. Estoy totalmente de acuerdo.

## ALIMENTOS VERDES

**Nicki:** Jordan y yo tuvimos como novios una relación diferente. No salíamos a comer como es habitual en el cortejo de otras parejas, pues él estaba intentando perfeccionar en lo posible su alimentación: todo orgánico, en todo momento, ¿recuerda? Un restaurante romántico con luces suaves, un pulcro mantel blanco, una rosa en una jarra, una vela aromática y limitadas opciones «saludables» en el menú, tendrían que esperar. Apenas un año antes Jordan había estado gravemente enfermo y todavía transitaba por la senda de la recuperación.

Un par de meses después del episodio del ajo, fue a verme una noche. Traía con él una cajita.

—¿Qué es?

—Es una minilicuadora y un frasco con una mezcla de alimentos enteros y fibra —respondió Jordan—. Pensé que podríamos prepararnos una bebida verde.

Luego de verter en la licuadora unas onzas de jugo y agua, lo mezcló con el polvo, de un color verde parduzco.

—Pruébalo —me dijo, extendiéndome mi primera «bebida verde», de un verde tan oscuro como el césped recién cortado de la variedad Kentucky.

Bebí un sorbo. Por supuesto que no sabía como un batido de frutas y, *hmmm...*

pude degustar el bien definido sabor del... césped recién cortado.

Jordan leyó mis pensamientos:

—He estado experimentando con diferentes polvos —explicó—. Este contiene concentrados secos de jugo fermentado de espigas de trigo, avena, alfalfa y cebada.

Él trabajaba por entonces en un pequeño negocio de suplementos nutricionales, escribiendo materiales educativos, tomando pedidos telefónicos y formulando nuevos productos.

Los ojos de Jordan se iluminaban mientras hablaba del proceso de formulación, que comprendía investigar y desarrollar lo que llamaba «suplementos nutricionales de alimentos enteros». Probar los productos formaba parte importante del proceso de investigaciones y desarrollo, lo que explicaba su romance íntimo con el ajo.

Continué bebiendo aquel preparado color jade que había traído Jordan, hasta que me acostumbré al sabor «verde». Pero lo más importante es que tomaba algo muy saludable para mi cuerpo.

**Jordan:** Demasiadas personas, como la Nicki que conocí antes de casarnos, no se acostumbran nunca a comer verduras de hojas verdes, que están repletas de nutrientes tales como antioxidantes, minerales, ácido fólico y pigmentos como la clorofila, que previenen el daño que pueden infligir a las células sanas las moléculas inestables llamadas radicales libres. Melissa Diane Smith, nutricionista y autora de *Going Against the Grain: How Reducing and Avoiding Grains Can Revitalize Your*

*Health* [Contra el grano: Cómo puede el reducir y evitar los granos revitalizar su salud] decía que la mayoría de los estadounidenses ni siquiera se acercan a las recomendaciones dietéticas recientemente revisadas de comer entre cinco y nueve porciones de frutas y vegetales diarias.[16] Siendo alguien que presta mucha atención a lo que la gente come cuando me encuentro en un ambiente social, no podría estar más de acuerdo. Cuando tienen delante un bufé, la mayoría se acerca a las papas fritas y el aliño ranchero, cargados de grasas malsanas, y no a los tallos de brócoli o de apio. Se sirven abundante carne y papas, no berzas o acelgas.

Los alimentos verdes, también conocidos como «superalimentos verdes», son una categoría de suplementos nutricionales ricos en fitonutrientes, que se derivan de las verduras, las espigas de los cereales y las microalgas. Las verduras de hojas verde oscuro secas también contienen tanto calcio como la leche.[17] Los alimentos verdes son vitales en la nutrición de las mujeres debido a que son fuentes naturales de vitaminas, minerales, aminoácidos, enzimas, esteroles vegetales y otros elementos nutritivos. Si lee la etiqueta de algún buen alimento verde, comprobará que contiene ingredientes como alfalfa, tallos de cebada y de trigo, y las algas *chlorella* y *spirulina*.

La clorofila, pigmento abundante en las hojas de color verde oscuro, ha sido objeto de intensas investigaciones en torno a sus ventajas. La composición química de la clorofila se asemeja mucho a la de la hemoglobina, la parte de la sangre que transporta el oxígeno. Cuando una mujer no tiene suficiente hierro en su sangre, su conteo de hemoglobina desciende, lo que quiere decir que está anémica. Los alimentos verdes pueden elevar de nuevo el conteo.

Las investigaciones sugieren que la clorofila puede ser convertida en hemoglobina, con lo cual se aumentan los niveles de hierro y se incrementa el suministro de oxígeno a todas las partes del organismo.

Los alimentos verdes también contienen enzimas, además de la clorofila, y juntas ayudan a depurar el cuerpo de las toxinas acumuladas. Durante la menstruación, cuando se desprende el tejido esponjoso del útero, estos alimentos pueden ser especialmente útiles para reabastecer de nutrientes a las células de la sangre, los fluidos del cuerpo y el mucus. Y como muchas mujeres necesitan limpiar de toxinas sus cuerpos y mantener altos sus niveles de oxígeno en la sangre —pero no comen sus cinco a nueve porciones diarias de verduras y frutas— les recomiendo utilizar un suplemento de alimentos verdes y fibra.

**Nicki:** Aunque las primeras veces que Jordan me ofreció bebidas verdes casi tenía que apretarme la nariz para beberlas, actualmente son uno de mis suplementos favoritos, en especial mezcladas con jugos de vegetales. Algo que se nota en los primeros días de estar tomando un superalimento verde es que la excreción mejora notablemente. Muchos que sufren de estreñimiento ocasional pueden empezar a verlo como un mal recuerdo del pasado.

Me gusta tomar bebidas verdes en la mañana y en la noche, bien veinte minutos antes de cenar —lo cual me ayuda a no comer en demasía— o después de la cena y antes de acostarme.

## Suplementos de fibra de alimentos enteros

**Jordan:** Si usted come las cinco porciones requeridas de verduras diarias, tres tajadas de frutas crudas, tres porciones de granos germinados, un aguacate entero, una taza de legumbres y frijoles remojados, varias onzas de coco crudo, y alrededor de media libra de nueces y semillas, entonces no tiene que preocuparse de ingerir suficiente fibra. Pero no creo que pueda encontrarse en Estados Unidos una sola persona que siga fielmente esa dieta.

Aunque todos nos quedamos cortos en cuanto a la fibra que debemos comer para mantener una buena salud, es algo a lo que deberíamos prestar atención. La fibra es crucial porque mantiene una evacuación regular, lo cual es importante en la mujer. Cuando hago el recuento de cómo superé mis horribles problemas digestivos —desde penosos cólicos hasta diarreas e incesante acidez— causados por la enfermedad de Crohn, es habitual que se me acerquen muchas mujeres para contarme sus problemas digestivos. Muchas describen episodios de terribles cólicos abdominales, una espantosa aventazón, estreñimiento recurrente y punzadas como puñales en el intestino, los síntomas clásicos del Síndrome de Irritabilidad del Colon (IBS), que no es en sí una enfermedad sino un penoso trastorno funcional digestivo capaz de desestabilizarnos, en el cual las contracciones musculares del tracto digestivo se hacen irregulares y mal coordinadas.

De los 30 millones de estadounidenses —o 10% de la población del país— aquejados por alguna forma de afección intestinal, las mujeres superan a los hombres por un margen de dos a uno. Ellas lo sufren en silencio por dos razones (1) no están conscientes del impacto real de este trastorno, y (2) no saben qué pueden hacer para mejorar su condición. La mayoría de las mujeres, aun si no sufren de IBS, han experimentado algunas molestias digestivas, incluyendo aventazón después de las comidas y estreñimiento ocasional. (Para quienes sufren del Síndrome de Irritabilidad del Colon he escrito especialmente un libro titulado *La receta del Gran Médico para el síndrome de irritabilidad intestinal.* Se lo recomiendo si el estreñimiento, la diarrea o problemas de irritabilidad intestinal están dominando su vida.)

El comer alimentos ricos en fibra puede poner a una mujer en el camino de la regularidad excretora. He aquí el porqué: la fibra consiste en residuos indigeribles de células vegetales que se encuentran en las frutas, granos enteros, nueces, semillas y frijoles. Los alimentos ricos en fibra tardan más en descomponerse y son parcialmente indigeribles, lo cual significa que a medida que esos alimentos circulan por el tracto digestivo, absorben agua e incrementan la eliminación de materia fecal en el intestino grueso.

Encontramos buenas fuentes de fibra en las bayas, frutas de cáscara comestible (manzanas, peras y uvas), los cítricos, granos enteros sin gluten (quinoa, millo, amaranto y alforfón), guisantes verdes, zanahoria, pepino, calabacín verde y tomate. Las verduras de hojas verde oscuro como la lechuga romana y la espinaca también son ricas en fibra.

Comer alimentos con alto contenido de fibra y bajo de fécula mejorará inmediatamente su digestión y puede reducir el colesterol y los triglicéridos en la sangre, pero como dije anteriormente, en la actualidad es prácticamente imposible comer suficiente fibra.

Un suplemento de fibra de alimentos enteros puede suministrar a su organismo la fibra dietética que necesita para mantener en movimiento la digestión. Creo que el mejor suplemento de fibra para la mujer es uno que contenga gran cantidad de semillas de linaza y betaglucanos de fibra soluble de avena. Estos dos ingredientes son excelentes para promover la salud de las mamas, las hormonas y el nivel de azúcar en la sangre. La fibra dietética se ingiere mejor en forma de polvo y en combinación con algún superalimento verde.

Puede encontrar más información acerca de una combinación de fibra y alimentos verdes excelente para el uso cotidiano en la guía de recursos GPRx Resource Guide en www.BiblicalHealthInstitute.com.

## Las semillas de linaza y la salud de las mamas
### Por Jordan Rubin

Las semillas de linaza constituyen otra fuente de fibra que puede ser de interés para las mujeres. En las semillas de linaza orgánica molidas hay una gran abundancia de ácido alfalinoléico, ácido graso con alto contenido de omega-3, así como de ácido linoléico, otro ácido graso que contiene omega-6; ambos son conocidos como «ácidos grasos esenciales» o EFA por sus siglas en inglés. El organismo necesita de los EFA para fabricar y reparar las membranas celulares, capacitar a las células para expulsar productos tóxicos de desecho y regular las funciones del cuerpo, tales como el ritmo cardiaco, la tensión arterial, la fecundidad y la concepción.

Los ácidos grasos esenciales dietéticos comunes en el aceite de linaza son convertidos en sustancias similares a las hormonas, a las que se conoce como *prostaglandinas*, dice Jade Beutler, coautora de *Understanding Fats and Oils: Your Guide to Healing with Essential Fatty Acids* [Para entender las grasas y aceites: Su guía para la curación con ácidos grasos esenciales] .[18]

Estas prostaglandinas regulan una serie de funciones corporales, incluyendo la retención de líquidos, la capacidad de coagulación, la transmisión de impulsos nerviosos y la inflamación e hinchazón.

Las vainas de las semillas de linaza contienen lignanos, que son ricos en fitoestrógenos (sustancias de origen vegetal similares al estrógeno) y reducen el exceso de estrógeno al acoplarse a los puntos receptores en el tejido mamario. Esto es importante debido a que toda una vida de exposición al estrógeno es un bien conocido factor de riesgo para contraer cáncer de las mamas. En un organismo sano, las células se dividen a un ritmo controlado a fin de crecer y reparar los tejidos dañados, así como reemplazar a las que van muriendo. El cuerpo reconoce rápidamente cualquier célula anormal y la elimina antes de que pueda causar daños. Las células se están dividiendo y creciendo constantemente; esta constante actividad nos mantiene sanos. Pero cuando el organismo no es capaz de vigilar el crecimiento de células anormales, estas células «malignas» continúan multiplicándose hasta que surge lentamente una masa irregular de tejido denominada tumor.[19]

Cuando ingerimos lignanos, en cambio, estos funcionan en armonía con el estrógeno y los receptores de estrógeno para volver a equilibrar el cuerpo y para enfrentar cualesquiera formas excesivas o «malignas» de dicha hormonas que puedan afectar adversamente la salud de los senos. (Si no se vigila, el estrógeno puede resultar en una rápida multiplicación de células mamarias, lo cual puede conducir al crecimiento de tumores.)

Aunque en razón de la preferencia de nuestra civilización por alimentos refinados, procesados y duraderos resulta más difícil consumir lignanos, las semillas de linaza están disponibles como tales y en forma de harina, y constituyen un ingrediente clave de la mezcla de fibra de alimentos enteros cuyo consumo diario recomiendo a las mujeres. También puede encontrar aceite de linaza rico en lignanos en la sección de artículos refrigerados de su tienda local de productos para la salud. Le recomiendo mezclar este aceite con su aliño para ensaladas o como ingrediente de un batido de frutas, bebidas verdes, o incluso con requesón.

La doctora Johanna Budwig, una bioquímica alemana, llamó por primera vez la atención sobre el aceite de linaza como tratamiento contra el cáncer en los años 50 del siglo pasado, cuando sugirió mezclar este aceite con requesón. Ella aducía que las grasas insaturadas y ricas en omega-3 del aceite de linaza, combinadas con las proteínas sulfurosas del requesón, ofrecían a las células del cuerpo la energía vital necesaria para luchar contra el cáncer.[20]

La Sociedad Americana del Cáncer señala que la mayor parte de las evidencias de un efecto anticanceroso en las semillas y el aceite de linaza se han registrado en investigaciones con animales de laboratorio o células cultivadas en ese ambiente. «En un estudio con un cultivo, los lignanos de las semillas de linaza redujeron la naturaleza pegajosa, y el movimiento, de células de cáncer mamario… y los investigadores también descubrieron que un suplemento dietético que contenía semillas de linaza redujo en los ratones la formación, crecimiento o diseminación de cánceres de la próstata, las mamas y la piel», se dice en la página web de la sociedad.[21]

## Calcio

**Jordan:** La osteoporosis es una temida condición común en las mujeres posmenopáusicas, aunque los hombres pueden también sufrir pérdida ósea. Lo que sucede es que con la edad, la renovación de las estructuras de los huesos se vuelve más lenta, lo que hace que estos pierdan densidad y se vuelvan más porosos y frágiles, creando la condición llamada osteoporosis.

El término *osteoporosis* significa literalmente hueso poroso, pero los médicos le llaman el «ladrón silencioso», debido a que se trata de una insidiosa condición que va drenando la masa ósea tan lentamente, a lo largo de tantos años, que muchas mujeres no son conscientes de que sus huesos se han debilitado tanto hasta que adquieren un pronunciado encorvamiento en su postura, o se fracturan la cadera en una caída. La osteoporosis resulta en 1.5 millones de fracturas anuales, principalmente de la cadera, la columna vertebral y la muñeca, según datos de los Institutos Nacionales de la Salud de Estados Unidos. Esta condición aflige a 25 millones de estadounidenses, de los cuales 80% son mujeres de la tercera edad. Una de cada tres mujeres de más de cincuenta años sufrirá una fractura vertebral debida a la fragilidad de sus huesos.[22] Perder estatura es también una señal reveladora de osteoporosis.

Una serie de factores intervienen en el desarrollo de la osteoporosis: estilo de vida sedentario, uso prolongado de ciertos medicamentos, y deficiencias de minerales y hormonas. No existe una cura conocida para esta condición, lo que destaca la importancia de tomar medidas preventivas para mantener —o al menos dilatar— la pérdida ósea. La nutrición, así como la práctica regular de ejercicios, son esenciales. Los alimentos ricos en calcio, magnesio y sílice son necesarios para mantener huesos fuertes. Buenas fuentes dietéticas de estos minerales son los vegetales de hojas verdes —también disponibles como suplementos de alimentos verdes— los productos lácteos fermentados, semillas de ajonjolí, almendras, sardinas enlatadas y salmón.

El permanecer físicamente activo ayuda a mantener la densidad ósea. Caminar, una forma suave de ejercicio que implica llevar un peso, deposita más minerales en los huesos, especialmente en el importante soporte esquelético que constituyen las piernas, las caderas y la columna vertebral. La falta de ejercicio, en cambio, acelera desafortunadamente la pérdida de masa ósea.

En lo referente a los suplementos y la osteoporosis, la mayoría conoce la importancia del calcio. Todos los estudios que he visto a través de los años subrayan la importancia del calcio para la salud de los huesos, incluyendo uno publicado por la revista médica *New England Journal of Medicine* que indicaba que tomar suplementos de calcio y vitamina D tiende a mejorar la densidad ósea y a mantener huesos y dientes sanos.[23]

Desde hace mucho considero el calcio un ingrediente «esencial», pues no es producido naturalmente por el cuerpo y debe adquirirse a través de la dieta o de suplementos (otra razón para comer los alimentos que Dios creó, en una forma sana para el cuerpo). Los huesos son el almacén de calcio del cuerpo: si usted no obtiene suficiente calcio de lo que come o de los suplementos que toma, su cuerpo lo irá tomando de sus huesos.

En mi forma de concebir la medicina siempre he sido un poco alternativa. Por supuesto que escuché el consejo de los oncólogos tradicionales, pero también quería probar todo lo que pudiera para fortalecer mi cuerpo y mi sistema inmunológico. Mientras leía el libro de Jordan, me di cuenta de que era normal que mi sistema inmunológico no estuviera funcionando en forma óptima. No me había estado ocupando de él.

Así que hice algunos cambios. Comencé de inmediato a tomar suplementos nutricionales de alimentos enteros. Tal vez en un mundo perfecto, donde los suelos estén repletos de nutrientes, no necesitaríamos suplementos. Pero no es en este donde vivimos, y por tanto los necesitamos. Empecé también a tomar enzimas y probióticos con microorganismos basados en los suelos (SBO). Incrementé significativamente mi ingestión de alimentos verdes y añadí a mi dieta una bebida de superalimentos verdes. Aumenté asimismo la cantidad de agua que bebía. ¡Mi sistema digestivo nunca había funcionado mejor!

Otra cosa que hice fue empezar a comprar carnes y vegetales orgánicos: a nadie le hacen falta pesticidas en su sistema digestivo. ¡Y suprimí la carne de cerdo y los mariscos! Si son los recolectores de toda la basura de este mundo, ¿por qué querría yo comer su carne?

Entonces todo empezó a cobrar sentido para mí. Dios había diseñado mi cuerpo para que fuera fuerte y sano, y me había dado un plan para hacer que sucediera.

Un mes más tarde me sometí a una cirugía y a siete semanas de radioterapia. Durante todo ese tiempo me mantuve apegada a la receta del Gran Médico, y las radiaciones me causaron muy pocos efectos colaterales. De hecho, cuando el tratamiento concluyó, mi médico me miró y me preguntó: «¿Ya te dimos radiaciones?»

«Sí, doctor», respondí sonriendo. Ahora me siento mejor que nunca en mi vida, y eso no está mal para alguien que se está acercando a la marca de los 50. No sólo voy a continuar con este plan, sino que les diré a todas las personas que conozco que cuando necesiten afinar su salud deben conseguirse la receta del Gran Médico.

Holly Wagner y su esposo, Philip, son pastores del Oasis Christian Center en Los Ángeles. Ella es la autora de *When It Pours, He Reigns* y *God Chicks: Living Life as a 21st Century Woman*.

# ℞ LA RECETA DEL GRAN MÉDICO PARA LA SALUD DE LA MUJER: COMPLEMENTE SU DIETA

- *Tome con cada comida una multivitamina viva de alimentos enteros.*

- *Consuma en la mañana y en la noche una mezcla de fibra y alimentos verdes con semillas de linaza y betaglucanos de fibra soluble de avena.*

- *Tome a diario con la cena de una a tres cucharaditas, o de tres a nueve cápsulas, de aceite de hígado de bacalao rico en omega-3.*

- *Si quiere que su digestión mejore, tome con cada comida una mezcla de enzimas y probióticos.*

- *Tome con cada comida una mezcla de calcio y magnesio basada en alimentos enteros para mantener la salud de los huesos, especialmente al llegar a la tercera edad cuando es mayor el riesgo de osteoporosis.*

La receta del Gran Médico para la salud de la mujer: Semana # 2

Recuerde visitar www.BiblicalHealthInstitute.com y haga clic en la guía de recursos GPRx Resource Guide para aprender más sobre los alimentos y suplementos nutricionales recomendados en el plan de siete semanas para el bienestar de La receta del Gran Médico.

## Día 8

*Observe que algunos platos en los planes de comidas siguientes están en cursivas. Puede encontrar estas —y más de 250 otras— recetas deliciosas y saludables en www.Biblical-HealthInstitute.com.*

*Al levantarse*

Beba de 12 a 16 onzas de agua.

*Desayuno*

Durante el desayuno, beba 8 onzas de agua.

dos huevos (ricos en omega-3 u orgánicos, preparados a su gusto)

un pedazo de fruta (bayas, duraznos o piña, etc.)

un pedazo de tostada de trigo integral germinada, o de masa agria, con mantequilla

té caliente con miel de abejas

*Suplementos:* Tome dos cápsulas de multivitaminas de alimentos enteros.

*Entre el desayuno y el almuerzo*

Beba 12 onzas de agua.

*Almuerzo*

Durante el almuerzo, beba 8 onzas de agua.

ensalada de verduras con 3 onzas de pollo a la parrilla y zanahoria, cebolla morada, pepino y pimientos amarillos

aliño para ensaladas saludable con 1 cucharada de aceite de oliva extra virgen o aceite de linaza rico en lignano

un pedazo de fruta

*Suplementos:* Tome dos cápsulas de multivitaminas de alimentos enteros.

*Entre el almuerzo y la cena*

Beba 12 onzas de agua.

*Cena*

Durante la cena, beba 8 onzas de agua.

*Pollo con limón y ajo.*

patatas rojas al horno

brócoli al vapor

*Suplementos:* Tome dos cápsulas de multivitaminas de alimentos enteros.

*Refrigerio/Postre*

barra de alimentos enteros de manzana y canela (con betaglucanos de fibra soluble de avena) requesón, frutas y miel de abejas

## DÍA 9

*Observe que algunos platos en los planes de comidas siguientes están en cursivas. Puede encontrar estas —y más de 250 otras— recetas deliciosas y saludables en www.Biblical-HealthInstitute.com.*

### Al levantarse

Beba de 12 a 16 onzas de agua.

*Suplementos:* Tome una porción combinada de fibra y superalimentos verdes que contenga semillas de linaza molidas, mezclada con 12 a 16 onzas de agua o jugo de vegetales crudo.

### Desayuno

Durante el desayuno, beba 8 onzas de agua.

Para preparar un saludable batido de frutas, mezcle en una licuadora lo siguiente:

8 onzas de leche entera, yogur o kéfir

1 cucharada de miel de abejas

1/2 taza de frutas frescas o congeladas (bananas, duraznos, bayas, piña, etc.)

1 cucharadita de aceite de linaza rico en lignano

1 porción de polvo proteínico (opcional)

*Suplementos:* Tome dos cápsulas de multivitaminas de alimentos enteros.

### Entre el desayuno y el almuerzo

Beba 12 onzas de agua.

### Almuerzo

Durante el almuerzo, beba 8 onzas de agua.

atún bajo en mercurio y rico en omega-3 sobre un pan integral germinado y sin levadura, con lechuga, tomate y brotes tiernos

un pedazo de fruta

*Suplementos:* Tome dos cápsulas de multivitaminas de alimentos enteros.

### Entre el almuerzo y la cena

Beba 12 onzas de agua.

### Cena

Durante la cena, beba 8 onzas de agua.

pescado de su elección

batata con mantequilla

vegetales salteados (cebolla, champiñones y pimientos)

*Suplementos:* Tome dos cápsulas de multivitaminas de alimentos enteros.

### Refrigerio/Postre

polvo de alimentos enteros en sustitución de una comida (con betaglucanos de fibra soluble de avena) mezclada con 12 onzas de agua

requesón, miel de abejas y bayas

### Antes de acostarse

*Suplementos*: Tome una porción combinada de fibra y superalimentos verdes que contenga semillas de linaza molidas, mezclada con 12 a 16 onzas de agua o jugo de vegetales crudo.

### Día 10

*Observe que algunos platos en los planes de comidas siguientes están en cursivas. Puede encontrar estas —y más de 250 otras— recetas deliciosas y saludables en www.Biblical-HealthInstitute.com.*

### Al levantarse

Beba de 12 a 16 onzas de agua.

*Suplementos*: Tome una porción combinada de fibra y superalimentos verdes que contenga semillas de linaza molidas, mezclada con 12 a 16 onzas de agua o jugo de vegetales crudo.

### Desayuno

Durante el desayuno, beba 8 onzas de agua.

*Avena Easy Oatmeal*

huevos fritos

té caliente con miel de abejas

*Suplementos:* Tome dos cápsulas de multivitaminas de alimentos enteros

### Entre el desayuno y el almuerzo

Beba 12 onzas de agua.

### Almuerzo

Durante el almuerzo, beba 8 onzas de agua.

aliño para ensaladas saludable con 1 cucharada de aceite de oliva extra virgen o aceite de linaza rico en lignano

un pedazo de fruta

*Suplementos:* Tome dos cápsulas de multivitaminas de alimentos enteros.

### Entre el almuerzo y la cena

Beba 12 onzas de agua.

### Cena

Durante la cena, beba 8 onzas de agua.

*Fajitas de pollo*

ensalada de verduras con pimientos rojos o amarillos, cebolla morada, col verde o morada, apio, pepino y zanahoria

aliño para ensaladas saludable con 1 cucharada de aceite de oliva extra virgen o aceite de linaza rico en lignano

*Suplementos:* Tome dos cápsulas de multivitaminas de alimentos enteros.

### Refrigerio/Postre

barra de alimentos enteros de bayas antioxidantes (con betaglucanos de fibra soluble de avena)

manzana y mantequilla de almendras o ajonjolí (tahini)

### Antes de acostarse

*Suplementos*: Tome una porción combinada de fibra y superalimentos verdes que contenga semillas de linaza molidas, mezclada con 12 a 16 onzas de agua o jugo de vegetales crudo.

## Día 11

*Observe que algunos platos en los planes de comidas siguientes están en cursivas. Puede encontrar estas —y más de 250 otras— recetas deliciosas y saludables en www.Biblical-HealthInstitute.com.*

### Al levantarse

*Suplementos*: Tome una porción combinada de fibra y superalimentos verdes que contenga semillas de linaza molidas, mezclada con 12 a 16 onzas de agua o jugo de vegetales crudo.

### Desayuno

Durante el desayuno, beba 8 onzas de agua.

Para preparar un saludable batido de frutas, mezcle en una licuadora lo siguiente:

8 onzas de leche entera, yogur o kéfir

1 cucharada de miel de abejas

1/2 taza de frutas frescas o congeladas (bananas, duraznos, bayas, piña, etc.)

1 cucharadita de aceite de linaza rico en lignano

1 porción de polvo proteínico (opcional)

*Suplementos:* Tome dos cápsulas de multivitaminas de alimentos enteros, una cápsula de aceite de hígado de bacalao rico en omega-3.

### Entre el desayuno y el almuerzo

Beba 12 onzas de agua.

### Almuerzo

Durante el almuerzo, beba 8 onzas de agua.

pavo sobre pan integral germinado y sin levadura, con lechuga, tomate y brotes tiernos

un pedazo de fruta

*Suplementos:* Tome dos cápsulas de multivitaminas de alimentos enteros, una cápsula de aceite de hígado de bacalao rico en omega-3.

### Entre el almuerzo y la cena

Beba 12 onzas de agua.

### Cena

Durante la cena, beba 8 onzas de agua.

pollo al estilo de su elección

habichuelas verdes

*Suplementos:* Tome dos cápsulas de multivitaminas de alimentos enteros, una cápsula de aceite de hígado de bacalao rico en omega-3.

### Refrigerio/Postre

polvo de alimentos enteros en sustitución de una comida (con betaglucanos de fibra soluble de avena) mezclada con 12 onzas de agua

galletas de linaza, trigo integral o tortillas de maíz tostadas con salsa, hummus o guacamole

### Antes de acostarse

*Suplementos*: Tome una porción combinada de fibra y superalimentos verdes que contenga semillas de linaza molidas, mezclada con 12 a 16 onzas de agua o jugo de vegetales crudo.

## Día 12

*Observe que algunos platos en los planes de comidas siguientes están en cursivas. Puede encontrar estas —y más de 250 otras— recetas deliciosas y saludables en www.Biblical-HealthInstitute.com.*

### Al levantarse

*Suplementos*: Tome una porción combinada de fibra y superalimentos verdes que contenga semillas de linaza molidas, mezclada con 12 a 16 onzas de agua o jugo de vegetales crudo.

Beba de 12 a 16 onzas de agua.

### Desayuno

No desayune (día de ayuno parcial).

Beba 12 onzas de agua.

### Entre el desayuno y el almuerzo

Beba 12 onzas de agua.

### Almuerzo

No almuerce (día de ayuno parcial).

Beba 12 onzas de agua.

### Entre el almuerzo y la cena

Beba 12 onzas de agua.

### Cena

Durante la cena, beba 8 onzas de agua.

*Sopa de pollo*

salmón de lo alto al horno

vegetales cultivados

habichuelas verdes al vapor

ensalada de verduras con pimientos rojos o amarillos, cebolla morada, col verde o morada, apio, pepino y zanahoria

aliño para ensaladas saludable con 1 cucharada de aceite de oliva extra virgen o aceite de linaza rico en lignano

*Suplementos:* Tome dos cápsulas de multivitaminas de alimentos enteros, una cápsula de aceite de hígado de bacalao rico en omega-3, y dos cápsulas de una mezcla de calcio y magnesio basada en alimentos enteros.

### Refrigerio/Postre

ninguno (día de ayuno parcial)

### Antes de acostarse

*Suplementos*: Tome una porción combinada de fibra y superalimentos verdes que contenga semillas de linaza molidas, mezclada con 12 a 16 onzas de agua o jugo de vegetales crudo.

### Día 13

*Observe que algunos platos en los planes de comidas siguientes están en cursivas. Puede encontrar estas —y más de 250 otras— recetas deliciosas y saludables en www.Biblical-HealthInstitute.com.*

### Al levantarse

*Suplementos*: Tome una porción combinada de fibra y superalimentos verdes que contenga semillas de linaza molidas, mezclada con 12 a 16 onzas de agua o jugo de vegetales crudo.

### Desayuno

Durante el desayuno, beba 8 onzas de agua.

café orgánico molido con crema y miel de abejas orgánicas

un panqueque de granos integrales con jarabe de arce y mantequilla

4 onzas de yogur de leche entera con bayas y miel de abejas, y media cucharadita de aceite de linaza rico en lignano (opcional)

*Suplementos:* Tome dos cápsulas de multivitaminas de alimentos enteros, una cápsula de aceite de hígado de bacalao rico en omega-3, y dos cápsulas de una mezcla de calcio y magnesio basada en alimentos enteros.

### Entre el desayuno y el almuerzo

Beba 12 onzas de agua.

### Almuerzo

Durante el almuerzo, beba 8 onzas de agua.

ensalada de verduras con queso crudo, aguacate, nueces, aceitunas, zanahoria, cebolla morada, pepino y pimientos amarillos

aliño para ensaladas saludable con 1 cucharada de aceite de oliva extra virgen o aceite de linaza rico en lignano

un pedazo de fruta

*Suplementos:* Tome dos cápsulas de multivitaminas de alimentos enteros, una cápsula de aceite de hígado de bacalao rico en omega-3, y dos cápsulas de una mezcla de calcio y magnesio basada en alimentos enteros.

### Entre el almuerzo y la cena

Beba 12 onzas de agua.

### Cena

Durante la cena, beba 8 onzas de agua.

*Sopa de ajo*

*Espagueti con salsa de carne*

pasta cabello de ángel a base de escanda

brócoli al vapor

*Suplementos:* Tome dos cápsulas de multivitaminas de alimentos enteros, una cápsula de aceite de hígado de bacalao rico en omega-3, y dos cápsulas de una mezcla de calcio y magnesio basada en alimentos enteros.

### Refrigerio/Postre

barra de superalimentos verdes enteros (con betaglucanos de fibra soluble de avena) nueces y semillas deshidratadas, remojadas y germinadas

### Antes de acostarse

*Suplementos*: Tome una porción combinada de fibra y superalimentos verdes que contenga semillas de linaza molidas, mezclada con 12 a 16 onzas de agua o jugo de vegetales crudo.

## Día 14

*Observe que algunos platos en los planes de comidas siguientes están en cursivas. Puede encontrar estas —y más de 250 otras— recetas deliciosas y saludables en www.Biblical-HealthInstitute.com.*

### Al levantarse

*Suplementos*: Tome una porción combinada de fibra y superalimentos verdes que contenga semillas de linaza molidas, mezclada con 12 a 16 onzas de agua o jugo de vegetales crudo

Beba de 12 a 16 onzas de agua.

### Desayuno

Durante el desayuno, beba 8 onzas de agua.

tortilla con dos huevos, aguacate, queso, tomate, cebolla y pimienta

*Vegetales salteados.*

té caliente con miel de abejas

*Suplementos:* Tome dos cápsulas de multivitaminas de alimentos enteros, una cápsula de aceite de hígado de bacalao rico en omega-3, y dos cápsulas de una mezcla de calcio y magnesio basada en alimentos enteros.

### Entre el desayuno y el almuerzo

Beba 12 onzas de agua.

### Almuerzo

Durante el almuerzo, beba 8 onzas de agua.

mantequilla de almendras o jalea de frutas sobre pan de granos integrales germinado o sin levadura

un pedazo de fruta

*Suplementos:* Tome dos cápsulas de multivitaminas de alimentos enteros, una cápsula de aceite de hígado de bacalao rico en omega-3, y dos cápsulas de una mezcla de calcio y magnesio basada en alimentos enteros.

### Entre el almuerzo y la cena

Beba 12 onzas de agua.

### Cena

Durante la cena, beba 8 onzas de agua.

carne de res al estilo de su elección

cebollas, champiñones y pimientos asados

ensalada de verduras con pimientos rojos o amarillos zanahoria, cebolla morada, col verde o morada, apio pepino y zanahoria

aliño para ensaladas saludable con 1 cucharada de aceite de oliva extra virgen o aceite de linaza rico en lignano

*Suplementos:* Tome dos cápsulas de multivitaminas de alimentos enteros, una cápsula de aceite de hígado de bacalao rico en omega-3, y dos cápsulas de una mezcla de calcio y magnesio basada en alimentos enteros.

### Refrigerio/Postre

polvo de alimentos enteros en sustitución de una comida (con betaglucanos de fibra soluble de avena) mezclada con 12 onzas de agua

*Pan de banana.*

### Antes de acostarse

*Suplementos*: Tome una porción combinada de fibra y superalimentos verdes que contenga semillas de linaza molidas, mezclada con 12 a 16 onzas de agua o jugo de vegetales crudo.

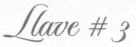

# Llave # 3

## Practique una higiene avanzada

**Nicki:** Me gusta el salmo 127.3: «He aquí, herencia de Jehová son los hijos; cosa de estima el fruto del vientre». Como madre joven, he llegado a apreciar ese versículo, pero me estremece pensar en los millones de mujeres embarazadas que siglos atrás se aproximaban al parto con cierto temor y ansiedad. En el siglo XVIII, las probabilidades de que un parto acabara con la muerte de la madre —debido a una infección, hemorragia, convulsiones o deshidratación— oscilaban entre 1 y 1,5%. Puede que no parezca un porcentaje elevado, pero como una madre típica daba a luz entre cinco y ocho hijos, sus probabilidades de morir durante el parto en su vida fértil era de uno en ocho casos. Para decirlo de otra manera, si una madre en la época de George Washington hubiese tenido ocho amigas, no le habría turbado demasiado saber que una de ellas había muerto en el parto de uno de sus hijos. No en balde las mujeres del Siglo de las Luces solían referirse al hecho de traer un hijo al mundo como «la espantosa operación», «la peor de las miserias humanas» o «esa maldita hora que espero con espanto».[1]

Esta horripilante situación de la maternidad no mejoró hasta que un joven médico en Viena, Austria, desafió el pensamiento médico convencional en lo relativo a la higiene y el proceso del parto. Su nombre era Ignaz Semmelweis, nacido en Hungría en 1818, como el quinto vástago de un próspero comerciante alemán.

Poco antes de cumplir los veinte años, Ignaz viajó a Viena para estudiar derecho, pero una vez en la escuela, se sintió más atraído por la medicina. Durante los siguientes siete años se consagró a estudiar, y completó su tesis o disertación final para graduarse de médico en 1844. Solicitó una vacante en el Hospital General de Viena, sede de la más grande clínica de maternidad del mundo, a fin de poder aprender con el profesor Johann Klein, una reconocida autoridad en el campo de las fiebres puerperales, conocidas también entonces como «fiebres del parto».

Aunque la mayoría de las mujeres todavía daban a luz en sus hogares, un número creciente buscaba atención médica para sus «embarazos problemáticos». El problema consistía en mantener vivos a madre e hijo *después* del alumbramiento. Las tasas de mortalidad eran diez y hasta veinte veces más elevadas en las salas de maternidad que en los partos domésticos. Los médicos se rascaban la cabeza y culpaban por estos altos índices a las condiciones de hacinamiento o la mala ventilación.

Antes de que el doctor Semmelweis cumpliera su primer año en el Hospital General de Viena, un amigo suyo, el doctor Jakob Kolletschka, se cortó un dedo con un bisturí. La herida se infectó, y en cuestión de días el doctor Kolletschka falleció, tras experimentar síntomas muy similares a los de la fiebre puerperal.

El doctor Semmelweis se preguntó cómo habría podido morir su buen amigo de una fiebre puerperal. ¿En una clínica de maternidad? Eso no era lógico en un hospital que gozaba de reputación internacional por traer bebés al mundo, así que el doctor Semmelweis inició una investigación. La primera clínica, donde los médicos atendían a madres de clase alta, tenía un dudoso récord: 13% de las mujeres o sus bebés no sobrevivían al parto. En la segunda clínica, una instalación de segunda categoría, donde las mujeres de parto eran atendidas por comadronas, la tasa de mortalidad era de sólo dos por ciento.

El doctor Semmelweis observó que los médicos salían del cuarto de disección y se encaminaban directamente a la sala de partos, con la sangre de los cadáveres prácticamente goteando de sus manos. Basándose únicamente en un presentimiento —el médico escocés Joseph Lister tardaría dieciocho años más en descubrir cómo destruir los gérmenes mediante el calor y los antisépticos— el doctor Semmelweis estableció una nueva política: en adelante, los médicos tendrían que lavarse las manos con agua clorada después de trabajar con cadáveres. En cuestión de un mes, la tasa de mortalidad a consecuencia de fiebres puerperales había descendido de 13 a 2%. ¡Qué asombroso descubrimiento! ¿O sería pura coincidencia? Cuando la noticia del hallazgo del doctor Semmelweis empezó a circular, este se encontró atrapado en un problema político. Su jefe, el doctor Klein, un alemán, sintió que un joven novato —¡nada menos que un húngaro!— le estaba haciendo quedar mal, y tomó represalias, bloqueando su promoción. La comunidad médica empezó a ver al doctor Semmelweis como un advenedizo. Humillado, el joven médico se mudó a Budapest, en su natal Hungría, donde aceptó un puesto en un hospital mucho más primitivo. Allí, volvió a instituir la política de que los médicos tendrían que lavarse las manos con una solución clorada antes de atender un parto. La clínica de maternidad vio declinar su tasa de mortalidad hasta 1%.

El doctor Semmelweis escribió entonces un libro sobre su descubrimiento. Después de su publicación en 1861, la comunidad médica reaccionó atacando a Semmelweis, que replicó escribiendo varias cartas críticas con las que quemaría las naves en sus relaciones con la poderosa comunidad médica vienesa. Amargado por la falta de reconocimiento y perseguido por su convicción de que no se equivocaba, el doctor Semmelweis sufrió un ataque nervioso. Su familia le internó en un asilo privado de Viena.

Murió dos semanas después en misteriosas circunstancias, a la edad de cuarenta y siete años. La versión más difundida cuenta que Semmelweis fue golpeado salvajemente por miembros del personal del asilo después que él les atacara. Pero persiste una leyenda —y aquí viene lo interesante— según la cual el galeno desquiciado se cortó el dedo y murió de la misma infección puerperal que mató a su amigo, el doctor Kolletschka, y a miles de jóvenes madres y sus hijos poco después del parto. Una ironía digna de una tragedia griega.

El doctor Semmelweis se adelantó a su tiempo, pero sus descubrimientos condujeron a avances en materia de higiene de los cuales todos nos beneficiamos hoy. Actualmente, nos parece cuestión de rutina que nuestros dentistas y médicos de familia se laven las manos antes de tratarnos. Se han habituado a lavarse minuciosamente las manos y los antebrazos a fin de eliminar de su piel microorganismos infecciosos.

Cada vez que entro en un baño público y me encuentro con alguien que sale del inodoro y se marcha sin lavarse las manos, pienso en el doctor Semmelweis. Es una desagradable y frecuente manera de transmitir gérmenes a un público no avisado, del que usted y yo formamos parte. Aunque pocas cosas son tan elementales en la experiencia humana como ir al baño, cuando usted termina de hacer sus necesidades debe lavarse las manos. Esto también es elemental, mi querido Watson.

Y si usted está pensando que no hacerlo es cosa de hombres, déjeme aclararle ese concepto. Una amplia investigación patrocinada por la American Society for Microbiology, la ASM, incluía la colocación de observadores en los baños públicos de varios importantes aeropuertos de Estados Unidos. De seguro no estaban allí parados tomando notas mientras la gente entraba y salía, pero sí observaban quiénes se lavaban las manos después de usar el servicio y quiénes salían despreocupadamente sin molestarse en usar los lavamanos.

He aquí los resultados después de observar a 7.541 viajeros: 26% de los hombres se subían la cremallera y pasaban por alto el lavamanos; pero 17% de las mujeres tampoco se preocupaban de lavarse las manos después de hacer sus necesidades. Personalmente estos resultados me asombran, pues reconozco que soy un poco maniático en materia de limpieza.[2] Cuando hago uso de un servicio público, descargo el inodoro con el pie y me froto bien las manos con agua y jabón antes de secár-melas con un papel toalla, y utilizo otro para abrir la puerta. De ningún modo me arriesgó a tocar una perilla o manija que ha sido tocada antes por quién sabe quien con quién sabe que en sus manos. A veces meto un pie en la puerta abierta y me esti-ro cuanto puedo para tirar el papel toalla usado en la basura, pero lo hago con gus-to si ese es el precio de no tocar un picaporte sucio (muchas veces lo limpio con el papel toalla para ayudar al próximo que salga del baño).

No cabe duda de que, biológicamente hablando, para los hombres resulta más cómodo excretar sus desechos corporales. En el caso de las mujeres, utilizar un ino-doro público —especialmente el de un avión— puede convertirse en un examen de habilidades gimnásticas. Creo que todas ellas en algún momento han preferido sus-pender el trasero sobre la taza antes que permitirse tocar con esa parte del cuerpo un asiento infestado de gérmenes. Incluso si el servicio está dotado de cubiertas desecha-bles para el asiento. El papel encerado no es muy agradable al tacto que digamos.

«Flotar» sobre el inodoro presenta su propio conjunto de problemas, pues esa postura semiagachada puede impedir que la vejiga o el intestino se vacíen comple-tamente.

Como las mujeres están en desventaja fisiológica en relación con los hombres, es comprensible que los baños públicos sean para ellas una experiencia enervante.

*Un fuselaje plagado de gérmenes a 35.000 pies de altura*
*Por Jordan Rubin*

De las cincuenta y dos semanas que tiene mi año, unas cuarenta y ocho inclu-yen vuelos desde o hacia algún aeropuerto. Resulta francamente pasmoso ver al prójimo hacer sus necesidades en los urinarios de los aeropuertos y marcharse sin lavarse las manos, pero después de leer un estudio de la Universidad Estatal de California en San Diego acerca de los baños públicos de los aviones, pienso seriamente no desabrocharme el cinturón hasta que aterricemos.

El profesor de biología de ese recinto universitario Scott Kelley realizó en 2004 un muestreo pequeño, pero científico, sobre la limpieza en las aerolíneas comerciales. Los participantes tomaron muestras de superficies en diez dife-rentes sitios de los aviones, a bordo de varios vuelos. Recolectaron evidencias biológicas no sólo de los brazos de los asientos y de las mesas plegables, sino también de asientos y manijas de inodoros, lavamanos, pisos, papel toalla sin usar y picaportes de entrada y salida de las puertas de los baños.

Después de estudiar bajo el microscopio esa fauna microbiana, el profesor Kelley determinó que los baños de las aerolíneas eran como criaderos volantes de gérmenes. «Están más sucios que una fraternidad universitaria», declaró en relación con la parte frontal y trasera de los inodoros. «No se me ocurre un área más diversa [de contaminación por bacterias]».[3] El académico descubrió agentes patógenos oportunistas como *Streptococcus, Staphylococcus, Cornybacterium, Proprionibacterium* y *Kocuria*, según su estudio publicado en la revista *Journal of Applied Microbiology*.[4]

Kelley considera que la situación no amerita utilizar guantes quirúrgicos la próxima vez que usted aborde un vuelo, pero señaló que cada vez que a él le toca volar y usar dichas instalaciones, se lava bien las manos y al salir utiliza un papel toalla para abrir la puerta del lavatorio.

La perilla de la puerta era la parte más sucia de todo el avión, precisó el investigador.

**Jordan:** Me da pena con las mujeres, especialmente cuando sólo pueden recurrir en caso de urgencia a un baño portátil. En cuanto a los baños públicos, he abierto más puertas con papel toalla —o de un puntapié— de las que puedo recordar.

Según una encuesta nacional realizada por la firma Opinion Research Corporation, la mayoría de las personas teme más enfermarse contrayendo gérmenes en un baño público que en cualquier otro lugar. Los más de mil encuestados respondieron como sigue a la pregunta de dónde era más probable contraer gérmenes:

- en los baños públicos (39%)
- en restaurantes (21%)
- en aviones (20%)
- trenes y trenes subterráneos (11%)
- cines (4%).[5]

**Nicki:** ¡No puedo creer que no estuvieran incluidas las habitaciones de hotel! Cuando estoy en un hotel, ni pagándome caminaría descalza por la habitación. Tengo que hacerlo con pantuflas o zapatos puestos, pues no quiero que mis pies toquen esa sucia alfombra.

**Jordan:** A mí me preocupa menos caminar descalzo sobre la alfombra, porque es por nuestras manos —y no por nuestros pies— que tenemos que preocuparnos más. Las manos recogen gérmenes de todo lo que tocamos: picaportes, mostradores, dinero, teléfonos, carritos de compras, plumas y lápices. Y esas mismas manos transmiten dichos gérmenes a la próxima persona. Somos más vulnerables cuando estrechamos las manos de otros.

*¿Conoce usted bien los gérmenes?*
*Chuck Gerba los conoce.*

Quizás por eso, a este profesor de microbiología ambiental de la Universidad de Arizona, que ha dedicado veinticinco años al estudio del tema, le llaman sus colegas y la prensa: «El doctor Germen».

Entonces, si nos basamos en los hallazgos de uno de sus últimos estudios, ¿dónde hay más gérmenes? ¿En un cajero automático o en el picaporte de la puerta de un baño público? En el teclado típico de un cajero automático, afirma el doctor Gerba. ¿Por qué? Pues porque es más probable que las manos que tocan el picaporte de la puerta de un baño público se hayan lavado recientemente.

¿Y entre el asiento del inodoro de un restaurante de comidas rápidas y el de un avión?

En el del avión. El doctor Gerba dice que esto se puede atribuir en parte a la mayor frecuencia con que se limpian los inodoros en los restaurantes, en comparación con los de los aviones.

¿En un baño portátil o en una mesa para picnics?

En la mesa para picnics. Claro que los baños portátiles son sucios, pero el doctor Gerba señala que se limpian con más frecuencia que las mesas de picnic.

¿Cómo le fue?

Voy a hacerle ahora otras tres preguntas:

1. ¿Qué lugar de la casa tiene la mayor acumulación de gérmenes?
   A. La taza del inodoro.
   B. El tanque de la basura.
   C. La esponja de fregar.
   D. El refrigerador.
   E. El picaporte de la puerta del baño.
   F. El fregadero.

La respuesta correcta es la C, la esponja de fregar. Según el doctor Gerba, la cocina de una casa está más contaminada con bacterias que el baño. La esponja de fregar y el fregadero albergan la mayor cantidad de gérmenes, principalmente porque se mantienen húmedos la mayor parte del tiempo.

2. ¿Qué lugar de un centro de trabajo tiene la mayor acumulación de gérmenes?

    A. Los botones del ascensor.

    B. Los escritorios.

    C. Los teclados de las computadoras.

    D. El auricular del teléfono.

    E. El asiento del inodoro.

La mayoría responderá que es el asiento del inodoro en el baño para empleados, pero la respuesta correcta es la D, el auricular del teléfono. Los asientos de inodoros se limpian con desinfectante más frecuentemente que el auricular del teléfono, el escritorio o el teclado de la computadora.

3. ¿Qué área pública tiene la mayor acumulación de gérmenes?

    A. Los equipos de los parques.

    B. Los pasamanos de las escaleras mecánicas.

    C. Los apoyamanos de los carritos del supermercado.

    D. Los baños portátiles.

    E. Las mesas para picnics.

Esta vez el ganador no es la mesa para picnics. La respuesta correcta es la A, los equipos de los parques.

Cuando se le pidió que explicara los conceptos equivocados, el doctor Gerba respondió: «La mayoría de las personas no sabe dónde se alojan los gérmenes».[6]

Los microbios *adoran* las manos, porque una vez que establecen una cabeza de playa en las yemas de sus dedos y debajo de las uñas, es sólo cuestión de tiempo para que usted se toque los labios, se frote los ojos o se rasque la nariz, o las orejas. El doctor Gerba señala que el adulto promedio se toca la cara entre una y tres veces cada cinco minutos.[7] Cuando la mano —fíjese que no digo «si la mano»— toca alguna parte de la cara, las bacterias se transmiten exitosamente de las yemas de los dedos a alguno de esos portales de su cuerpo. En el tiempo que usted tarda en estornudar, el sistema inmunológico de su organismo ha empezado a ser atacado.

**Nicki:** Lo que es peor, las mujeres tenemos otra área de vulnerabilidad: nuestra anatomía reproductiva. Por eso crecemos escuchando decir que cuando hacemos ejercicios y sudamos los pantalones y la ropa interior, no es buena idea marcharse del gimnasio sin tomar una ducha y cambiarse de ropa, incluida la interior. A las bacterias y levaduras les encanta el sudor, de modo que cuando no nos cambiamos esa ropa sudada estamos corriendo el riesgo de contraer una infección por levaduras o del tracto urinario.

Pero la higiene personal es algo más que ducharse después de hacer ejercicios. Durante nuestro periodo menstrual necesitamos ducharnos a menudo, cambiar de tampón o almohadilla sanitaria con frecuencia, y lavarnos siempre las manos antes y después de manipularlo. Ciertos tipos de jabón también pueden irritar el delicado tejido de la vagina, lo que aumenta las probabilidades de contraer una infección por levaduras. Los higienistas apuntan que debemos utilizar un jabón suave y papel higiénico no perfumado, así como que la ropa interior de algodón resulta más sensata que tangas ajustadas y hechas de materiales sintéticos. (Le hablaré más sobre los productos de higiene personal en la Llave # 5.)

*Elementos de la higiene íntima*
*Por la doctora en medicina Pancheta Wilson*

Gran parte de los consejos que voy a expresarle probablemente ya los escuchó en la clase de educación sexual de la escuela secundaria, pero me he dado cuenta de que nunca está de más refrescar esos conocimientos.

La anatomía reproductiva femenina es una de las creaciones más asombrosas de Dios, si bien algunas mujeres sólo han escuchado decir que sus vaginas son sucias y están plagadas de gérmenes. Nada más lejos de la verdad. Su vagina es naturalmente ácida y aloja bacterias beneficiosas que luchan para expulsar de su sistema reproductivo a las bacterias perjudiciales.

La mayor parte de las bacterias que habitan en la vagina son *lactobacilli*, bacterias «buenas» que ayudan a mantener a raya a las dañinas, y a evitar una superpoblación de levaduras. No obstante, ciertas condiciones predisponen a las mujeres a contraer infecciones vaginales.

Dios nos ha provisto un mecanismo por el cual la vagina se higieniza naturalmente a diario mediante una secreción inodora y transparente o de un color blanco lechoso. Este fluido ayuda a mantener sana la vagina. Cuando se produce un olor vaginal desagradable, esto puede derivarse de un cambio en el delicado equilibrio entre los microorganismos que habitan en ella, lo cual resulta en una incómoda condición conocida como *vaginosis bacteriana*.

La vaginosis bacteriana y otras infecciones vaginales requieren una cita con el ginecólogo.

Beber bastante agua (y he aquí otra razón para beber seis, siete, ocho o más vasos al día); utilizar un jabón natural y saludable para ducharse; y evitar las duchas y otras lavativas vaginales comerciales ayudará a aliviar los síntomas. Como la vagina es naturalmente limpia y alberga una vida bacteriana sana, cualquier lavado o aerosol puede interferir con el equilibrio bacteriano en el interior del canal vaginal.

Las duchas vaginales eliminan también a las bacterias protectoras, dejando su vagina vulnerable a ataques de bacterias dañinas e incrementando sus riesgos de infección por levaduras.

Una buena higiene íntima empieza por conocer la manera adecuada de lavarse después de orinar o defecar. Límpiese siempre suavemente desde adelante hacia atrás, para prevenir la diseminación de bacterias intestinales del recto hacia el tracto urinario y la vagina. Las servilletas sanitarias deben cambiarse a diario.

Durante su pubertad, es posible que usted haya regresado un día de la escuela y descubierto en su ropa interior una mancha acuosa o pegajosa, de un fluido amarillento. Probablemente se habrá preguntado qué era, y quizás todavía se lo está preguntando. Ese fluido es el estrógeno, hormona responsable del desarrollo de los senos y del inicio de la menstruación. También ayuda a las defensas naturales del cuerpo a luchar contra la infección. Las secreciones vaginales constan generalmente de agua, albúmina (una importante proteína de su cuerpo) y mucina, la sustancia aceitosa que da una textura lubricada a la vagina y el útero.

En cualquier caso, no frote el área de su vagina ni utilice en ella jabones ni aerosoles demasiado perfumados. En su lugar, lávese con agua limpia mientras está bajo la ducha o tomando un baño.

Cuando usted se afeita alrededor de los genitales, debe entender que eso puede causar vellos enconados, erupciones o cortaduras en la piel, lo cual incrementa el riesgo de infección. Y si se hace un tratamiento con cera, debe saber que algunos salones profesionales no son tan limpios como debieran; por tanto, en él usted podría estarse exponiendo a bacterias residuales dejadas por clientes anteriores.

**Jordan:** De ningún modo pienso inmiscuirme en asuntos que me son tan ajenos. Lo más importante que debemos hacer por nuestra higiene, es lavarnos las manos. Este es *el acto más importante* de la higiene personal. Es también su más fuerte línea de defensa contra el resfriado y los virus de la gripe, así como contra otros gérmenes potencialmente peligrosos.

Enseñar a sus hijos a lavarse las manos frecuentemente —y recordarles que lo hagan— no sólo impedirá que se enfermen, sino que también evitará que le transmitan *a usted* el más reciente virus de la gripe.

**Nicki:** Y quién sabe si algo peor que un virus de la influenza. En los últimos dos años debo haber cambiado un par de miles de pañales, incluyendo un promedio de dos diarios sucios de excremento, así que me he acostumbrado a lavarme bien las manos después de limpiar a mi niño. Con esto quiero decir que de ningún modo voy a manipular o preparar los alimentos de la próxima comida sin antes darme una buena lavada. Eso sería impensable.

Soy igual de consciente cuando estoy fuera de la casa. Ya he mencionado cómo utilizo papel toalla para abrir la puerta de un baño público, pero también llevo siempre en el bolso pañitos de limpiar a los bebés para usarlos cuando Joshua y yo visitamos un supermercado, o una de esas grandes jugueterías, pues en los apoyamanos de los carritos de compras hay ejércitos de gérmenes al acecho. No quiero que Joshua vaya a tocarlos, porque él, como cualquier párvulo, se limpia las manos sucias dondequiera y luego se mete los dedos en la boca.

Estos carritos, aunque son sumamente útiles, suelen estar increíblemente sucios.

La junta directiva de Protección al Consumidor de Corea del Sur descubrió que los apoyamanos de esos utensilios eran el lugar más infestado de bacterias en una lista de objetos con los que tenemos contacto común, con un promedio de 1100 unidades de formación de colonias (CFU) de bacterias por metro cuadrado. (Los «ratones» de computadora en los cibercafés, las bandas de goma para agarrarse en los autobuses y los picaportes de las puertas de los baños públicos ocuparon los lugares dos, tres y cuatro.)[8]

Me alegra poder informar que los supermercados Publix en la Florida, el estado donde vivo, proveen pañitos desinfectantes gratuitos a la entrada, para que los clientes puedan limpiar el apoyamanos de su carro antes de dirigirse a los estantes o acomodar al niño en su asiento. Aun así, siempre que voy de compras al mercado me lavo las manos. Es importante hacerlo siempre que uno haya estado en un lugar público. A continuación, otras ocasiones en las que usted debe recordar lavarse las manos:

- antes y después de insertar o retirar los lentes de contacto
- antes de comer, especialmente si va a comer algo directamente con las manos, como un emparedado
- después de estornudar, toser o sonarse la nariz
- después de limpiar las deposiciones de una mascota
- después de sonarle la nariz a su hijo
- después de manipular basura
- después de limpiar el fregadero y partes cercanas del mesón o la meseta
- después de limpiar un baño
- después de estrechar las manos de los hermanos de la iglesia
- después de salir de compras, especialmente al supermercado
- después de asistir a un evento en un teatro público
- después de hacer el amor.

Para lavarse las manos, no es necesario que las ponga bajo un chorro de agua hirviente; basta con agua tibia. Aplique una porción generosa de algún jabón semilíquido y frótese las manos vigorosamente, procurando que el jabón actúe en sus uñas y debajo de ellas, especialmente si son largas. Debe frotar y restregar durante quince a treinta segundos, o más o menos el tiempo que tardaría en cantar «Cumpleaños feliz». Si se encuentra en un baño público que no tiene grifos automáticos, use un papel toalla para cerrar la llave. Y haga lo mismo para abrir la puerta.

Por último, mantenga en su bolso algún artículo higiénico no basado en agua para utilizarlo la próxima vez que no haya agua o jabón en un baño público, o para limpiar el apoyamanos de los carros de compras.

**Jordan:** Resulta vital que *todas* las personas se acostumbren a lavarse las manos. ¿Por qué? Las yemas de los dedos son depósitos de gérmenes debido a que microbios diminutos se alojan en el tejido blando que tenemos bajo las uñas. Cada vez que usted se toca la cara, su sistema inmunológico es susceptible de ser atacado. Una vez en el interior de su cuerpo, los gérmenes se multiplican rápidamente y atacan a las células saludables como una horda de vikingos. Antes de que pueda decir: «Creo que me está cayendo algo», su nariz estará goteando como el río Mississippi, su garganta, áspera como papel de lija y usted, estornudando como un payaso de circo empeñado en hacer reír a toda costa.

Tal vez nunca haya prestado atención a la facilidad con que los gérmenes ingresan al cuerpo humano, a través de las fosas nasales o de la comisura de los ojos —donde están los lagrimales— cuando uno se toca esas áreas. Todos nos rascamos la cara tan a menudo que la mitad de las veces ni siquiera nos damos cuenta de que lo hacemos. Pero cuando se hace contacto de piel a piel, o de piel a membrana, se transmite de una parte del cuerpo a otra una amplia variedad de bacterias, alergenos, toxinas ambientales y virus. En términos médicos, esto se conoce como autoinoculación de la conjuntiva o de la mucosa nasal con un dedo contaminado.

Según el científico australiano Kenneth Seaton, los problemas del oído, la nariz y la garganta —que representan 80% de las visitas a las consultas médicas— pueden vincularse al hecho de que los seres humanos se inoculan gérmenes el día entero al tocarse la nariz, los ojos, la boca y la piel con los dedos sucios. Él estima que 90% de los microbios se ocultan bajo las uñas, por más cortas que las llevemos.

El doctor Seaton, que ha estudiado higiene desde fines de los años 50 del siglo pasado, señalaba que según la sabiduría convencional en los círculos médicos, los resfriados y la gripe eran diseminados principalmente por gérmenes y virus que se arremolinan en el aire después que alguien ha tosido o estornudado cerca de la próxima víctima. Por lo tanto, se creía que la prevención era casi imposible, porque ¿quién puede protegerse de la exposición a gérmenes que flotan en el aire? «Durante años, me esforcé por educar y convencer a la comunidad médica de que la transmisión a través de las manos es, con mucho, el más eficiente mecanismo de propagación de gérmenes y virus», señalaba Seaton.[9]

El científico australiano estaba convencido de que era mucho más probable que los gérmenes se propagaran por contacto de las manos que por exposición al aire contaminado. Para demostrar su hipótesis, inició una investigación en la que diez personas sanas permanecían en una amplia habitación con otras diez, infectadas con un virus activo. Se les dijo que debían pasar ocho horas juntas. Podían hablar, comer, y leer, pero las personas sanas no podían tocar a las que estaban enfermas. Al cabo de las ocho horas el doctor Seaton y su grupo de investigadores sometieron a exámenes a los diez que empezaron saludables. Sólo dos se habían infectado.

En la siguiente ocasión el doctor Seaton repitió su estudio con la misma proporción de personas sanas y enfermas. De nuevo, se les dijo que podían hacer lo que quisieran, pero esta vez no se impusieron restricciones al contacto físico. Ocho horas después, todas las personas sanas empezaban a sentirse enfermas, pues se habían infectado con el virus al exponerse al contacto físico. Por tanto, había cinco veces más probabilidades de contagiarse con un virus mediante las manos, que por estar cerca de alguien que estornuda y proyecta los gérmenes a través del aire. Los resultados llevaron al doctor Seaton a acuñar la frase: «Los gérmenes no vuelan; viajan de polizontes».

Las investigaciones del doctor Seaton influyeron poderosamente en mí. Él decía que las técnicas de higiene avanzada son el factor más importante para mantener una buena salud. «Todas las vitaminas, minerales, plantas medicinales, dietas especiales y equipos para hacer ejercicios palidecen en comparación con las normas de higiene. En la antigua Grecia, los espartanos se ejercitaban a la perfección, practicaban la mejor dieta posible, el aire que respiraban no estaba contaminado, y sufrían muy poco estrés. Sin embargo, su esperanza de vida rondaba los veintiséis años», escribió el científico australiano en su boletín *Hygiene & Health*. «Su sociedad desapareció debido a que nunca adoptaron las técnicas de una buena higiene personal».

¿Cuáles son estas técnicas? Como 90% de los gérmenes se residencian alrededor de las uñas de mis dedos, yo utilizo un jabón semilíquido rico en aceites esenciales. Cada mañana y cada noche meto ambas manos en un aguamanil lleno de esta solución jabonosa y hundo las uñas de las manos en la crema. Luego froto esa crema jabonosa especial en las yemas de mis dedos, las cutículas y las uñas por quince a treinta segundos. Terminado eso, me lavo bien las manos durante quince segundos, antes de enjuagármelas con agua corriente. Una vez que mis manos están bien limpias, tomo otro poco de jabón y me lavo la cara. Mi segundo paso de higiene avanzada comprende lo que llamo «inmersión facial»: lleno mi aguamanil o un tazón grande y limpio con agua tibia, no caliente. Le añado una o dos cucharadas de sal común de mesa y dos goteros de una solución facial a base de minerales. Luego me inclino y sumerjo mi cara en esa mezcla limpiadora, abriendo varias veces los ojos para permitir que también se limpien las membranas oculares. Después de una pausa para respirar vuelvo a meter la cara con los ojos cerrados y la boca fuera del agua, haciendo burbujas a través de la nariz. A esto le llamo «bucear con snorkel [tubo para respirar] en una palangana».

Mis dos últimos pasos de higiene avanzada incluyen aplicarme gotas muy diluidas de agua oxigenada y minerales en los oídos durante treinta a sesenta segundos para limpiar el canal auditivo, y luego cepillarme los dientes con una solución dental a base de aceites esenciales para limpiar de gérmenes la dentadura, las encías y la boca.

Seguir este protocolo de higiene avanzada requiere disciplina; uno tiene que recordar hacerlo hasta que se convierta en un hábito automático. Me es más fácil seguir estos pasos en la mañana, cuando me acabo de despertar, que en la noche, cuando estoy cansado y soñoliento, aunque me esfuerzo por practicar la Higiene avanzada en ambos horarios. De cualquier modo, sólo toma tres minutos completar todos los pasos.

Pero el paso más importante de la Higiene avanzada consiste en lavarse las manos a menudo. Aunque actualmente no corremos el riesgo de morir de enfermedades típicas del siglo XIX como las fiebres puerperales, todavía nos arriesgamos a enfermarnos.

Yo he estado aplicando este protocolo de higiene avanzada desde que lo conocí hace diez años, estando muy enfermo. Y desde entonces he permanecido virtualmente libre de las enfermedades respiratorias comunes e infecciones de los senos faciales que afligen a diario a millones de estadounidenses. No tardará más de tres minutos, dos veces al día —una en la mañana y otra antes de acostarse— en practicar la Higiene avanzada, en la intimidad de su cuarto de baño.

*Pensamientos puros acerca del acto de amar*
*Por la doctora en medicina Pancheta Wilson*

Otro aspecto de la higiene que se debe tratar tiene que ver con la intimidad de su alcoba. Como es obvio, el acto de amar es la conducta más íntima que tiene lugar entre los casados, pero el contacto sexual también comprende a veces una variada utilización de los dedos. Además, se produce un intercambio de fluidos corporales, por lo que nunca se hará suficiente énfasis en la necesidad de la higiene personal antes y después de la actividad sexual. Usted puede practicar una Higiene avanzada duchándose antes de la intimidad sexual, con especial atención a sus dedos y uñas. Este es un consejo especialmente importante para su esposo, puesto que él la estará tocando en sus áreas más íntimas.

Fíjese que he dicho «su esposo». Y es que Dios creó el sexo para que lo disfrutaran *el esposo y la esposa*. La Biblia no deja lugar a dudas: «Honroso sea en todos el matrimonio, y el lecho sin mancilla; pero a los fornicarios y a los adúlteros los juzgará Dios» (Hebreos 13.4). Dios traza una clara línea contra las relaciones sexuales casuales e ilícitas. Cuando nos desviamos de sus mandamientos, el contacto sexual puede convertirse en cuestión de vida o muerte. Dentro de los confines de un matrimonio monógamo, las probabilidades de contagio de una enfermedad de transmisión sexual son nulas, si la pareja esperó hasta casarse para iniciar su actividad sexual. Pero si usted no está casado y mantiene relaciones sexuales, sus actos pueden desembocar en un desastre.

Desafortunadamente, el sexo premarital es la regla en la presente generación. La gente entra y sale de manera informal de las relaciones sexuales como si pasaran a través de una puerta giratoria. El resultado es un enorme incremento de las tasas de enfermedades de transmisión sexual (ETS). Al herpes genital se le considera un asesino silencioso, y sin embargo se calcula que 45 millones de estadounidenses están infectados, con hasta un millón de nuevos casos cada año, según el Departamento de Salud y Servicios Humanos de Estados Unidos.[10] Muchas personas tienen casos tan leves que ni siquiera saben que la infección está presente, lo que significa que contagian a otros sin saberlo.

Hay toda una gama de otras ETS: vaginosis bacteriana, clamidia, verrugas genitales, gonorrea, VIH y papiloma virus humano, sífilis y trichomoniasis.

Muchas ETS conllevan a condiciones tales como la enfermedad inflamatoria pélvica, cáncer del útero y complicaciones del embarazo. Y todos conocemos el azote del sida.

Las parejas que se involucran en prácticas sexuales impuras cosecharán lamentablemente lo que han sembrado. Considere por ejemplo la práctica del sexo anal heterosexual. Tim y Beverly LaHaye, autores de *The Act of Marriage After 40* [El acto matrimonial después de los 40] tomaron este toro por los cuernos, y yo respaldo lo que ellos dicen:

«Existe un acto sexual que no recomendamos, el coito anal. No creemos que Dios creara nuestros cuerpos para tal práctica, ni el ano sirve para un propósito sexual en el cuerpo humano. Ese acto, conocido como sodomía, es altamente peligroso para los miembros de la pareja. Una vez dentro del ano, el pene se puede contaminar con microorganismos patógenos, poniendo así en peligro las estructuras reproductivas y urinarias del hombre».[11]

Esto, sin mencionar el peligro que resulta para la mujer si el hombre prosigue del coito anal al vaginal.

Dios no cometió errores cuando creó nuestros cuerpos; no es posible presentarse puro ante Él mientras se participa en prácticas sexuales impuras.

**Nicki:** Yo practico una Higiene avanzada, pero no soy tan fiel a ella como Jordan, y ojalá lo fuera. Por lo general sigo el régimen de higiene avanzada una vez al día, y más de una cuando presiento que voy a caer con un resfriado. No tengo ningún problema para motivarme a seguir este programa cuando viajamos juntos en avión, porque sé que la Higiene avanzada me ayudará a evitar resfriados y otras enfermedades que se contraen en esos itinerarios aéreos. (Lo que hemos aprendido en este capítulo acerca de la suciedad de los lavatorios de los aviones tampoco me inspira confianza.)

La razón por la que no practico la Higiene avanzada tan a menudo como Jordan es que paso la mayor parte del día en casa cuidando de Joshua, y puedo lavarme las manos frecuentemente. Jordan, en cambio, viaja mucho, y conoce a personas nuevas, y estrecha sus manos constantemente. No es raro que salude de esa forma a cientos de personas después de hablar en público en la iglesia el domingo en la mañana, o de firmar sus libros en alguna gran librería. Sé que lo primero que hace al regresar a su hotel es lavarse bien las manos hundiéndolas en un jabón semilíquido, a fin de eliminar los gérmenes de debajo de las uñas.

Esto me plantea una pregunta: ¿Deben invitar los pastores a los miembros de su congregación a que se saluden dándose las manos? No quiero ponerme paranoica con este tema, pero a veces me he hecho esta pregunta en enero y febrero, cuando parece que la mitad de la iglesia está tosiendo durante el sermón del pastor, pues sé que entonces hay virus activos de la gripe sacando el pulgar para tomar un aventón hacia mi sistema inmunológico. Durante la epidemia de influenza española de 1918-1919, cuando perecieron alrededor de 670.000 estadounidenses, algunas ciudades aprobaron ordenanzas que hacían ilegal saludarse dándose la mano.[12]

Respondiendo a mi propia pregunta, creo que los pastores deben continuar la práctica de invitar a todos a saludarse o presentarse, pero puedo entender por qué los sacerdotes de la diócesis católica de Metuchen, en Nueva Jersey, advirtieron a sus feligreses que siempre tenían la opción de sonreír, inclinarse o decir adiós con la mano, en lugar de estrechar la mano del prójimo.[13] Personalmente, a menos que esté resfriada, estrecho las manos que me tienden. Siempre estoy conociendo personas, especialmente si estoy con Jordan, por eso creo que sería *peor* rechazar el saludo. Así que me presto al estrechón, y luego, me lavo las manos.

**Jordan:** Hemos estado hablando mucho sobre la importancia de lavarse las manos con frecuencia, pero existe otro punto de nuestra anatomía que merece nuestra atención: los oídos. En 1928, el doctor Richard Simmons —nada que ver con el gurú de los aeróbicos; este no es tan viejo— se planteó la hipótesis de que los gérmenes del resfriado y de la gripe podían ingresar al cuerpo humano a través del canal auditivo.

El doctor Joseph Mercola, de mercola.com, recomienda administrar unas gotas de agua oxigenada ($H_2O_2$) a 3% en cada oído infectado cuando se presentan los síntomas del resfriado o la gripe. Esto puede producir algún burbujeo o un leve ardor en el canal auditivo, pero el agua oxigenada o peróxido de hidrógeno, un antiséptico doméstico que se utiliza en cortaduras y rasponazos, afloja el cerumen compacto, y sus poderosas cualidades oxidantes matan bacterias y virus. (Nota: nunca intente limpiarse fuertemente los oídos antes de hacerlos examinar por el médico.)

Por último, en su organismo flota una proteína que usted debería conocer, y que resulta ser la más abundante de todas. Se conoce como albúmina, y transporta en su torrente sanguíneo hormonas y nutrientes, ocupándose también de llevarse los desechos.

Como los camiones de volteo en camino a rellenar terrenos, la albúmina transporta los desechos y las células tóxicas hacia el hígado, para su degradación y eliminación del organismo.

Sus riesgos de contraer un resfriado o una gripe se disparan cuando los niveles de albúmina en la sangre disminuyen. El doctor Seaton está seguro de que una higiene deficiente ocasiona una reducción de los niveles de albúmina, debido a que el sistema inmunológico no puede producirla en cantidad suficiente para defender el cuerpo atacado por los virus del resfriado y la gripe. Los niveles de esta hormona pueden optimizarse cuando se practica una Higiene avanzada, lo cual destaca la importancia de esta llave como parte de *La receta del Gran Médico para la salud de la mujer*.

*Lo que dicen las mujeres*
*Por Holly Covington*

Mis problemas de salud, relacionados con un desequilibrio hormonal que se hizo evidente en una menstruación muy esporádica, comenzaron cuando tenía trece años. Al llegar a los veinte, empecé a aumentar de peso inexplicablemente, y no me era posible bajar, hiciera lo que hiciera. Después de los veinticinco sufría casi a diario de paralizantes jaquecas. Durante casi diez años estuve visitando médicos, tratando de obtener respuestas, pero esto fue lo que me dijeron:

«Usted no tiene nada».

«Lo que usted tiene es estrés».

«No le hemos encontrado nada».

Pero en mi corazón sabía que algo andaba mal conmigo. No podía ser normal que me levantara por la mañana adolorida aun antes de abrir los ojos.

Era difícil ser madre para mis hijos y esposa para mi marido sintiéndome tan mal y experimentando un dolor tan intenso. Finalmente, me diagnosticaron un síndrome poliquístico de los ovarios (PCOS), así como una condición pre-diabética, y me mantuvieron tomando múltiples medicamentos, que ayudaban sólo hasta cierto punto.

Mi esposo, Tom, y yo, habíamos estado rogando a Dios que nos mostrara una forma de recuperar mi salud. Una noche, cenamos con mi hermana, Sherri, que el domingo anterior había recibido un ejemplar del libro de Jordan en la iglesia. Me lo prestó para que lo leyera, con la esperanza de que me ayudara. Una hora de lectura de aquel libro me bastó para saber que debía intentar con la receta del Gran Médico.

Salir a comprar alimentos saludables fue para mí una conmoción cultural. Fui a tiendas que nunca había visitado y compré alimentos que nunca había comido: comida orgánica, sana. Comencé a seguir el programa de higiene avanzada, que me ayudó a despejar mis problemas con los senos faciales. Luego, mi hija contrajo una severa conjuntivitis, que le hinchaba los ojos hasta cerrár-selos, con una terrible secreción de color verdoso. Cuando le enseñé a practicar la Higiene avanzada, sus problemas oftálmicos desaparecieron a la mañana siguiente.

En cuanto a la Llave # 4 y los ejercicios para ganar una buena forma física, no tenía tiempo para ir al gimnasio, pues durante el día debía cuidar de mis dos hijos y mis dos sobrinas. Pero cuando leí acerca de la forma física funcional, comprendí que la podía practicar mientras los niños jugaban o dormían la siesta. Permítame decirle que practicar esos ejercicios cinco minutos al día hizo un gran aporte a mi apariencia física.

¿Qué tanto? En los primeros doce días de estar comiendo los alimentos que Dios creó y practicando los ejercicios de forma física funcional, bajé ocho libras y media. A los diez meses, había perdido treinta libras; veinte centímetros de cintura, barriga y muslos; y de dos a tres tallas en lo referente a la ropa.

Mi salud ha mejorado tanto que soy otra persona. Por primera vez desde que Tom y yo nos casamos no estoy tomando ningún medicamento. Tengo más energía y vitalidad, mi pensamiento es más agudo y claro, y ya no me levanto adolorida, lo cual es una gran manera de empezar el día.

# ℞ LA RECETA DEL GRAN MÉDICO PARA LA SALUD DE LA MUJER: PRACTIQUE UNA HIGIENE AVANZADA

- *Hunda sus dedos en un jabón semilíquido con aceites esenciales y lávese las manos varias veces al día, prestando especial atención a eliminar los gérmenes de debajo de sus uñas. Enseñe a sus hijos a hacer lo mismo.*

- *Limpie sus fosas nasales y las membranas mucosas de los ojos a diario, realizando una inmersión facial.*

- *Limpie sus canales auditivos varias veces a la semana.*

- *Utilice a diario una solución dental basada en aceites esenciales para eliminar los gérmenes de su dentadura, encías y boca.*

- *Recuerde a sus hijos que los virus y bacterias se encuentran sobre los pupitres, picaportes y teclados de computadora de su escuela. Descríbales cuán fácil es transportar esos gérmenes de sus manos a la boca, los ojos y la nariz.*

- *No utilice duchas vaginales ni jabones o aerosoles muy perfumados cerca de la vagina.*

- *Practique la higiene sexual y evite el coito anal.*

La receta del Gran Médico para la salud de la mujer: Semana # 3

Recuerde visitar www.BiblicalHealthInstitute.com y haga clic en la guía de recursos GPRx Resource Guide para saber más acerca de los alimentos y suplementos nutricionales que recomienda el plan 7 semanas de bienestar de la receta del Gran Médico. También puede encontrar en esta página web más de 250 recetas de cocina deliciosas y saludables, incluyendo las que aparecen en cursivas en este capítulo.

## Día 15

*Observe que algunos platos en los planes de comidas siguientes están en cursivas. Puede encontrar estas —y más de 250 otras— recetas deliciosas y saludables en www.Biblical-HealthInstitute.com.*

### Al levantarse

*Higiene avanzada:* Para las manos y las uñas, meta los dedos en jabón semilíquido cuatro o cinco veces, y lávese las manos con el jabón durante quince segundos, frotándolo sobre las cutículas y enjuagándose con el agua lo más caliente que pueda soportar. Eche otro poco de jabón semilíquido en las manos para lavarse la cara.

*Suplementos:* Tome una porción combinada de fibra y superalimentos verdes que contenga semillas de linaza molidas, mezclada con 12 a 16 onzas de agua o jugo de vegetales crudo.

### Desayuno

Durante el desayuno, beba 8 onzas de agua.

dos huevos (ricos en omega-3 u orgánicos, preparados a su gusto)

un pedazo de fruta

un pedazo de tostada de trigo integral germinada, o de masa agria, con mantequilla

té caliente con miel de abejas

*Suplementos:* Tome dos cápsulas de multivitaminas de alimentos enteros, una cápsula de aceite de hígado de bacalao rico en omega-3, y dos cápsulas de una mezcla de calcio y magnesio basada en alimentos enteros.

### Entre el desayuno y el almuerzo

Beba 12 onzas de agua.

### Almuerzo

Durante el almuerzo, beba 8 onzas de agua.

ensalada de verduras con dos huevos hervidos ricos en omega-3, zanahoria, cebolla morada, pepino y pimientos amarillos

aliño para ensaladas saludable con 1 cucharada de aceite de oliva extra virgen o aceite de linaza rico en lignano

un pedazo de fruta

*Suplementos:* Tome dos cápsulas de multivitaminas de alimentos enteros, una cápsula de aceite de hígado de bacalao rico en omega-3, y dos cápsulas de una mezcla de calcio y magnesio basada en alimentos enteros.

### Entre el almuerzo y la cena

Beba 12 onzas de agua.

### Cena

Durante la cena, beba 8 onzas de agua.

*Lasaña de carne con espinacas y queso de cabra*

ensalada de verduras con pimientos rojos o amarillos zanahoria, cebolla morada, col verde o morada, apio pepino y zanahoria

aliño para ensaladas saludable con 1 cucharada de aceite de oliva extra virgen o aceite de linaza rico en lignano

*Suplementos:* Tome dos cápsulas de multivitaminas de alimentos enteros, una cápsula de aceite de hígado de bacalao rico en omega-3, y dos cápsulas de una mezcla de calcio y magnesio basada en alimentos enteros.

### Refrigerio/Postre

barra de alimentos enteros de manzana y canela (con betaglucanos de fibra soluble de avena)

yogur de leche entera, fruta y miel de abejas

### Antes de acostarse

*Suplementos:* Tome una porción combinada de fibra y superalimentos verdes que contenga semillas de linaza molidas, mezclada con 12 a 16 onzas de agua o jugo de vegetales crudo.

*Higiene avanzada:* Para las manos y las uñas, meta los dedos en jabón semilíquido cuatro o cinco veces, y lávese las manos con el jabón durante quince segundos, frotándolo sobre las cutículas y enjuagándose con el agua lo más caliente que pueda soportar. Eche otro poco de jabón semilíquido en las manos para lavarse la cara.

## DÍA 16

*Observe que algunos platos en los planes de comidas siguientes están en cursivas. Puede encontrar estas —y más de 250 otras— recetas deliciosas y saludables en www.Biblical-HealthInstitute.com.*

### Al levantarse

*Higiene avanzada:* Para las manos y las uñas, meta los dedos en jabón semilíquido cuatro o cinco veces, y lávese las manos con el jabón durante quince segundos, frotándolo sobre las cutículas y enjuagándose con el agua lo más caliente que pueda soportar. Eche otro poco de jabón semilíquido en las manos para lavarse la cara. Luego, llene el aguamanil o lavamanos con agua tan caliente como pueda, y agregue entre una y tres cucharadas de sal de mesa, y entre uno y tres goteros llenos de una solución mineral a base de yodo. Revuelva. Sumerja la cara en el agua y abra los ojos, parpadeando repetidamente.

*Suplementos:* Tome una porción combinada de fibra y superalimentos verdes que contenga semillas de linaza molidas, mezclada con 12 a 16 onzas de agua o jugo de vegetales crudo.

### Desayuno

Durante el desayuno, beba 8 onzas de agua.

Para preparar un saludable batido de frutas, mezcle en una licuadora lo siguiente:

8 onzas de leche entera, yogur o kéfir

1 cucharada de miel de abejas

1/2 taza de frutas frescas o congeladas (bananas, duraznos, bayas, piña, etc.)

1 cucharadita de aceite de linaza rico en lignano

1 porción de polvo proteínico (opcional)

*Suplementos:* Tome dos cápsulas de multivitaminas de alimentos enteros, una cápsula de aceite de hígado de bacalao rico en omega-3, y dos cápsulas de una mezcla de calcio y magnesio basada en alimentos enteros.

### Entre el desayuno y el almuerzo

Beba 12 onzas de agua.

### Almuerzo

Durante el almuerzo, beba 8 onzas de agua.

### Almuerzo

atún bajo en mercurio y rico en omega-3 tuna sobre un pan integral germinado y sin levadura, con lechuga, tomate y brotes tiernos

un pedazo de fruta

*Suplementos:* Tome dos cápsulas de multivitaminas de alimentos enteros, una cápsula de aceite de hígado de bacalao rico en omega-3, y dos cápsulas de una mezcla de calcio y magnesio basada en alimentos enteros.

### Entre el almuerzo y la cena

Beba 12 onzas de agua.

### Cena

Durante la cena, beba 8 onzas de agua.

*EZ Pizza*

ensalada de verduras con pimientos rojos o amarillos, cebolla morada, col verde o morada, apio, pepino y zanahoria

aliño para ensaladas saludable con 1 cucharada de aceite de oliva extra virgen o aceite de linaza rico en lignano

*Suplementos:* Tome dos cápsulas de multivitaminas de alimentos enteros, una cápsula de aceite de hígado de bacalao rico en omega-3, y dos cápsulas de una mezcla de calcio y magnesio basada en alimentos enteros.

### Refrigerio/Postre

polvo de alimentos enteros en sustitución de una comida (con betaglucanos de fibra soluble de avena) mezclada con 12 onzas de agua

un pedazo de fruta y una onza de queso

### Antes de acostarse

*Suplementos*: Tome una porción combinada de fibra y superalimentos verdes que contenga semillas de linaza molidas, mezclada con 12 a 16 onzas de agua o jugo de vegetales crudo.

Para las manos y las uñas, meta los dedos en jabón semilíquido cuatro o cinco veces, y lávese las manos con el jabón durante quince segundos, frotándolo sobre las cutículas y enjuagándose con el agua lo más caliente que pueda soportar. Eche otro poco de jabón semilíquido en las manos para lavarse la cara.

Luego, llene el aguamanil o lavamanos con agua tan caliente como pueda, y agregue entre una y tres cucharadas de sal de mesa, y entre uno y tres goteros llenos de una solución mineral a base de yodo. Sumerja la cara en el agua y abra los ojos, parpadeando repetidamente bajo el agua.

### Día 17

*Observe que algunos platos en los planes de comidas siguientes están en cursivas. Puede encontrar estas —y más de 250 otras— recetas deliciosas y saludables en www.Biblical-HealthInstitute.com.*

### Al levantarse

*Higiene avanzada:* Para las manos y las uñas, meta los dedos en jabón semilíquido cuatro o cinco veces, y lávese las manos con el jabón durante quince segundos, frotándolo sobre las cutículas y enjuagándose con el agua lo más caliente que pueda soportar. Eche otro poco de jabón semilíquido en las manos para lavarse la cara.

Luego, llene el aguamanil o lavamanos con agua tan caliente como pueda, y agregue entre una y tres cucharadas de sal de mesa, y entre uno y tres goteros llenos de una solución mineral a base de yodo. Revuelva. Sumerja la cara en el agua y abra los ojos, parpadeando repetidamente bajo el agua.

*Suplementos*: Tome una porción combinada de fibra y superalimentos verdes que contenga semillas de linaza molidas, mezclada con 12 a 16 onzas de agua o jugo de vegetales crudo.

### Desayuno

Durante el desayuno, beba 8 onzas de agua.

cereal seco germinado con yogur, kéfir, leche de cabra o leche de almendras

banana

té caliente con miel de abejas

*Suplementos:* Tome dos cápsulas de multivitaminas de alimentos enteros, una cápsula de aceite de hígado de bacalao rico en omega-3, y dos cápsulas de una mezcla de calcio y magnesio basada en alimentos enteros.

### Entre el desayuno y el almuerzo

Beba 12 onzas de agua.

### Almuerzo

Durante el almuerzo, beba 8 onzas de agua.

ensalada de verduras con tres onzas de atún (bajo en mercurio y rico en omega-3) y zanahoria, cebolla morada, pepino y pimientos amarillos

aliño para la ensalada con una cucharada de aceite de oliva extra virgen o aceite de linaza rico en lignano

un pedazo de fruta

*Suplementos:* Tome dos cápsulas de multivitaminas de alimentos enteros, una cápsula de aceite de hígado de bacalao rico en omega-3, y dos cápsulas de una mezcla de calcio y magnesio basada en alimentos enteros.

### Entre el almuerzo y la cena

Beba 12 onzas de agua.

### Cena

Durante la cena, beba 8 onzas de agua.

pescado de su elección

batata al horno

ensalada de verduras con pimientos rojos o amarillos zanahoria, cebolla morada, col verde o morada, apio, pepino y zanahoria

aliño para ensaladas saludable con 1 cucharada de aceite de oliva extra virgen o aceite de linaza rico en lignano

*Suplementos:* Tome dos cápsulas de multivitaminas de alimentos enteros, una cápsula de aceite de hígado de bacalao rico en omega-3, y dos cápsulas de una mezcla de calcio y magnesio basada en alimentos enteros.

### Refrigerio/Postre

barra antioxidante de alimentos enteros a base de bayas (con betaglucanos de fibra soluble de avena)

manzana con mantequilla de almendras o ajonjolí (tahini)

### Antes de acostarse

*Suplementos:* Tome una porción combinada de fibra y superalimentos verdes que contenga semillas de linaza molidas, mezclada con 12 a 16 onzas de agua o jugo de vegetales crudo.

*Higiene avanzada:* Para las manos y las uñas, meta los dedos en jabón semilíquido cuatro o cinco veces, y lávese las manos con el jabón durante quince segundos, frotándolo sobre las cutículas y enjuagándose con el agua lo más caliente que pueda soportar. Eche otro poco de jabón semilíquido en las manos para lavarse la cara.

Luego, llene el aguamanil o lavamanos con agua tan caliente como pueda, y agregue entre una y tres cucharadas de sal de mesa, y entre uno y tres goteros llenos de una solución mineral a base de yodo. Revuelva. Sumerja la cara en el agua y abra los ojos, parpadeando repetidamente bajo el agua.

## Día 18

*Observe que algunos platos en los planes de comidas siguientes están en cursivas. Puede encontrar estas —y más de 250 otras— recetas deliciosas y saludables en www.Biblical-HealthInstitute.com.*

### Al levantarse

*Higiene avanzada:* Para las manos y las uñas, meta los dedos en jabón semilíquido cuatro o cinco veces, y lávese las manos con el jabón durante quince segundos, frotándolo sobre las cutículas y enjuagándose con el agua lo más caliente que pueda soportar. Eche otro poco de jabón semilíquido en las manos para lavarse la cara.

Luego, llene el aguamanil o lavamanos con agua tan caliente como pueda, y agregue entre una y tres cucharadas de sal de mesa, y entre uno y tres goteros llenos de una solución mineral a base de yodo. Revuelva. Sumerja la cara en el agua y abra los ojos, parpadeando repetidamente bajo el agua.

*Suplementos*: Tome una porción combinada de fibra y superalimentos verdes que contenga semillas de linaza molidas, mezclada con 12 a 16 onzas de agua o jugo de vegetales crudo.

### Desayuno

Durante el desayuno, beba 8 onzas de agua.

Para preparar un saludable batido de frutas, mezcle en una licuadora lo siguiente:

8 onzas de leche entera, yogur o kéfir

1 cucharada de miel de abejas

1/2 taza de frutas frescas o congeladas (bananas, duraznos, bayas, piña, etc.)

1 cucharadita de aceite de linaza rico en lignano

1 porción de polvo proteínico (opcional)

*Suplementos:* Tome dos cápsulas de multivitaminas de alimentos enteros, una cápsula de aceite de hígado de bacalao rico en omega-3, y dos cápsulas de una mezcla de calcio y magnesio basada en alimentos enteros.

### Entre el desayuno y el almuerzo

Beba 12 onzas de agua.

### Almuerzo

Durante el almuerzo, beba 8 onzas de agua.

### Almuerzo

pavo sobre pan integral germinado y sin levadura, con lechuga, tomate y brotes tiernos

un pedazo de fruta

*Suplementos:* Tome dos cápsulas de multivitaminas de alimentos enteros, una cápsula de aceite de hígado de bacalao rico en omega-3, y dos cápsulas de una mezcla de calcio y magnesio basada en alimentos enteros.

### Entre el almuerzo y la cena

Beba 12 onzas de agua.

### Cena

Durante la cena, beba 8 onzas de agua.

*Pollo con tomates secados al sol y espinacas*

papas rojas asadas

guisantes y zanahorias

*Suplementos:* Tome dos cápsulas de multivitaminas de alimentos enteros, una cápsula de aceite de hígado de bacalao rico en omega-3, y dos cápsulas de una mezcla de calcio y magnesio basada en alimentos enteros.

### Refrigerio/Postre

polvo de alimentos enteros en sustitución de una comida (con betaglucanos de fibra soluble de avena) mezclada con 12 onzas de agua

vegetales crudos y hummus, salsa o guacamole

### Antes de acostarse

*Suplementos*: Tome una porción combinada de fibra y superalimentos verdes que contenga semillas de linaza molidas, mezclada con 12 a 16 onzas de agua o jugo de vegetales crudo.

*Higiene avanzada:* Para las manos y las uñas, meta los dedos en jabón semilíquido cuatro o cinco veces, y lávese las manos con el jabón durante quince segundos, frotándolo sobre las cutículas y enjuagándose con el agua lo más caliente que pueda soportar. Eche otro poco de jabón semilíquido en las manos para lavarse la cara. Luego, llene el aguamanil o lavamanos con agua tan caliente como pueda, y agregue entre una y tres cucharadas de sal de mesa, y entre uno y tres goteros llenos de una solución mineral a base de yodo. Revuelva. Sumerja la cara en el agua y abra los ojos, parpadeando repetidamente.

Mantenga los ojos abiertos bajo el agua durante tres segundos. Después de limpiar sus ojos, vuelva a meter la cara en el agua con la boca cerrada, haciendo burbujas a través de la nariz.

### Día 19 (día de ayuno parcial)

*Observe que algunos platos en los planes de comidas siguientes están en cursivas. Puede encontrar estas —y más de 250 otras— recetas deliciosas y saludables en www.Biblical-HealthInstitute.com.*

### Al levantarse

*Higiene avanzada:* Para las manos y las uñas, meta los dedos en jabón semilíquido cuatro o cinco veces, y lávese las manos con el jabón durante quince segundos, frotándolo sobre las cutículas y enjuagándose con el agua lo más caliente que pueda soportar. Eche otro poco de jabón semilíquido en las manos para lavarse la cara. Luego, llene el aguamanil o lavamanos con agua tan caliente como pueda, y agregue entre una y tres cucharadas de sal de mesa, y entre uno y tres goteros llenos de una solución mineral a base de yodo. Revuelva. Sumerja la cara en el agua y abra los ojos, parpadeando repetidamente. Mantenga los ojos abiertos bajo el agua durante tres segundos. Después de limpiar sus ojos, vuelva a meter la cara en el agua con la boca cerrada, haciendo burbujas a través de la nariz.

*Suplementos*: Tome una porción combinada de fibra y superalimentos verdes que contenga semillas de linaza molidas, mezclada con 12 a 16 onzas de agua o jugo de vegetales crudo.

### Desayuno

No desayune (día de ayuno parcial).

Beba 12 onzas de agua.

### Entre el desayuno y el almuerzo

Beba 12 onzas de agua.

### Almuerzo

No almuerce (día de ayuno parcial).

Beba 12 onzas de agua.

### Entre el almuerzo y la cena

Beba 12 onzas de agua.

### Cena

Durante la cena, beba 8 onzas de agua.

*Sopa de pollo*

*Salmón a la parrilla en carbón de leña*

espárragos salteados

vegetales cultivados

ensalada de verduras con pimientos rojos o amarillos zanahoria, cebolla morada, col verde o morada, apio pepino y zanahoria

aliño para ensaladas saludable con 1 cucharada de aceite de oliva extra virgen o aceite de linaza rico en lignano

*Suplementos*: Tome una porción combinada de fibra y superalimentos verdes que contenga semillas de linaza molidas, mezclada con 12 a 16 onzas de agua o jugo de vegetales crudo.

### Refrigerios

Beba 12 onzas de agua.

Antes de acostarse

*Suplementos*: Tome una porción combinada de fibra y superalimentos verdes que contenga semillas de linaza molidas, mezclada con 12 a 16 onzas de agua o jugo de vegetales crudo.

*Higiene avanzada:* Para las manos y las uñas, meta los dedos en jabón semilíquido cuatro o cinco veces, y lávese las manos con el jabón durante quince segundos, frotándolo sobre las cutículas y enjuagándose con el agua lo más caliente que pueda soportar. Eche otro poco de jabón semilíquido en las manos para lavarse la cara. Luego, llene el aguamanil o lavamanos con agua tan caliente como pueda, y agregue entre una y tres cucharadas de sal de mesa, y entre uno y tres goteros llenos de una solución mineral a base de yodo. Sumerja la cara en el agua y abra los ojos, parpadeando repetidamente bajo el agua. Mantenga los ojos abiertos bajo el agua durante tres segundos. Después de limpiar sus ojos, vuelva a meter la cara en el agua con la boca cerrada, haciendo burbujas a través de la nariz. Saque la cara del agua y sóplese la nariz con una servilleta sanitaria.

## Día 20

*Observe que algunos platos en los planes de comidas siguientes están en cursivas. Puede encontrar estas —y más de 250 otras— recetas deliciosas y saludables en www.Biblical-HealthInstitute.com.*

### Al levantarse

*Higiene avanzada:* Para las manos y las uñas, meta los dedos en jabón semilíquido cuatro o cinco veces, y lávese las manos con el jabón durante quince segundos, frotándolo sobre las cutículas y enjuagándose con el agua lo más caliente que pueda soportar. Eche otro poco de jabón semilíquido en las manos para lavarse la cara. Luego, llene el aguamanil o lavamanos con agua tan caliente como pueda, y agregue entre una y tres cucharadas de sal de mesa, y entre uno y tres goteros llenos de una solución mineral a base de yodo. Sumerja la cara en el agua y abra los ojos, parpadeando repetidamente bajo el agua. Mantenga los ojos abiertos bajo el agua durante tres segundos. Después de limpiar sus ojos, vuelva a meter la cara en el agua con la boca cerrada, haciendo burbujas a través de la nariz. Saque la cara del agua y sóplese la nariz con una servilleta sanitaria. Para limpiarse las orejas, utilice agua oxigenada y gotas para los oídos con base mineral. Ponga dos o tres gotas en cada oído y manténgalas ahí por un minuto. Luego sacuda la cabeza para que el líquido salga.

*Suplementos*: Tome una porción combinada de fibra y superalimentos verdes que contenga semillas de linaza molidas, mezclada con 12 a 16 onzas de agua o jugo de vegetales crudo.

### Desayuno

Durante el desayuno, beba 8 onzas de agua.

cereal germinado o crudo

4 onzas de yogur de leche entera o leche de cabra

miel de abejas cruda

frutas frescas

té caliente con miel de abejas

*Suplementos*: Tome una porción combinada de fibra y superalimentos verdes que contenga semillas de linaza molidas, mezclada con 12 a 16 onzas de agua o jugo de vegetales crudo.

### Entre el desayuno y el almuerzo

Beba 12 onzas de agua.

### Almuerzo

Durante el almuerzo, beba 8 onzas de agua.

ensalada de verduras con tres onzas de salmón y zanahoria, cebolla morada, pepino, y pimientos amarillos

aliño para la ensalada con una cucharada de aceite de oliva extra virgen o aceite de linaza rico en lignano

un pedazo de fruta

*Suplementos*: Tome una porción combinada de fibra y superalimentos verdes que contenga semillas de linaza molidas, mezclada con 12 a 16 onzas de agua o jugo de vegetales crudo.

### Entre el almuerzo y la cena

Beba 12 onzas de agua.

### Cena

Durante la cena, beba 8 onzas de agua.

*Sopa de pollo*

brócoli al vapor

### Almuerzo

ensalada de verduras con pimientos rojos o amarillos, cebolla morada, col verde o morada, apio, pepino, y zanahoria

aliño para la ensalada con una cucharada de aceite de oliva extra virgen o aceite de linaza rico en lignano

*Suplementos*: Tome una porción combinada de fibra y superalimentos verdes que contenga semillas de linaza molidas, mezclada con 12 a 16 onzas de agua o jugo de vegetales crudo.

### Snack/Postre

barra de superalimentos verdes enteros (con betaglucanos de fibra soluble de avena)

Rosetas de maíz con especias y mantequilla

### Antes de acostarse

*Suplementos*: Tome una porción combinada de fibra y superalimentos verdes que contenga semillas de linaza molidas, mezclada con 12 a 16 onzas de agua o jugo de vegetales crudo.

*Higiene avanzada:* Para las manos y las uñas, meta los dedos en jabón semilíquido cuatro o cinco veces, y lávese las manos con el jabón durante quince segundos, frotándolo sobre las cutículas y enjuagándose con el agua lo más caliente que pueda soportar. Eche otro poco de jabón semilíquido en las manos para lavarse la cara. Luego, llene el aguamanil o lavamanos con agua tan caliente como pueda, y agregue entre una y tres cucharadas de sal de mesa, y entre uno y tres goteros llenos de una solución mineral a base de yodo. Sumerja la cara en el agua y abra los ojos, parpadeando repetidamente bajo el agua.

Mantenga los ojos abiertos bajo el agua durante tres segundos. Después de limpiar sus ojos, vuelva a meter la cara en el agua con la boca cerrada, haciendo burbujas a través de la nariz. Saque la cara del agua y sóplese la nariz con una servilleta sanitaria.

Para limpiarse las orejas, utilice agua oxigenada y gotas para los oídos con base mineral. Ponga dos o tres gotas en cada oído y manténgalas ahí por un minuto. Luego sacuda la cabeza para que el líquido salga.

Para los dientes aplique en el cepillo dos o tres gotas de dentífrico líquido basado en aceites esenciales. Puede usar esto para cepillarse o añadirlo a su crema dental. Después de los dientes, cepíllese la lengua durante quince segundos.

## DÍA 21

*Observe que algunos platos en los planes de comidas siguientes están en cursivas. Puede encontrar estas —y más de 250 otras— recetas deliciosas y saludables en www.Biblical-HealthInstitute.com.*

### Al levantarse

*Higiene avanzada:* Para las manos y las uñas, meta los dedos en jabón semilíquido cuatro o cinco veces, y lávese las manos con el jabón durante quince segundos, frotándolo sobre las cutículas y enjuagándose con el agua lo más caliente que pueda soportar. Eche otro poco de jabón semilíquido en las manos para lavarse la cara.

Luego, llene el aguamanil o lavamanos con agua tan caliente como pueda, y agregue entre una y tres cucharadas de sal de mesa, y entre uno y tres goteros llenos de una solución mineral a base de yodo. Sumerja la cara en el agua y abra los ojos, parpadeando repetidamente bajo el agua.

Mantenga los ojos abiertos bajo el agua durante tres segundos. Después de limpiar sus ojos, vuelva a meter la cara en el agua con la boca cerrada, haciendo burbujas a través de la nariz. Saque la cara del agua y sóplese la nariz con una servilleta sanitaria.

Para limpiarse las orejas, utilice agua oxigenada y gotas para los oídos con base mineral. Ponga dos o tres gotas en cada oído y manténgalas ahí por un minuto. Luego sacuda la cabeza para que el líquido salga.

Para los dientes aplique en el cepillo dos o tres gotas de dentífrico líquido basado en aceites esenciales. Puede usar esto para cepillarse o añadirlo a su crema dental. Después de los dientes, cepíllese la lengua durante quince segundos.

*Suplementos:* Tome una porción combinada de fibra y superalimentos verdes que contenga semillas de linaza molidas, mezclada con 12 a 16 onzas de agua o jugo de vegetales crudo.

### Desayuno

Durante el desayuno, beba 8 onzas de agua.

tortilla con dos huevos, aguacate, queso, tomate, cebolla y pimienta

*Vegetales salteados*

té caliente con miel de abejas

*Suplementos:* Tome dos cápsulas de multivitaminas de alimentos enteros, una cápsula de aceite de hígado de bacalao rico en omega-3, y dos cápsulas de una mezcla de calcio y magnesio basada en alimentos enteros.

### Entre el desayuno y el almuerzo

Beba 12 onzas de agua.

### Almuerzo

Durante el almuerzo, beba 8 onzas de agua.

mantequilla de almendras y miel de abejas, o jalea pura de frutas sobre pan integral germinado o sin levadura

un pedazo de fruta

*Suplementos:* Tome dos cápsulas de multivitaminas de alimentos enteros, una cápsula de aceite de hígado de bacalao rico en omega-3, y dos cápsulas de una mezcla de calcio y magnesio basada en alimentos enteros.

### Entre el almuerzo y la cena

Beba 12 onzas de agua.

### Cena

Durante la cena, beba 8 onzas de agua.

pollo en su estilo favorito

ensalada de verduras con pimientos rojos o amarillos, cebolla morada, col verde o morada, apio pepino y zanahoria

aliño para ensaladas saludable con 1 cucharada de aceite de oliva extra virgen o aceite de linaza rico en lignano

*Suplementos:* Tome dos cápsulas de multivitaminas de alimentos enteros, una cápsula de aceite de hígado de bacalao rico en omega-3, y dos cápsulas de una mezcla de calcio y magnesio basada en alimentos enteros.

### Refrigerio/Postre

polvo de alimentos enteros en sustitución de una comida (con betaglucanos de fibra soluble de avena) mezclada con 12 onzas de agua

*Panqueques de arándanos azules*

## Antes de acostarse

*Suplementos*: Tome una porción combinada de fibra y superalimentos verdes que contenga semillas de linaza molidas, mezclada con 12 a 16 onzas de agua o jugo de vegetales crudo.

*Higiene avanzada:* Para las manos y las uñas, meta los dedos en jabón semilíquido cuatro o cinco veces, y lávese las manos con el jabón durante quince segundos, frotándolo sobre las cutículas y enjuagándose con el agua lo más caliente que pueda soportar. Eche otro poco de jabón semilíquido en las manos para lavarse la cara. Luego, llene el aguamanil o lavamanos con agua tan caliente como pueda, y agregue entre una y tres cucharadas de sal de mesa, y entre uno y tres goteros llenos de una solución mineral a base de yodo. Sumerja la cara en el agua y abra los ojos, parpadeando repetidamente bajo el agua.

Mantenga los ojos abiertos bajo el agua durante tres segundos. Después de limpiar sus ojos, vuelva a meter la cara en el agua con la boca cerrada, haciendo burbujas a través de la nariz. Saque la cara del agua y sóplese la nariz con una servilleta sanitaria.

Para limpiarse las orejas, utilice agua oxigenada y gotas para los oídos con base mineral. Ponga dos o tres gotas en cada oído y manténgalas ahí por un minuto. Luego sacuda la cabeza para que el líquido salga.

Para los dientes aplique en el cepillo dos o tres gotas de dentífrico líquido basado en aceites esenciales. Puede usar esto para cepillarse o añadirlo a su crema dental. Después de los dientes, cepíllese la lengua durante quince segundos.

# *Llave # 4*

Acondicione su cuerpo con ejercicios y terapias corporales

**Nicki:** Cuando visitamos a los Yorkeys en Suiza, Jordan y yo aterrizamos en el Aeropuerto Floten de Zurich, donde nos esperaban Mike y Nicole. Casi todos los viajes por avión de Estados Unidos a Europa incluyen vuelo nocturno, así que cuando aterrizamos a las 8 a.m. hora local, mi cuerpo se quejaba, pues todavía estaba en la hora estándar del este de Estados Unidos, o sea, las 2 de la madrugada. No había podido pegar un ojo.

Nicole propuso que tomáramos la ruta más atractiva desde Zurich al chalet familiar en Villars. Así que en lugar de manejar por la vía más directa, la rápida *autobahn*, anunció que nos podríamos desviar por caminos secundarios que nos llevarían a través del corazón de los Alpes suizos: la región de Interlaken, hogar de Heidi y del majestuoso Monte Eiger.

Me gustaría contarle que quedé asombrada por la belleza del Paso Brünig, que nos daría nuestra primera vista de la ladera norte del Eiger, cuya cumbre estaría todavía nevada en aquella mañana de septiembre. También me gustaría hablarle de los magníficos chalets construidos con madera de pinos noruegos, y adornados en sus ventanas con maceteros rebosantes de geranios blancos, anaranjados y de un rojo sangre. Me encantaría describirle el azul coralino del lago Thunersee, alimentado por un glaciar y abarrotado de tablavelistas y yates de placer en aquella mañana dominical.

Pero pronto me quedé dormida en nuestro auto alquilado. Jordan también pasó dormido la mayor parte del viaje. Por más que me esforcé, no pude mantener mis ojos abiertos durante las cinco horas del trayecto.

Después de llegar a Villars, nuestros anfitriones nos recomendaron que diéramos una breve caminata para que «siguiéramos andando». Un poco de aire fresco nos llenó de energía y nos mantuvo despiertos durante la deliciosa cena de *fondue* suizo: rebanadas de *pain rustique* orgánico que mojábamos en una burbujeante mezcla de quesos Gruyère y Vacherin. Pero pronto estuvimos de nuevo muertos de sueño y nos fuimos temprano a la cama. A las 8:30 p.m., después de arroparme bajo un *duvet* [especie de cobija] que invitaba al sueño, me quedé profundamente dormida tan pronto mi cabeza, todavía mareada por el *jetlag* [la descompensación horaria], se posó en la suave almohada.

Jordan despertó trece gloriosas horas más tarde y disfrutó de un desayuno a media mañana con los Yorkey. A eso de las 11, se preguntó si debería interrumpir mi sueño, pero Nicole, una mamá que sabe que nunca se debe despertar a un niño —o madre— que duerme, le indicó que me dejara dormir.

A las 2:00 p.m., Mike sugirió que apostaran sobre la hora en que volvería en mí. Pero treinta minutos después se hizo evidente que no despertaría en el futuro cercano. Entonces pensaron que si no me despertaban, seguiría durmiendo hasta después de la cena, y que eso me iba a trastornar más.

Finalmente, Jordan entró en nuestra alcoba haciendo ruido y abriendo ventanas. La claridad del sol llenó la habitación, y volví a la vida.

«Has estado durmiendo durante dieciocho horas», dijo Jordan a través de mi somnolencia. *Dieciocho horas*. Era un nuevo récord mundial, al menos para mí. Tras mi regreso a casa después de dar a luz a Joshua en el hospital, hubo *semanas* en las que no dormí más de dieciocho horas en siete días. Dormir tanto en un chalet suizo me pareció un placer culposo, pero creo que me lo merecía después de lo que pasé durante el año y medio anterior.

Como la mayoría de las madres que están amamantando a sus hijos, en los primeros seis meses de vida de Joshua no podía dormir más de tres o cuatro horas seguidas. Muchas veces estaba tan exhausta que no lograba volver a dormirme después de darle el pecho en medio de la noche.

Por eso, después de dormir dieciocho horas en los Alpes suizos, sentí que hasta cierto punto estaba compensando mis dieciocho meses de desvelo en nuestro hogar de Florida.

Toda madre sufre una sensación de agotamiento debido a no poder dormir lo suficiente y a la tiranía de lo urgente: cuidar de los niños y encargarse de numerosas tareas domésticas. Si usted es una madre joven como yo, dormir la noche entera le parecerá una meta inalcanzable, aunque sepamos que esta es una necesidad esencial humana, tan importante para una buena salud como comer adecuadamente y hacer el ejercicio necesario.

Tenga usted hijos o no, e independientemente de su edad, el sueño crea las bases de un día productivo, y es necesario que las mujeres estemos conscientes de su importancia. Yo conozco la diferencia que resulta de acostarse temprano y dormir una hora extra. Un descanso adecuado revitaliza los cuerpos cansados, nos proporciona más energía, nos ayuda a pensar con más claridad durante el día y nos mejora el estado de ánimo. Entonces, ¿por qué no dormimos más las mujeres? ¡Pues porque estamos muy ocupadas!

Yo he llegado a un punto en el que dormir lo suficiente sencillamente no está a mi alcance, aunque hay pasos que podemos y debemos dar para dormir mejor y un poco más. Comprendo que para las madres de infantes y párvulos el dormir siempre estará racionado. Estoy esperando que Joshua crezca, cuando espero dormir más de seis horas cuarenta y un minutos por noche, el promedio nacional para las mujeres entre treinta y sesenta años, según una encuesta sobre la mujer y el sueño realizada por la National Sleep Foundation.[1]

**Jordan:** Seis horas y cuarenta y un minutos no es suficiente descanso, pero en nuestros días el sueño es una terapia corporal que escasea. En este capítulo estudiaremos terapias corporales que oscilan desde el sueño hasta el ejercicio, desde los baños sauna hasta los baños de sol, la cuarta llave para liberar su potencial de salud.

Nicki y yo no nos hacemos ilusiones respecto a que estemos durmiendo lo suficiente cada noche; somos parte de los millones de padres de ojos cansinos, ocupados en todo lo que podemos desde el instante en que ponemos un pie en el piso hasta el momento en que nos metemos debajo de las cobijas, dieciséis, diecisiete o dieciocho agotadoras horas más tarde. Yo diría que promediamos entre seis y siete horas de sueño por noche. Puedo asegurarle que eso no es suficiente para mantener una buena salud.

Ojalá pudiéramos llegar al número mágico de las ocho horas, según dicen los expertos (cuando a las personas se les permite dormir todo lo que deseen en un ambiente controlado como un laboratorio del sueño, duermen naturalmente ocho horas en un periodo de veinticuatro).

**Nicki:** Creo que cuando llegue al paraíso tendré que recuperar el descanso que me debo. Lo que Jordan y yo hemos estado haciendo en el último año es adoptar medidas sencillas, como irnos a dormir de vez en cuando más temprano.

Algunas noches nos hemos ido a la cama poco después de las 10, horario que me parece ideal para el acelerado ritmo del mundo de hoy. Teníamos la costumbre de acostarnos y ver algunos anodinos programas de noticias durante una hora y media antes de apagar el televisor y las luces a las 11:30, no más allá. Ahora nos hemos fijado la prioridad de irnos a dormir sin ver televisión, lo cual nos ha permitido sentirnos más descansados cuando, entre las 5:30 y las 6 a.m., Joshua nos hace saber que está listo para comenzar su día.

Otra cosa que he hecho para mejorar mi sueño, especialmente cuando Jordan está trabajando fuera de la ciudad, es hacer ejercicios antes de irme a dormir. No estoy hablando de ir al gimnasio o de darle la vuelta a la manzana corriendo. Lo que hago son unos pocos «ejercicios funcionales» que Jordan me enseñó (y que él le describirá con mayor detalle más adelante). Incrementar mi ritmo cardiaco y hacer algunas extensiones físicas me cansa, y me ayuda a dormir mejor. Cuando Jordan está en casa, también nos gusta leer la Biblia y orar juntos antes de darnos las buenas noches.

*Los peligros de los medicamentos para dormir*
*Por la doctora en medicina Pancheta Wilson*

Durante mi práctica médica, muchas mujeres se me han quejado de que no pueden dormir lo suficiente, y generalmente quieren que remedie su problema en el acto, o sea esa misma *noche*. Dicen que no pueden dejar de pensar, o que no pueden quedarse dormidas, por lo cual pasan la mayor parte de la noche despiertas. Otras yacen desveladas junto a sus maridos, con los ojos cerrados, pero escuchándoles roncar, y preguntándose por qué no pueden quedarse dormidas y pasar la noche roncando.

El insomnio, que afecta a más de 70 millones de estadounidenses según los Institutos Nacionales de la Salud, se define en términos médicos por estas cuatro descripciones:

- dificultad para quedarse dormido, especialmente en los siguientes treinta minutos después de acostarse
- despertar frecuentemente durante la noche, y dificultad para volver a dormirse
- despertar muy temprano en la madrugada y dormir menos de seis horas y media en una noche típica
- un sueño no refrescante.[2]

El insomnio lo experimentan por igual hombres y mujeres de todos los grupos de edades, pero parece ser más común en las mujeres, especialmente después de la menopausia.[3]

La comunidad médica acostumbra verlo como un síntoma de que algo anda mal en la vida del paciente, pero nuevas evidencias sugieren que el insomnio posiblemente no es un síntoma de otras condiciones, sino un trastorno en sí mismo.

Los médicos generalmente enfocan el tratamiento del insomnio crónico con una de tres opciones posibles. La primera incluye terapia del comportamiento, y puede comprender trabajar con un psicólogo o psiquiatra. Otra forma de terapia del comportamiento se aplica al control de estímulos, y entrenar a las parejas para utilizar sus camas y alcobas sólo para dormir y mantener relaciones sexuales.

Casi todas mis pacientes de insomnio escogen la tercera opción: una receta de algún medicamento contra el insomnio. Los pacientes de hoy en día saben lo suficiente como para pedirlos por su marca —Ambien, Sonata o Lunesta— lo cual sólo avala el poder de la publicidad a través de los medios de comunicación masivos. Este trío de medicamentos forma parte de una tercera generación de píldoras para dormir que evolucionó a partir de los agentes anestésicos en los años 1950. Los primeros eran extremadamente sedantes y podían causar problemas si se administraba una dosis muy alta. La actriz de Hollywood Marilyn Monroe cayó en un coma ocasionado por una sobredosis de píldoras para dormir.

La siguiente evolución de estas populares píldoras se originó a partir de un fármaco llamado *flurazepam* y comercializado como Dalmane. Son derivados del Valium.[4] En la última década hemos visto una tercera oleada de píldoras para dormir que son efectivas sin causar los efectos sedantes ni tener la cualidad adictiva de las anteriores versiones. El Ambien viene con una capa externa que se disuelve rápidamente para inducir el sueño de inmediato, y otra capa interna que tarda más en disolverse, con el fin de mantener a la persona dormida. Según la compañía de investigaciones IMS Health, en 2005 se despacharon alrededor de 42 millones de recetas de píldoras para dormir, un incremento de 60% en comparación con el año 2000.[5]

Me resisto a distribuir liberalmente recetas de fármacos para dormir. Recomiendo en su lugar un enfoque más natural para un buen descanso nocturno: sugiero a mis pacientes tés e infusiones de plantas medicinales y baños, que tienen un efecto tranquilizante. Por ser médico y a la vez cristiana puedo ofrecer oraciones por la sanidad y liberación de los pacientes que lo deseen. Uno de ellos, que también es médico, me aseguró que la oración ¡funciona mejor que cualquier píldora! En cuanto a mi experiencia personal, desde que volví a nacer y me llené del Espíritu Santo, duermo como un bebé.

El libro *Recetas nutritivas que curan* recomienda comer antes de irse a dormir bananas, dátiles, higos, atún, galletas de granos integrales, yogur o pavo, alimentos ricos en triptofán, una sustancia que promueve el sueño.[6] (Y usted que se preguntaba por qué siempre tenía sueño después de la cena de Acción de Gracias.) El suplemento nutricional melatonina es una hormona que promueve el sueño, y es popular entre aquellos reacios a tomar algún medicamento para dormir por receta.

Si su esposo ronca, le sugiero que le haga examinar en busca de una posible apnea del sueño. Pero si sus ronquidos le molestan, podría intentar algún aparato para encubrir el ruido. Se dice que algunas mujeres han tenido éxito con una máquina que reproduce sonidos tales como el chirrido de los grillos para bloquear la contaminación sonora que crean quienes duermen profundamente. Puede que valga la pena probar con el

Homedics Sound Spa, que se comercializa como una «máquina de relajamiento acústico», y produce seis sonidos relajantes, desde el canto de los grillos hasta el ruido de las olas rompiendo en una playa.

Cuando no tengo ganas de hacer ejercicios antes de acostarme, suelo escuchar libros cristianos en audio de Perry Stone o John Hagee. Lo único que *nunca* haría es tomar una píldora o medicamento para inducirme el sueño. He visto los atractivos comerciales de Ambien y Lunesta, pero nunca he tomado una de esas píldoras, ni creo que las tome. Antes de conocer a Jordan, yo no practicaba el uso indiscriminado de medicamentos tales como las píldoras para dormir, así que no tiene sentido que empiece ahora. También temía sus posibles efectos colaterales a corto y largo plazo.

**Jordan:** Como usted supondrá, yo tampoco tomaría píldoras recetadas por un médico para ayudarme a dormir, pero Nicki mencionaba algo que es muy importante para liberar la cuarta llave de su potencial de salud: el ejercicio. Mantener una buena forma física es esencial para una buena salud y es una de las mejores cosas que usted puede hacer por su cuerpo, mente y espíritu. El ejercicio le hace bien al cuerpo; poner en movimiento piernas y brazos acelera el ritmo cardiaco y nos obliga a respirar más rápido, lo cual ayuda a transferir oxígeno de sus pulmones a la sangre e incrementa la cantidad de células que combaten los virus presentes en el cuerpo de forma natural. El ejercicio también estimula a los glóbulos blancos de la sangre, también activos en la lucha contra los gérmenes, a desplazarse de los órganos al torrente sanguíneo, donde pueden establecer una línea de defensa contra los microbios que ingresan en los portales del cuerpo, algo que ya habíamos visto en el capítulo anterior.

El ejercicio contribuye asimismo a una buena salud mental. Nuevas investigaciones sugieren que el ejercicio físico estimula a un cerebro sano a funcionar a su óptimo nivel. Según se explica en un artículo aparecido en la revista *Science News*, cuando los animales de laboratorio hacen ejercicios, sus neuronas emiten sustancias químicas llamadas *factores neurotróficos*. «Sin embargo, entre la variedad de factores neurotróficos emitidos durante el ejercicio, los científicos encontraron que uno en particular descollaba: el factor neurotrófico derivado del cerebro o BDNF», precisaba el artículo. «Esta proteína parece actuar como líder, promoviendo por sí misma beneficios para el cerebro y desencadenando la acción de una cascada de otras sustancias químicas neurológicas beneficiosas para la salud».[7] Traducción: uno se siente mejor consigo mismo; experimenta un aumento de la autoestima y una reducción del estrés. Como entrenador certificado de forma física lo he visto ocurrir una y otra vez. Aun una simple caminata en la estera mecánica puede provocar una inmediata mejoría del estado de ánimo.

En otro estudio realizado en la Universidad de Texas, filial de Austin, los científicos compararon los efectos de treinta minutos de caminata en la estera con los de igual tiempo de descanso en silencio en cuarenta adultos que habían sido recientemente diagnosticados con depresión. Ninguno de los participantes realizaba ejercicios con regularidad. Si bien los resultados mostraron que ambos grupos reportaron una merma de las sensaciones de tensión, ira, depresión y fatiga, sólo el grupo que hizo ejercicios reportó una mayor sensación de bienestar y vigor.[8]

La esencia de la Llave # 4 consiste en que el ejercicio regular —comenzando por cinco minutos diarios y aumentando progresivamente a quince, veinte o treinta, por lo menos cinco días a la semana— puede ayudar a una mujer a vivir un estilo de vida sano, evitar que se enferme y mejorar su estado de ánimo. Yo prefiero poner mi cuerpo en movimiento a través del método de forma *física funcional*, un tipo de ejercicios moderados que aceleran su ritmo cardíaco, fortalecen los músculos vitales del cuerpo y ejercitan el sistema cardiovascular, realizando actividades de la vida real, en posiciones reales.

Los ejercicios de forma física funcional pueden realizarse utilizando su propio peso corporal, pero también las pesas de mano, los minitrampolines y los balones de estabilidad. Cuando Nicki quiere hacer ejercicios antes de acostarse, toma las pesas de mano de diez libras y se emplea en una serie de movimientos y rotaciones. Para fortalecer sus abdominales utiliza un balón de estabilidad. Pero muchos de los ejercicios pueden realizarse sin utilizar pesas. Si usted quiere usarlas y no tiene el equipo en su casa, puede usar en su lugar latas de salsa de tomate de 16 onzas.

*Un programa ilustrativo de la forma física funcional*
*Por Jordan Rubin*

Si yo estuviera dirigiendo una clase de forma física funcional en la sala de su casa, le sugeriría hacer mis movimientos favoritos para ganar fuerza y flexibilidad:

- **Presión alterna hacia arriba.** Comience por pararse con los pies separados a la distancia de los hombros. Manteniendo el torso recto, extienda totalmente el brazo derecho hacia arriba, con la palma de la mano como si estuviera empujando una caja. Mientras baja el brazo derecho, haga el mismo movimiento con el brazo izquierdo y la palma de la mano mirando hacia arriba. Empiece con cinco repeticiones por cada brazo, aumentando hasta diez o veinte. Para incorporar más fuerza el ejercicio puede «empujar» una lata de vegetales con cada brazo.
- **Rizando los bíceps.** Este otro también es fácil. Extienda ambos brazos sobre los muslos con las palmas de las manos mirando hacia abajo. Recoja cada brazo, alternándolos y doblándolos solamente por el codo, hasta una serie de diez. Una posición más avanzada llevaría el codo hasta la altura del hombro, en un movimiento similar al de quien tira de la cuerda para echar a andar una cortadora de césped.
- **Cuclillas.** Este es un ejercicio que usted no querrá hacer si la última vez que hizo una cuclilla fue en la clase de educación física de la secundaria. Pero si se siente apto, párese con los pies separados a la distancia de los hombros. Agáchese hasta donde pueda hacerlo con comodidad, con los brazos extendidos hacia afuera para mantener el equilibrio, y las palmas de las manos mirando hacia abajo. Una cuclilla más avanzada incluiría sostener pesas de manos o una pelota medicinal mientras se agacha. Haga veinte cuclillas y escuchará quemarse las calorías.
- **Extensiones.** Existe una razón por la que este ejercicio es popular en las clases de aeróbicos: ¡es más difícil de lo que parece! La técnica es importante, como en todos estos ejercicios funcionales. Mantenga una pierna recta mientras adelanta un largo paso con la otra. Con cada extensión la rodilla debe quedar directamente sobre el tobillo; de lo contrario habrá dado un paso demasiado largo.

Si puede darse una escapadita de la casa o de la oficina, encontrará clases y equipo de forma física funcional en diversos gimnasios de EE.UU., entre ellos LA Fitness, Bally Total Fitness y los locales de la Asociación de Jóvenes Cristianos, YMCA. Allí podrá acelerar su ritmo cardiaco con una variedad de cuclillas, extensiones, planchas contra la pared y «supermanes», que consisten en acostarse en el piso y levantar el brazo derecho al mismo tiempo que la pierna izquierda, totalmente extendidos. (Para instrucciones más detalladas sobre los ejercicios de la forma física funcional visite por favor www.BiblicalHealthInstitute.com.)

**Nicki:** Pero yo no tengo tiempo para tomar esas clases. Y para ser totalmente sincera, no me gusta hacer ejercicios. Y creo que muchas otras mujeres tampoco.

No siempre fui así. Mientras crecía, me gustaba la actividad física, y durante tres años participé en carreras de cross country en mi secundaria; después de concluir la universidad, trotaba casi cinco kilómetros diarios cinco veces a la semana, para mantenerme en forma. Y me encantaba ir con Jordan al gimnasio cuando nos encontrábamos. Me temo que he perdido el gusto por los ejercicios, especialmente después que nació mi hijo. Realmente tengo que obligarme a hacerlos, si bien los de forma física funcional son más divertidos que otros.

**Jordan:** Eso es lo que me encanta de mi esposa: es sincera y dice lo que hay en su corazón. Ella está ahora en una etapa diferente de la vida, la de la madre amorosa concentrada en las necesidades del pequeño que depende totalmente de ella. Saca a pasear a Joshua en su cochecito, aunque le gusta más manejar hasta algún centro comercial con aire acondicionado que caminar bajo el húmedo y agotador calor de la Florida. Los dos disfrutamos de nuestras caminatas después de la cena, alrededor de un lago cercano que hay en nuestro vecindario.

Digo esto para demostrarle que existen alternativas al gimnasio. Caminar es una forma de ejercicio moderado que no requiere un desembolso importante de dinero. Usted puede caminar cuando mejor le convenga: al amanecer, antes de irse al trabajo; en su receso matutino; a la hora del almuerzo; antes o después de cenar; o al caer la tarde. Usted mismo fija su ritmo y es un ejercicio que puede hacer todos los días. Es también una magnífica actividad social, ya que caminar es perfecto para conversar al mismo tiempo. Para las madres que sacan juntas a sus bebés a pasear en coche, es una gran forma de combinar la actividad física y la interacción social.

La idea básica de la caminata es dar pasos y, mientras más, mejor. Pregúnteles a los amish. El investigador David R. Bassett Jr., profesor de ciencias del ejercicio en la Universidad de Tennessee, les colocó podómetros a 98 adultos de la comunidad amish y comprobó que estos hombres promedian 18.000 pasos diarios y realizan 10 horas de actividad física vigorosa por semana (levantamiento de objetos pesados, uso de la pala, excavación, lanzamiento de fardos de heno, etc.). Sus mujeres promediaron 14.000 pasos diarios y 3 horas y media de actividad física vigorosa por semana.[9] Este nivel de exigencia física ayuda a explicar por qué la obesidad en la comunidad amish registra un insignificante 4%, en comparación con 33% entre todos los adultos americanos.

«El estadounidense promedio acumula de 3.000 a 5.000 pasos por día», señala Bassett.[10] Pero la meta, según los expertos, debe ser de 10.000 pasos diarios. Conocer esta información ha revolucionado mi forma de pensar: cuando en lugar de esperar el ascensor subo por las escaleras estoy sumándole pasos a mi día. (Creo que le voy a pedir a Nicki un podómetro para mi cumpleaños.)

**Nicki:** Cuando Jordan no está de viaje, se queda muchas veces con Joshua para que yo pueda ir al gimnasio. Aunque mi primer impulso es negarme a ir, porque siempre tengo otras cosas que hacer, una pequeña voz interior me recuerda que siempre me siento mejor después de hacer ejercicios.

*Excusas y más excusas*
*Por Jordan Rubin*

Es sorprendente lo ingeniosa que puede ser la mente cuando se trata de crear justificaciones para eludir una cita con el ejercicio. Le voy a presentar una colección de excusas comunes, seguidas por mi contrapunto:

*Excusa:* «Estoy muy ocupado».
*Contrapunto:* Por supuesto. También yo estoy ocupado hasta la locura. Pero a menos que usted se programe para hacer ejercicios —tiene que verlo como una cita médica— nunca los incluirá en su lista de cosas por hacer.

*Excusa:* «No tengo tiempo».
*Contrapunto:* Lo tendría si introdujera en su vida la forma física funcional. Estos ejercicios se pueden hacer en cinco minutos, mientras que muchos otros programas comprenden dedicarles una hora diaria, tres veces por semana, o media hora cinco o seis días de la semana. Y ni siquiera estoy incluyendo el

tiempo que toma conducir hasta el gimnasio. Además, por cierta razón inexplicable, las personas que hacen ejercicios regularmente parecen rendir más en el día, no menos.

*Excusa:* «No tengo suficiente energía para eso».
*Contrapunto:* Probablemente se debe a que no hace ejercicios. Pruebe a hacerlos antes de irse al trabajo. La liberación de endorfinas en su cuerpo animará su día.

*Excusa:* «No puedo levantarme tan temprano».
*Contrapunto:* Sí puede, si se va a la cama treinta minutos antes.

*Excusa:* «Estoy demasiado gorda».
*Contrapunto:* Si empieza a mover el esqueleto pesará menos.

*Excusa:* «El gimnasio sale demasiado caro».
*Contrapunto:* El costo de *no* hacer ejercicios es todavía mayor. Recuerde: si no tiene salud no tiene nada, y eso le costará *todo*.

*Excusa:* «Hace mucho frío».
*Contrapunto:* Cuando usted está haciendo ejercicios en su casa o en un gimnasio, seguro que no siente frío.

*Excusa:* «Hace mucho calor».
*Contrapunto:* Pruebe a vivir en la Florida. En este estado del sol tenemos aire acondicionado, y estoy seguro de que también lo tiene su gimnasio.

*Excusa:* «Hace mucho tiempo que no hago ejercicios».
*Contrapunto:* ¿Y eso qué? Un viaje de mil kilómetros comienza con un paso.

*Excusa:* «Hoy ponen algo bueno en televisión».
*Contrapunto:* Póngalo a grabar y lo verá más tarde.

*Excusa:* «No me siento motivada».
*Contrapunto:* Búsquese un amigo o amiga que la acompañe. Es más difícil faltar a una cita con los ejercicios cuando se va en pareja que si va sola.

*Excusa:* «Si hago ejercicios después voy a comer mucho».
*Contrapunto:* Las personas que hacen ejercicios son más propensas a comer bien, y viceversa.

Las mujeres suelen estar ocupadas, y algo tiene que quedar para después. El ejercicio es su última prioridad. Pero cuando la mayoría de las personas —y en esto incluyo también a los hombres— borran el ejercicio de su lista de cosas por hacer, sólo tienen tres alternativas:

1. hacerse los mártires y pretender que son víctimas y que no pueden hacer ejercicios;
2. imaginarse que siempre pueden ir mañana a sudar un poco; o
3. tratar de hacer *algo* físicamente activo, lo cual tiene implicaciones para toda la vida.

Por supuesto que la mejor opción es la tercera. Hacerse el mártir no es más que una profecía que nosotros mismos hacemos cumplir, y prometerse empezar mañana, una promesa que se repetirá día tras día. Decidirse a hacer algún tipo de ejercicio —y buscar la manera de cumplirlo— significa optar por elevar su calidad de vida y garantizarle a su cuerpo una buena forma física a largo plazo. La vida, después de todo, es un proceso a largo plazo.

**Jordan:** Si bien es cierto que hacer ejercicios añade otro compromiso de su tiempo en un día ya de por sí ocupado, al menos no parece crear *más* estrés. David Nieman, investigador de la Universidad Estatal Appalachian, introdujo a un grupo de control de mujeres estresadas (según lo determinado por exámenes psicológicos) a un estimulante programa de caminatas. Al cabo de un mes, las cotejó con otro grupo de control sedentario y encontró que las mujeres que caminaban «mantenían un elevado estado de ánimo».[11]

El ejercicio es un pasatiempo bien remunerado, pues reduce su riesgo de morir prematuramente (sobre todo a causa de las enfermedades cardiovasculares, primera causa de muerte entre las mujeres); recorta sus posibilidades de desarrollar hipertensión arterial; aminora las sensaciones de depresión y ansiedad; disminuye el estrés en su vida y ayuda a controlar su peso. El ejercicio también ayuda a formar y mantener articulaciones, huesos y músculos sanos, la mejor medida preventiva contra la osteoporosis. Por último, el ejercicio promueve el bienestar psicológico y mejora su estado de ánimo, lo cual tiene un impacto favorable en sus relaciones con su familia y sus amigos más cercanos.

Entonces, ¿qué más necesita para empezar a hacer veinte o treinta minutos de ejercicios cinco veces a la semana? ¿Tendrá que comprar una estera mecánica y caminar en ella después del trabajo mientras se actualiza con el noticiero de televisión? (Nunca ponga una estera mecánica en el cuarto de lavar: se convertirá en un tendedero.) ¿Necesita iniciar un club de caminantes con algunos amigos retirados? ¿O le hace falta un vídeo de ejercicios aeróbicos para acelerar su ritmo cardíaco mientras el niño toma su primera siesta? ¿Será necesario que prepare la cena antes de que llegue su esposo del trabajo para dejarlo luego vigilando a los niños mientras usted se va al gimnasio o a caminar por el barrio?

### ¿Necesita sudar un poco?
### Por Jordan Rubin

En lugar de comprarse una estera para caminar, que puede salir cara y ocupar bastante espacio, considere adquirir un rebotador. Esos minitrampolines trabajan de maravilla con la forma física funcional, pues puede comenzar con cinco o diez minutos de los ejercicios específicos y finalizar con otros cinco o diez minutos en el rebotador. Es cierto que se necesita buen equilibrio para saltar en esa cama elástica, pero pronto podrá ver los resultados. Muchos rebotadores vienen con una videocinta que puede seguir mientras hace sus ejercicios, o puede poner de fondo su música favorita, sólo para asegurar un buen ritmo. Los minitrampolines fortalecen los músculos, tendones y ligamentos, y ayudan a mantener huesos fuertes y densos. A las mujeres con problemas de la rodilla les gustan los rebotadores, porque sus pies caen sobre una superficie suave, a diferencia de la de una estera y otras. Y no tiene que comprar uno tan costoso como los que aparecen en los infomerciales de televisión. Puede adquirir su rebotador por menos de 40 dólares en la mayoría de las grandes cadenas de tiendas.

Cualquiera de estas opciones requiere disciplina, y he encontrado que el horario de la mañana es el mejor para hacer ejercicios, entre otras razones, porque no se puede cancelar una cita con el ejercicio que ya ha concluido. Ejercitarse en la mañana también tiene la ventaja de la sensación de cumplimiento que nos deja para el resto del día. Pero si para usted la mañana no funciona, entonces escoja la hora que más le convenga, pues su cuerpo es capaz de hacer ejercicios a cualquier hora. No obstante, me parece mejor la mañana, para que luego pueda descansar.

## Descanso y relajamiento

**Nicki:** ¿Puede alguien definirme las palabras *descanso* y *relajamiento*? Cuando las escucho juntas en la misma oración, pienso en un *spa*. No he estado en ninguno últimamente, aunque dejarse consentir con un servicio completo no parece mala idea. Pero, como relajarse en un baño de lodo con rodajas de pepino en los párpados es por ahora un sueño lejano, tendré que contentarme con algunos momentos de relajamiento cuando pueda. Por ahora, mi forma favorita de refrescarme es el baño sauna que tenemos en casa.

Vivimos en la Florida, donde la gente se esfuerza por *escapar* del calor, no por zambullirse en él, pero fue Jordan quien primero se relacionó con los baños sauna y algo que llaman hidroterapia, y que al principio sonaba como otra de sus ideas radicales. La hidroterapia, como luego explicó, consistía en utilizar agua fría o caliente con propósitos terapéuticos.

Por ejemplo, podía ser una hidroterapia tan sencilla como un baño prolongado en una tina de agua caliente con espuma de jabón, sumergiendo nuestros cuerpos y nuestras dolencias bajo una manta de relajante calor.

Otra forma de experimentar hidroterapia es flotar en la piscina del patio para experimentar un tipo de ingravidez similar a la que experimentan los astronautas al escapar de la fuerza de gravedad. Yacer en una tina de agua caliente cerca de los chorros de agua que proporcionan masaje a sus músculos adoloridos y las partes más sensibles de su cuerpo, especialmente la zona lumbar, es otro ejemplo de hidroterapia. Como también lo es sentarse en un baño sauna y ajustar el termostato por encima de los sesenta y cinco grados Celsius y permitir que ese calor húmedo calme su cuerpo y haga más lenta la actividad de los órganos internos.

Mientras éramos novios, me di cuenta de que a Jordan los baños sauna le entusiasmaban particularmente. Después de proponerme matrimonio y presentarme el anillo de compromiso, celebró la ocasión «comprándonos» un sauna portátil para el hogar. Era parte de un conjunto para armar, y después que nos casamos Jordan lo ensambló en el patio, y yo también me enamoré de él. En nuestros siete años de matrimonio, lo he usado cientos de veces. Hay dos cosas que me gustan de nuestro sauna portátil: puedo sentarme adentro y relajarme totalmente mientras leo una revista, y siento tanto calor y sudo tanto que *tengo* que beber varios vasos de agua para hidratarme. Puedo sentir cómo suda mi cuerpo las toxinas.

**Jordan:** Me encantan los saunas, al punto de que me he convertido en un fanático y un divulgador de la hidroterapia y de las propiedades curativas del agua. Esta obra una sanidad natural, y es un reductor del estrés que tiene efectos favorables sobre la piel y los músculos. Las formas más terapéuticas de la hidroterapia comprenden el agua caliente y fría. El agua caliente dilata los vasos sanguíneos, lo cual mejora la circulación de la sangre, acelera la eliminación de toxinas, alivia los músculos adoloridos, despeja los senos congestionados y ayuda al sistema endocrino, estimulando los reflejos nerviosos en la espina dorsal. El agua fría en cambio, constriñe los vasos sanguíneos, adormece los nervios, hace más lenta la respiración y mejora el aprovechamiento del oxígeno por las células.

Casi siempre, cuando tomo una ducha, alterno chorros de agua caliente y fría, lo cual es, puedo asegurarlo, una manera drástica de estimular la circulación.

Los atletas de clase mundial comprenden la importancia del calor y el frío. Meb Keflezighi, el corredor de fondo nacido en Etiopía que ganó para EE.UU. la medalla de plata olímpica en la maratón de los juegos de Atenas, en 2004, finaliza sus carreras de entrenamiento de 12 millas (cerca de 20 km) zambulléndose brevemente en las frías aguas de las montañas.[12]

*Allá en Rusia*
*Por Jordan Rubin*

No soy normalmente un tipo alocado y salvaje como el actor Steve Martin, pero durante mi vida he hecho unas cuantas cosas locas y salvajes. Un día, después de esquiar hasta que las piernas se me entumecieron en las cuestas de Vail, Colorado, le propuse a Nicki bañarnos en una tina caliente a la intemperie, con las estrellas por testigo. Fue muy vigorizante sacarme la toalla de baño en el aire gélido, antes de meter poco a poco mi cuerpo en el agua humeante.

Esa fue la parte salvaje. La parte loca consistió en saltar de la tina y dejarme caer sobre un montón de nieve moviendo piernas y brazos como un ángel nevado. ¡Vaya que pasé frío!

**Nicki:** Yo me quedé en la tina y no podía creer lo que veía. Lo que Jordan hizo no lo haría yo ni por un millón de dólares. No soporto un frío congelante. Cuando él regresó tiritando al agua que pelaba, me dijo que sintió como si un millón de alfileres le punzaran la piel. ¡No, eso no se hizo para mí!

Pienso en esa «hazaña» de Jordan en las Montañas Rocosas cada vez que leo los reportajes de Año Nuevo acerca de un club de «osos polares» que saltan a las aguas heladas del Lago Michigan, o de Coney Island, en Nueva York, cada primero de enero. Pero los «osos polares» americanos no son nada comparados con los rusos, que en el apogeo del invierno se zambullen, vestidos con mínimos trajes de baño Speedo, en hoyos cortados en el hielo ¡a plena medianoche! Los días 6 de enero, en la fiesta de la Epifanía, miles de rusos convergen en los ríos congelados para sumergirse en ellos en conmemoración del bautismo de Cristo. La temperatura suele estar muy por debajo de cero grados centígrados.

Creo que me quedaré con los ángeles nevados.

Ahora bien, si usted se resiste a la idea de abrir la llave del agua fría cuando está bajo la ducha, considere darse solamente un baño frío de pies. Meter sus pies en una tina llena de agua fría hasta cubrir las pantorrillas es una excelente alternativa. Pero no tiene por qué perder el sueño con esta situación de ducha caliente/ducha fría. Intente enfriar el agua durante quince a veinte segundos antes de elevar la temperatura casi hasta quemarse. Es sólo cuestión de acostumbrarse poco a poco. El presidente Thomas Jefferson metía los pies en agua fría cada mañana por otras razones: decía que gracias a esta práctica inusual nunca se resfriaba.[13]

Otra terapia corporal consiste en añadir varias gotas de aceites esenciales a un baño tibio. Lavanda, bergamota, cedro, manzanilla, romero e incienso son maravillosas fragancias que ascienden con el vapor del agua. Aspirarlas profundamente acaricia la mente y vigoriza el espíritu.

Los aceites esenciales son generalmente destilados de las hojas, tallos, flores, corteza, raíces u otros elementos de una planta. Las civilizaciones antiguas de Israel, Egipto, India, Grecia y Roma tenían los aceites esenciales como fuente primaria de sus perfumes. En sus obras, Hipócrates, el padre de la medicina, describió las esencias aromáticas de las plantas y los beneficios del masaje con sus aceites, que poseen cualidades curativas y mejoran el estado de ánimo.[14]

En la era moderna los aceites esenciales se utilizan en la fabricación de perfumes de alta calidad. No permita que la palabra aceite le desanime; no ocurre ninguna sensación grasienta cuando se mezclan con el agua caliente del baño un gotero de pachulí o limoncillo.

Los aceites esenciales son altamente concentrados, pero su fragancia permanece. Ellos constituyen una forma de aromaterapia. Disfruto cuando vierto un par de gotas de lavanda en las palmas de mis manos, me las froto y luego las ahueco, me inclino, e inhalo sus vapores. Acostumbro concluir así mi protocolo de higiene avanzada.

«La nariz es un poderoso órgano sensorial, y el sentido del olfato está directamente conectado con el sistema límbico del cerebro, que ayuda a controlar las emociones, la memoria y varias funciones del cuerpo», leemos en *Gale Encyclopedia of Alternative Medicine* [Enciclopedia Gale de medicina alternativa]. «Las investigaciones han demostrado que los aromas y el sentido del olfato influencian la capacidad para recordar, los estados de ánimo y las reacciones del organismo, tales como ritmo cardiaco, respiración, niveles hormonales y reacciones al estrés».[15]

Estimule su olfato con aceites esenciales. Los resultados le sorprenderán.

## Deje que el sol brille

**Nicki:** Otra forma de terapia corporal, créalo o no, son los baños de sol. Mientras crecía, me encantaba el verano, para acostarme cerca de la piscina en traje de baño y adquirir un magnífico bronceado. Pero he escuchado durante años, y quizás también usted, que una exposición excesiva al sol puede producir cáncer de la piel. *Melanoma* es una palabra que asusta, así que siempre que llevaba a Joshua a la playa, lo embadurnaba bien con cremas aceitosas que contuvieran factor de protección solar número 30, a fin de proteger de quemaduras su tierna piel de bebé.

Pero entonces Jordan se hizo una interesante pregunta: «¿Por qué experimentamos hoy en día tasas más altas de cáncer de la piel, si pasamos 90% de nuestro tiempo en interiores?»

Yo no había pensado en eso. Jordan señaló asimismo que nuestros antepasados —que permanecían afuera desde la salida del sol hasta su puesta— no desarrollaban cáncer de la piel a un ritmo siquiera aproximado al nuestro. Cuando le pregunté la razón, respondió que a su juicio se debe a que en nuestra dieta faltan los nutrientes adecuados y a que no comemos grasas saludables, y frutas y vegetales ricos en antioxidantes, que nos protegen naturalmente del cáncer de la piel.

**Jordan:** Al contrario de lo que generalmente se cree, los baños de sol —o tomar algo de sol durante el día— son en realidad muy saludables. Aunque todos hemos oído hablar de los peligros de desarrollar cáncer de la piel por acostarnos sobre una toalla en la arena de la playa, lo cierto es que necesitamos más sol, no menos. ¿Por qué? Pues porque el cuerpo deriva del sol la vitamina D, que mantiene los huesos sanos y el cáncer a raya. Hablando en términos fisiológicos, los rayos ultravioleta que integran la luz solar calientan la piel, la cual sintetiza milagrosamente la vitamina D, en formas de extrema importancia para nuestros cuerpos. Ésta vitamina desempeña un papel vital en la inmunidad y en la formación de los glóbulos de la sangre, además de que tiene propiedades para combatir el cáncer, como ya mencioné en la Llave # 2 cuando hablé del aceite de hígado de bacalao rico en omega-3. Me complace que los medios no especializados estén viendo la luz, por así decirlo, y estén de acuerdo conmigo. «¿Están muriendo los estadounidenses por falta de vitamina D?», se preguntaba un artículo de la revista *Newsweek* en 2005.[16] «Exponiendo los beneficios del sol», rezaba un titular del diario *Los Angeles Times*. Este último reportaje, que describía a la vitamina D como «la vitamina de la luz solar», destacaba estudios que sugerían que dicha vitamina era responsable de reducir el riesgo de linfoma, de mejorar la tasa de supervivencia en el cáncer del pulmón, y de contribuir a una disminución en las tasas de cáncer de la piel, lo cual le pareció «irónico» al redactor.[17]

Pero no a mí. No enarqué las cejas cuando leí que el doctor Edward Giovannucci, profesor de medicina y nutrición de la Universidad de Harvard, anunció en una reciente reunión de la Asociación Americana para las Investigaciones del Cáncer que sus hallazgos sugieren que la vitamina D sintetizada a partir de la luz solar podría prevenir treinta muertes por cada una causada por el sol.[18]

Le insto a incorporar a su rutina diaria los baños de sol. No estoy hablando de excederse y embadurnarse de loción bronceadora Hawaiian Tropic para exponerse toda la tarde al sol. Los Institutos Nacionales de la Salud de EE.UU. aseguran que todo lo que necesitamos es de diez a quince minutos de sol para que la síntesis de vitamina D ocurra.

Lo que seguro *no* necesita usted es visitar un salón de bronceado. Sé que son populares entre las damas que desean mantener todo el año un atractivo tono en la piel, especialmente las que viven en climas fríos y desean evitar esa palidez fantasmagórica. Comprendo las razones para un buen bronceado. Tanto las mujeres como los hombres se ven más saludables y atractivos con la piel tostada.

Pero los publicistas de la industria dicen que los salones de bronceado son menos peligrosos que el sol, cuando en realidad los rayos ultravioleta emitidos por fuentes electrónicas de luz UV son de dos a tres veces más poderosos que los que ocurren de manera natural en la luz solar.[19] Como sucede con los alimentos, cualquier cosa artificial es dañina para usted, mientras que lo que Dios creó —por ejemplo, la luz solar— le beneficia.

**Nicki:** Ojalá hubiera sabido eso cuando estaba en la secundaria. Nunca olvidaré la primera vez que me tendí en una camilla de bronceado: estaba en el primer año de secundaria y se acercaba la fiesta de promoción. Antes del gran baile visité un salón de bronceado media docena de veces y realmente adquirí un atractivo tono en la piel, pero aun entonces pensaba que había algo erróneo en acostarme bajo una luz artificial para que oscureciera mi epidermis.

Cuando llegué a la Universidad Estatal Morehead para comenzar mi primer año, lo primero que noté fue que todos en el *campus* estaban bronceados, incluso los muchachos. Luego, cuando me afilié a una fraternidad femenina, sentí la presión para que mantuviera bronceados mi cuerpo y mi rostro, así que compré un paquete de servicios en un salón de bronceado que atendía a los estudiantes de Morehead.

Desde entonces me bronceaba regularmente. Podría decir que estaba obsesionada con mi apariencia. Continué haciéndolo durante los siguientes cuatro o cinco años, aun después de mudarme al estado del sol. Pero cuando fui a la playa, algo raro me sucedió: después de solearme durante veinte minutos, noté que me habían aparecido lunares y manchas en mis brazos y mi pecho, y algo me dijo que el causante eran mis años frecuentando salones de bronceado. No he regresado a ninguno de esos palacios desde que Jordan y yo nos comprometimos, pero todavía tengo una constelación de lunares que no tenía antes. Si usted frecuenta un salón de bronceado como lo hacía yo, le insto a parar ahora, porque no le hará ningún bien a su salud.

**Jordan:** Exponerse a la luz del sol al menos quince minutos diarios es necesario para incrementar los niveles de vitamina D en su organismo. Si decide hacerlo al aire libre, considere también practicar algunos ejercicios de respiración profunda para eliminar toxinas a través de los pulmones. Comience por inhalar lentamente a través de la nariz, lo cual permitirá que sus pulmones se llenen por completo de aire. Cuente hasta cinco mientras aspira, y luego retenga el aliento por unos segundos antes de exhalar lentamente a través de la boca. Esto permite que el oxígeno se mueva rápidamente en su torrente sanguíneo.

Las técnicas de respiración profunda son más complicadas que esta simple descripción, pero representan una poderosa y tranquilizante herramienta para romper el ritmo de los rigores de la vida, al tiempo que restauran su energía. Dedicar unos minutos a practicar estos ejercicios de respiración será un bálsamo para su mente y vigorizará su espíritu.

Las madres en particular deben reservar alguna energía para enfrentar los desafíos de la crianza de los hijos, tal como un buen general mantiene una fuerza de reserva que puede aliviar la carga de sus exhaustos soldados en el frente de batalla. Practicar ejercicios de respiración profunda, relajarse en el sol y disfrutar de su forma favorita de hidroterapia le rejuvenecerá.

**Nicki:** Otra actividad sedante es la terapia musical y la receta es sencilla: escuchar música cristiana de alabanza y adoración. Nos encanta escuchar las canciones de alabanza y adoración de Hillsong. A mí me fascina el grupo Third Day, pero Casting Crowns, Jeremy Camp y MercyMe se cuentan también entre mis preferidos. A Jordan le gusta la música de Stephen Curtis Chapman, su artista favorito de todos los tiempos en el estilo gospel. Los beneficios de una terapia musical relajante se han conocido durante siglos.

Considere este pasaje de las Escrituras en 1 Samuel 16.14-23:

El Espíritu de Jehová se apartó de Saúl, y le atormentaba un espíritu malo de parte de Jehová. Y los criados de Saúl le dijeron: He aquí ahora, un espíritu malo de parte de Dios te atormenta. Diga, pues, nuestro señor a tus siervos que están delante de ti, que busquen a alguno que sepa tocar el arpa, para que cuando esté sobre ti el espíritu malo de parte de Dios, él toque con su mano, y tengas alivio. Y Saúl respondió a sus criados: Buscadme, pues, ahora alguno que toque bien, y traédmelo. Entonces uno de los criados respondió diciendo: He aquí yo he visto a un hijo de Isaí de Belén, que sabe tocar, y es valiente y vigoroso y hombre de guerra, prudente en sus palabras, y hermoso, y Jehová está con él. Y Saúl envió mensajeros a Isaí, diciendo: Envíame a David tu hijo, el que está con las ovejas. Y tomó Isaí un asno cargado de pan, una vasija de vino y un cabrito, y lo envió a Saúl por medio de David su hijo. Y viniendo David a Saúl, estuvo delante de él; y él le amó mucho, y le hizo su paje de armas. Y Saúl envió a decir a Isaí: Yo te ruego que esté David conmigo, pues ha hallado gracia en mis ojos. Y cuando el espíritu malo de parte de Dios venía sobre Saúl, David tomaba el arpa y tocaba con su mano; y Saúl tenía alivio y estaba mejor, y el espíritu malo se apartaba de él.

Como demuestra esta historia, la terapia musical relaja, refresca y sana. A veces, cuando Joshua siendo un bebé se ponía majadero, lo tomaba en mis brazos y caminaba con él cantándole. Una de las canciones que le cantaba era de alabanza, «Thy Word» [La Palabra], de Michael W. Smith. Casi siempre funcionaba.

*Lo que dicen las mujeres*
*Por Doris Bailey*

Cuando yo tenía quince años, era una jovencita que trataba de buscar su lugar en este mundo inmenso, pero que llevaba a flor de piel el rechazo y el hecho de no tener ningún amigo. Era diminuta de estatura —solamente 5 pies 2 pulgadas [1.58 m]— pero con mis 185 libras, demasiado pesada. En la escuela, siempre prefería quedarme atrás, donde nadie se fijara en mí ni me rechazara.

Una noche, Sonny, mi hermano mayor, en el último nivel de secundaria, invitó a algunos de sus compañeros a casa. Los muchachos estaban conversando y bromeando cuando uno de ellos me llamó la atención.

«Oye, Doris ¿quieres una manzana?», me preguntó. Fue y escogió una lustrosa manzana roja de un plato de frutas que estaba en el centro de la mesa del comedor.

«Claro», respondí sin pensarlo dos veces. El muchacho lanzó la manzana a través de la habitación. La atrapé y ya le había hincado el diente cuando de pronto dijo: ¡Hey, gente, miren al cerdito!

Todos se volvieron hacia mí, que quedé helada a media mordida, lo que sólo acentuaba la imagen de cerdo en el asador con una manzana en la boca. Estalló entonces, para mi mayor mortificación, una carcajada general. Corrí a refugiarme en mi cuarto, donde me dejé caer sobre la cama y estuve llorando el resto de la noche.

Lo que aquel muchacho dijo entonces, nunca en mi vida lo he podido olvidar. Nunca me había sentido bien conmigo misma antes de aquella noche y, por supuesto, mi autoestima no mejoró después.

Después que me casé, empecé a aumentar de peso sin parar, pues me encantaba ir a Perry Boy's, uno de esos restaurantes donde usted come todo lo que quiera, y donde llenaba el plato de jamón, tocineta, pollo frito, puré de papas y maíz en cada uno de mis cinco o seis viajes al bufé. Lenta, pero segura, sobrepasé las 280 libras después del nacimiento de mi segundo hijo, Brian.

Tras doce años de matrimonio, Jack y yo nos divorciamos. Me mudé a la zona central de California y me establecí en Modesto, donde conocí a Larry Bailey. Me casé con él en 1982, mientras trabajaba como ayudante certificada de enfermería en casas privadas y hogares de ancianos. Cuando mi peso continuó aumentando tras pasar la marca de las 300 libras, perdí toda esperanza de adelgazar. Intenté las dietas más populares: Overeater's Anonymous, Jenny Craig y Weight Watchers, pero nunca funcionaron. Bajaba cinco libras, pero luego me pasaba un poco, o no seguía la dieta al pie de la letra, y aumentaba seis. Era muy frustrante.

Entonces, un domingo en la mañana, escuché a Jordan Rubin en nuestra iglesia, recordándonos que debíamos presentar a Dios nuestros cuerpos en sacrificio vivo. Él nos desafió aquella mañana. «¿Pueden decir ustedes: "Esto es lo mejor que tengo y se lo entrego al Señor?"», preguntó. «¿Son ustedes un ejemplo de lo mejor de Dios? ¿No sería maravilloso que el pueblo de Dios estuviera rebosante de salud, tan vibrante que los demás pudieran distinguir a un cristiano a 10 metros de distancia?»

Yo no quería que me distinguieran. Décadas de obesidad habían dejado su saldo: asma, gota, osteoartritis, reflujo ácido y apnea del sueño. Mis rodillas estaban anquilosadas: sólo podía caminar con la ayuda de un bastón o un caminador.

Cuando llegué a casa, despejé mi alacena y mi refrigerador, y luego me fui a comprar los alimentos que Dios creó. Empecé a comer muchas más ensaladas y pollo al horno o a la parrilla. Dejé de comer carne de cerdo y golosinas azucaradas como las rosquillas rellenas de jalea y los pasteles de manzana. No más medios galones de helado de una sentada. Llené mi refrigerador de vegetales frescos, leche entera orgánica y hasta alguna leche y queso de cabra. Al principio no estaba muy entusiasmada. De almuerzo, comía manzanas, bananas o naranjas.

Inmediatamente vi como empezaba a bajar libras, sin volver a ganarlas. Qué bendición para alguien que había intentado en los últimos 38 años todas las dietas sin poder mantener la pérdida de peso ni mejorar su salud, ¡hasta que intenté la receta del Gran Médico! En un par de meses bajé 25 libras, de 330 a 305.

Me siento estimulada a seguir aplicando lo que he aprendido, y ahora me he fijado una nueva meta: ¡seguir bajando hasta llegar a 175 libras en 2 años!

## ℞ LA RECETA DEL GRAN MÉDICO PARA LA SALUD DE LA MUJER: ACONDICIONE SU CUERPO CON EJERCICIO Y TERAPIAS CORPORALES

- *Váyase a la cama más temprano, prestando especial atención a cuántas horas duerme antes de medianoche. Esfuércese por dormir cada noche ocho horas. Recuerde que el sueño es, aparte de los* nutrientes, lo más importante que puede incorporar a su régimen de salud.

- Haga el compromiso de hacer ejercicios tres veces a la semana o más.

- Incorpore a su rutina cotidiana entre cinco y quince minutos del método de forma física funcional.

- Finalice su próxima ducha cambiando la temperatura del agua a fresca (o fría) y permaneciendo bajo el chorro durante un minuto.

- Integre a su vida diaria los aceites esenciales.

- Dé una breve caminata y compruebe al final del día que se sentirá mucho mejor.

- Haga un esfuerzo consciente para practicar ejercicios de respiración profunda. Llene sus pulmones y retenga el aire durante varios segundos, antes de exhalar lentamente.

- Escuche música de adoración en su hogar, su automóvil o su iPod. Concéntrese en el plan de Dios para su vida.

La receta del Gran Médico para la salud de la mujer: semana # 4

Recuerde visitar www.BiblicalHealthInstitute.com y haga clic sobre la guía de recursos GPRx Resource Guide para aprender más sobre los alimentos y suplementos nutricionales recomendados en el plan Siete Semanas de Bienestar de La receta del Gran Médico. También puede encontrar en esta página web más de 250 recetas deliciosas y saludables, incluyendo las que aparecen en cursivas en este capítulo.

## Día 22

*Observe que algunos platos en los planes de comidas siguientes están en cursivas. Puede encontrar estas —y más de 250 otras— recetas deliciosas y saludables en www.Biblical-HealthInstitute.com.*

### Al levantarse

*Higiene avanzada:* Ya ha leído la Llave # 3 sobre la práctica de la higiene avanzada, y ha utilizado estos métodos durante varios días en su rutina matutina. Continuará aplicando lo que ha aprendido, pero en este capítulo no entraré en detalles. La nota dirá solamente: «Practique el protocolo de higiene avanzada». Si necesita refrescar las instrucciones, puede ir a «Refrescando la práctica de la Higiene avanzada», después de la Llave # 7, en la página 273.

*Suplementos*: Tome una porción combinada de fibra y superalimentos verdes que contenga semillas de linaza molidas, mezclada con 12 a 16 onzas de agua o jugo de vegetales crudo.

*Ejercicio:* Realice durante cinco minutos ejercicios del método de forma física funcional, similares a los descritos en este capítulo. Durante sus ejercicios beba 8 onzas de agua.

### Desayuno

Durante el desayuno, beba 8 onzas de agua.

dos huevos (omega-3 u orgánicos, preparados a su gusto)

un pedazo de fruta

tostada de pan integral germinado o sin levadura, con mantequilla

té caliente con miel de abejas

*Suplementos:* Tome dos cápsulas de multivitaminas de alimentos enteros, una cápsula de aceite de hígado de bacalao rico en omega-3, y dos cápsulas de una mezcla de calcio y magnesio basada en alimentos enteros.

### Entre el desayuno y el almuerzo

Beba 12 onzas de agua.

### Almuerzo

Durante el almuerzo, beba 8 onzas de agua.

ensalada de verduras con tres onzas de pollo y zanahoria, cebolla morada, pepino y pimientos rojos o amarillos

aliño para ensaladas saludable con aceite de oliva o aceite de linaza rico en lignano

un pedazo de fruta

*Suplementos:* Tome dos cápsulas de multivitaminas de alimentos enteros, una cápsula de aceite de hígado de bacalao rico en omega-3, y dos cápsulas de una mezcla de calcio y magnesio basada en alimentos enteros.

### Entre el almuerzo y la cena

Beba 12 onzas de agua.

### Cena

Durante la cena, beba 8 onzas de agua.

pescado de su elección

arroz integral

ensalada de verduras con pimientos rojos o amarillos, cebolla morada, col verde o morada, apio, pepino y zanahoria

aliño para ensaladas saludable con 1 cucharada de aceite de oliva extra virgen o aceite de linaza rico en lignano

*Suplementos:* Tome dos cápsulas de multivitaminas de alimentos enteros, una cápsula de aceite de hígado de bacalao rico en omega-3, y dos cápsulas de una mezcla de calcio y magnesio basada en alimentos enteros.

### Refrigerio/Postre

barra energética de alimentos enteros con sabor de manzana y canela (con beta-glucanos de fibra soluble de avena)

yogur, fruta y miel de abejas

### Antes de acostarse

*Ejercicios:* Salga a caminar afuera.

*Suplementos*: Tome una porción combinada de fibra y superalimentos verdes que contenga semillas de linaza molidas, mezclada con 12 a 16 onzas de agua o jugo de vegetales crudo.

*Higiene avanzada:* Practique el protocolo de higiene avanzada.

## Día 23

*Observe que algunos platos en los planes de comidas siguientes están en cursivas. Puede encontrar estas —y más de 250 otras— recetas deliciosas y saludables en www.Biblical-HealthInstitute.com.*

### Al levantarse

*Higiene avanzada:* Practique el protocolo de higiene avanzada.

*Suplementos*: Tome una porción combinada de fibra y superalimentos verdes que contenga semillas de linaza molidas, mezclada con 12 a 16 onzas de agua o jugo de vegetales crudo.

*Ejercicio:* Realice durante cinco minutos ejercicios del método de forma física funcional y, durante otros cinco, ejercicios de respiración profunda. Durante sus ejercicios beba 8 onzas de agua.

*Terapia corporal:* Dése una ducha caliente y fría. Después de una ducha normal, alterne sesenta segundos de agua tan caliente como pueda resistir, seguidos por sesenta segundos de agua tan fría como la pueda soportar. Repita el ciclo cuatro veces para un total de ocho minutos, finalizando con agua fría.

### Desayuno

Durante el desayuno, beba 8 onzas de agua.

Para preparar un saludable batido de frutas, mezcle en una licuadora lo siguiente:

8 onzas de leche entera, yogur o kéfir

1 cucharada de miel de abejas

1/2 taza de frutas frescas o congeladas (bananas, duraznos, bayas, piña, etc.)

1 cucharadita de aceite de linaza rico en lignano

1 porción de polvo proteínico (opcional)

*Suplementos:* Tome dos cápsulas de multivitaminas de alimentos enteros, una cápsula de aceite de hígado de bacalao rico en omega-3, y dos cápsulas de una mezcla de calcio y magnesio basada en alimentos enteros.

### Entre el desayuno y el almuerzo

Beba 12 onzas de agua.

### Almuerzo

Durante el almuerzo, beba 8 onzas de agua.

atún bajo en mercurio y rico en omega-3 sobre un pan integral germinado o sin levadura, con lechuga, tomate y brotes tiernos

un pedazo de fruta

*Suplementos:* Tome dos cápsulas de multivitaminas de alimentos enteros, una cápsula de aceite de hígado de bacalao rico en omega-3, y dos cápsulas de una mezcla de calcio y magnesio basada en alimentos enteros.

### Entre el almuerzo y la cena

Beba 12 onzas de agua.

### Cena

Durante la cena, beba 8 onzas de agua.

pollo en su estilo favorito

mijo con cebollas, champiñones y guisantes

*Suplementos*: Tome una porción combinada de fibra y superalimentos verdes que contenga semillas de linaza molidas, mezclada con 12 a 16 onzas de agua o jugo de vegetales crudo.

### Refrigerio/Postre

polvo de alimentos enteros en sustitución de una comida (con betaglucanos de fibra soluble de avena) mezclada con 12 onzas de agua

requesón, miel de abejas y bayas

### Antes de acostarse

*Ejercicios:* Salga a caminar afuera.

*Suplementos*: Tome una porción combinada de fibra y superalimentos verdes que contenga semillas de linaza molidas, mezclada con 12 a 16 onzas de agua o jugo de vegetales crudo.

*Higiene avanzada:* Practique el protocolo de higiene avanzada.

*Terapia corporal*: Dedique diez minutos a escuchar música relajante antes de retirarse a dormir.

## Día 24

*Observe que algunos platos en los planes de comidas siguientes están en cursivas. Puede encontrar estas —y más de 250 otras— recetas deliciosas y saludables en www.Biblical-HealthInstitute.com.*

### Al levantarse

*Higiene avanzada:* Practique el protocolo de higiene avanzada.

*Suplementos*: Tome una porción combinada de fibra y superalimentos verdes que contenga semillas de linaza molidas, mezclada con 12 a 16 onzas de agua o jugo de vegetales crudo.

*Ejercicio:* Realice durante cinco minutos ejercicios del método de forma física funcional, o pase diez minutos en un minitrampolín (también conocido como rebotador). Termine con cinco minutos de ejercicios de respiración profunda. Durante sus ejercicios beba 8 onzas de agua.

*Terapia corporal:* Expóngase veinte minutos a la luz solar directa.

### Desayuno

Durante el desayuno, beba 8 onzas de agua.

*Papilla de cinco granos* con dos cucharadas de polvo proteínico añadido después de la cocción.

fresas

té caliente con miel de abejas

*Suplementos:* Tome dos cápsulas de multivitaminas de alimentos enteros, una cápsula de aceite de hígado de bacalao rico en omega-3, y dos cápsulas de una mezcla de calcio y magnesio basada en alimentos enteros.

### Entre el desayuno y el almuerzo

Beba 12 onzas de agua.

### Almuerzo

Durante el almuerzo, beba 8 onzas de agua.

ensalada de verduras con 3 onzas de carne de res y zanahoria, cebolla morada, pepino y pimientos amarillos

aliño para ensaladas saludable con aceite de oliva o aceite de linaza rico en lignano

un pedazo de fruta

*Suplementos:* Tome dos cápsulas de multivitaminas de alimentos enteros, una cápsula de aceite de hígado de bacalao rico en omega-3, y dos cápsulas de una mezcla de calcio y magnesio basada en alimentos enteros.

### Entre el almuerzo y la cena
Beba 12 onzas de agua.

### Cena
Durante la cena, beba 8 onzas de agua.

carne roja de su elección

batata al horno con mantequilla

ensalada de verduras con pimientos rojos o amarillos, cebolla morada, col verde o morada, apio, pepino y zanahoria

aliño para ensaladas saludable con aceite de oliva o aceite de linaza rico en lignano

*Suplementos:* Tome dos cápsulas de multivitaminas de alimentos enteros, una cápsula de aceite de hígado de bacalao rico en omega-3, y dos cápsulas de una mezcla de calcio y magnesio basada en alimentos enteros.

### Refrigerio/Postre
barra de alimentos enteros con bayas antioxidantes (con betaglucanos de fibra soluble de avena)

manzana y mantequilla de almendras o ajonjolí (tahini)

### Antes de acostarse
*Ejercicios:* salga a caminar o participe en una actividad recreativa o deporte favorito.

*Suplementos*: Tome una porción combinada de fibra y superalimentos verdes que contenga semillas de linaza molidas, mezclada con 12 a 16 onzas de agua o jugo de vegetales crudo.

*Terapia corporal:* Tome un baño tibio durante quince minutos añadiéndole una taza de sal Epsom.

*Higiene avanzada:* Practique el protocolo de higiene avanzada.

*Hora de dormir:* Váyase a la cama a las 11:30 p.m.

## DÍA 25

*Observe que algunos platos en los planes de comidas siguientes están en cursivas. Puede encontrar estas —y más de 250 otras— recetas deliciosas y saludables en www.Biblical-HealthInstitute.com.*

### Al levantarse

*Higiene avanzada:* Practique el protocolo de higiene avanzada.

*Suplementos*: Tome una porción combinada de fibra y superalimentos verdes que contenga semillas de linaza molidas, mezclada con 12 a 16 onzas de agua o jugo de vegetales crudo.

*Ejercicio:* Realice durante quince minutos ejercicios del método de forma física funcional o pase quince minutos en el rebotador. Termine con cinco minutos de ejercicios de respiración profunda. Durante sus ejercicios beba 8 onzas de agua.

*Terapia corporal:* Dése una ducha caliente y fría. Después de una ducha normal, alterne sesenta segundos de agua tan caliente como pueda resistir, seguidos por sesenta segundos de agua tan fría como la pueda soportar. Repita el ciclo tres veces para un total de seis minutos, finalizando con agua fría.

### Desayuno

Durante el desayuno, beba 8 onzas de agua.

Para preparar un saludable batido de frutas, mezcle en una licuadora lo siguiente:

8 onzas de leche entera, yogur o kéfir

1 cucharada de miel de abejas

1/2 taza de frutas frescas o congeladas (bananas, duraznos, bayas, piña, etc.)

1 cucharadita de aceite de linaza rico en lignano

1 porción de polvo proteínico (opcional)

### Entre el desayuno y el almuerzo

Beba 12 onzas de agua.

### Almuerzo

Durante el almuerzo, beba 8 onzas de agua.

pavo sobre un pan integral germinado y sin levadura, con lechuga, tomate y brotes tiernos

un pedazo de fruta

*Suplementos:* Tome dos cápsulas de multivitaminas de alimentos enteros, una cápsula de aceite de hígado de bacalao rico en omega-3, y dos cápsulas de una mezcla de calcio y magnesio basada en alimentos enteros.

### Entre el almuerzo y la cena

Beba 12 onzas de agua.

### Cena

Durante la cena, beba 8 onzas de agua.

*Salmón salteado al limón.*

espárragos al vapor

ensalada de verduras con pimientos rojos o amarillos, cebolla morada, col verde o morada, apio, pepino y zanahoria

aliño para ensaladas saludable con aceite de oliva o aceite de linaza rico en lignano

*Suplementos:* Tome dos cápsulas de multivitaminas de alimentos enteros, una cápsula de aceite de hígado de bacalao rico en omega-3, y dos cápsulas de una mezcla de calcio y magnesio basada en alimentos enteros.

### Refrigerio/Postre

polvo de alimentos enteros en sustitución de una comida (con betaglucanos de fibra soluble de avena) mezclada con 12 onzas de agua

galletas de linaza o de granos integrales, o tortillas de maíz tostadas con hummus, salsa o guacamole

### Antes de acostarse

*Ejercicios:* Salga a caminar o participe en una actividad recreativa o deporte favorito.

*Suplementos*: Tome una porción combinada de fibra y superalimentos verdes que contenga semillas de linaza molidas, mezclada con 12 a 16 onzas de agua o jugo de vegetales crudo.

*Higiene avanzada:* Practique el protocolo de higiene avanzada.

*Terapia corporal:* Dedique diez minutos a escuchar música relajante antes de dormir.

### Hora de acostarse: *Váyase a la cama a las 11:15 p.m.*

Día 26 (día de ayuno parcial)

*Observe que algunos platos en los planes de comidas siguientes están en cursivas. Pue-de encontrar estas —y más de 250 otras— recetas deliciosas y saludables en www.Bibli-calHealthInstitute.com.*

### Al levantarse

Beba 12 onzas de agua.

### Desayuno

No desayune (día de ayuno parcial).
Beba 12 onzas de agua.

### Entre el desayuno y el almuerzo

Beba 12 onzas de agua.

### Almuerzo

No almuerce (día de ayuno parcial).
Beba 12 onzas de agua.

### Entre el almuerzo y la cena

Beba 12 onzas de agua.

### Cena

Durante la cena, beba 8 onzas de agua.
*Sopa de pollo*
vegetales cultivados
ensalada de verduras con pimientos rojos o amarillos, cebolla morada, col verde o morada, apio, pepino y zanahoria
aliño para ensaladas saludable con aceite de oliva o aceite de linaza rico en lignano
*Suplementos:* Tome dos cápsulas de multivitaminas de alimentos enteros, una cápsula de aceite de hígado de bacalao rico en omega-3, y dos cápsulas de una mezcla de calcio y magnesio basada en alimentos enteros.

### Refrigerio/Postre

ninguno (día de ayuno parcial)

**Antes de irse a la cama**

*Ejercicios:* Salga a caminar o participe en un deporte favorito o en actividades recreativas.

*Suplementos:* Tome una porción de mezcla pulverizada de fibras y superalimentos verdes, o cinco cápsulas de superfórmula verde. Ayúdese con un vaso de 12 a 16 onzas de agua

*Terapia corporal:* Tome un baño tibio durante quince minutos añadiéndole ocho gotas de aceites esenciales bíblicos.

*Higiene avanzada:* Practique el protocolo de higiene avanzada.

**Hora de acostarse: Váyase a la cama a las 11 p.m.**


## DÍA 27 (DÍA DE DESCANSO)

*Observe que algunos platos en los planes de comidas siguientes están en cursivas. Puede encontrar estas —y más de 250 otras— recetas deliciosas y saludables en www.Biblical-HealthInstitute.com.*

**Al levantarse**

*Higiene avanzada:* Practique el protocolo de higiene avanzada. Vea la página 273 para guiarse.

*Suplementos*: Tome una porción combinada de fibra y superalimentos verdes que contenga semillas de linaza molidas, mezclada con 12 a 16 onzas de agua o jugo de vegetales crudo.

*Ejercicio:* No haga ejercicios formales, pues es un día de descanso.

*Terapia corporal:* Ninguna.

**Desayuno**

Durante el desayuno, beba 8 onzas de agua.

un panqueque de trigo integral con jarabe de arce y mantequilla

4 onzas de yogur de leche entera con bayas y miel de abejas y ½ cucharadita de aceite de linaza rico en lignanos (opcional)

café orgánico recién molido con crema orgánica y miel de abejas

*Suplementos:* Tome dos cápsulas de multivitaminas de alimentos enteros, una cápsula de aceite de hígado de bacalao rico en omega-3, y dos cápsulas de una mezcla de calcio y magnesio basada en alimentos enteros.

### Entre el desayuno y el almuerzo

Beba 12 onzas de agua.

### Almuerzo

Durante el almuerzo, beba 8 onzas de agua.

ensalada de verduras con queso crudo, aguacate, nueces, aceitunas, zanahorias, cebolla morada, pepino y pimientos amarillos

aliño para ensaladas saludable con aceite de oliva o aceite de linaza rico en lignano

un pedazo de fruta

*Suplementos:* Tome dos cápsulas de multivitaminas de alimentos enteros, una cápsula de aceite de hígado de bacalao rico en omega-3, y dos cápsulas de una mezcla de calcio y magnesio basada en alimentos enteros.

### Entre el almuerzo y la cena

Beba 12 onzas de agua.

### Cena

Durante la cena, beba 8 onzas de agua.

salmón de lo alto a la parrilla

quinoa con cebollas y champiñones

zucchini estilo italiano

*Suplementos:* Tome dos cápsulas de multivitaminas de alimentos enteros, una cápsula de aceite de hígado de bacalao rico en omega-3, y dos cápsulas de una mezcla de calcio y magnesio basada en alimentos enteros.

### Refrigerio/Postre

barra de superalimentos verdes enteros (con betaglucanos de fibra soluble de avena)

nueces y semillas crudas y frutas secas

### Antes de acostarse

*Ejercicios:* Ninguno.

*Terapias corporales:* Ninguna.

*Suplementos:* Tome una porción combinada de fibra y superalimentos verdes que contenga semillas de linaza molidas, mezclada con 12 a 16 onzas de agua o jugo de vegetales crudo.

*Higiene avanzada:* Practique el protocolo de higiene avanzada.

*Hora de dormir:* Váyase a la cama a las 11 p.m.

## DÍA 28

*Observe que algunos platos en los planes de comidas siguientes están en cursivas. Puede encontrar estas —y más de 250 otras— recetas deliciosas y saludables en www.Biblical-HealthInstitute.com.*

### Al levantarse

*Higiene avanzada:* Practique el protocolo de higiene avanzada.

*Suplementos:* Tome una porción combinada de fibra y superalimentos verdes que contenga semillas de linaza molidas, mezclada con 12 a 16 onzas de agua o jugo de vegetales crudo.

*Ejercicio:* Realice durante quince minutos ejercicios del método de forma física funcional, o pase quince minutos en el rebotador. Termine con cinco minutos de ejercicios de respiración profunda. Durante sus ejercicios beba 8 onzas de agua.

*Terapia corporal:* Dése una ducha caliente y fría siguiendo las instrucciones de los días anteriores.

### Desayuno

Durante el desayuno, beba 8 onzas de agua.

tortilla de dos huevos con aguacate, queso, tomate, cebolla y pimienta

*Vegetales salteados.*

té caliente con miel de abejas

*Suplementos:* Tome dos cápsulas de multivitaminas de alimentos enteros, una cápsula de aceite de hígado de bacalao rico en omega-3, y dos cápsulas de una mezcla de calcio y magnesio basada en alimentos enteros.

### Entre el desayuno y el almuerzo

Beba 12 onzas de agua.

### Almuerzo

Durante el almuerzo, beba 8 onzas de agua.

mantequilla de almendras y miel de abejas, en velada pura de frutas sobre pan integral germinado o sin levadura

un pedazo de fruta

*Suplementos:* Tome dos cápsulas de multivitaminas de alimentos enteros, una cápsula de aceite de hígado de bacalao rico en omega-3, y dos cápsulas de una mezcla de calcio y magnesio basada en alimentos enteros.

### Entre el almuerzo y la cena

Beba 12 onzas de agua.

### Cena

Durante la cena, beba 8 onzas de agua.

pollo en el estilo de su elección

ensalada de verduras con pimientos rojos o amarillos, cebolla morada, col verde o morada, apio, pepino y zanahoria

aliño para ensaladas saludable con aceite de oliva o aceite de linaza rico en lignano

*Suplementos:* Tome dos cápsulas de multivitaminas de alimentos enteros, una cápsula de aceite de hígado de bacalao rico en omega-3, y dos cápsulas de una mezcla de calcio y magnesio basada en alimentos enteros.

### Refrigerio/Postre

polvo de alimentos enteros en sustitución de una comida (con betaglucanos de fibra soluble de avena) mezclado con 12 onzas de agua

*Tarta de manzanas germinada*

### Antes de acostarse

*Ejercicios:* Salga a caminar o participe en una actividad recreativa o deporte favorito.

*Suplementos*: Tome una porción combinada de fibra y superalimentos verdes que contenga semillas de linaza molidas, mezclada con 12 a 16 onzas de agua o jugo de vegetales crudo.

*Higiene avanzada:* Practique el protocolo de higiene avanzada.

*Terapia corporal:* Dedique diez minutos a escuchar música relajante antes de dormir.

*Hora de dormir:* Váyase a la cama a las 10:30 p.m.

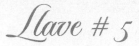

# Llave # 5

## Reduzca las toxinas en su ambiente

**Nicki:** Cuando Joshua tenía catorce meses, decidimos que tomara lecciones de natación. Había una piscina cerca, así que lo inscribimos para que aprendiera los fundamentos de cómo mantenerse a flote. Pero después de la segunda o tercera sesión, noté algo diferente en el niño. Se comportaba como si le doliera el estómago. Lo que es peor, al cambiarle los pañales estaban más sucios que nunca. Hablé con mis amigas al respecto y me dijeron: «Oh, si se está metiendo en una piscina con cloro, va a tener dolor de estómago y va a ensuciar los pañales». Y así era: cada vez que tomaba una lección de natación, no tardaba mucho en ocurrir ambas cosas.

**Jordan:** La historia de Joshua es un recordatorio de que vivimos en un mundo tóxico que incluye piscinas desbordantes de agua clorada. Soy un apasionado en este tema, debido a que me preocupan mucho las toxinas ambientales y cómo pueden envenenar nuestros cuerpos debido a una exposición permanente a numerosas concentraciones de sustancias químicas, tanto grandes como pequeñas. Las toxinas ingresan a nuestros cuerpos junto con el aire que respiramos, los alimentos que comemos, las cosas que tocamos, los productos que nos aplicamos en la piel e incluso las piscinas donde nadamos. Estos residuos químicos se conocen como la *carga corporal* de la persona, un legado químico que según los científicos es el resultado de décadas de depender cada vez más de sustancias químicas sintéticas en nuestra vida diaria. Se hace cada vez más evidente que si bien los avances de la química han hecho mucho más cómoda la vida humana, todos podríamos estar pagando mañana un alto precio.

Esté o no usted al tanto —y yo diría que muy pocas personas lo están— cientos, si no miles de compuestos químicos contaminan nuestros alimentos, nuestros hogares, nuestra sangre y, a la larga, también a nuestros hijos. Tendríamos que preguntarnos por qué el autismo, que antes afectaba a uno de cada 10.000 niños, es hoy el azote de uno de cada 166. ¿Por qué ha habido una explosión en las tasas de incidencia de asma entre la infancia?[1] En nuestra familia, a Nicki le fue muy difícil quedar embarazada, como les sucede hoy a millones de parejas. (Una de cada doce parejas estadounidenses en edad reproductiva es infecunda.[2]) ¿Estaría su batalla con la infecundidad relacionada con toda una vida de exposición a contaminantes ambientales y sustancias químicas?

Pienso de vez en cuando acerca de estas cosas, y también nuestros funcionarios de salud pública han dedicado recientemente más tiempo e investigaciones al papel de las toxinas en nuestro ambiente. Los Centros para el Control y Prevención de Enfermedades de Estados Unidos, CDC, han publicado desde 1999 tres evaluaciones sobre la carga corporal colectiva de la nación, y cada informe de «biomonitoreo» muestra que cada vez nos contaminamos más, en un caldo de pesticidas, disolventes, plásticos y metales que son el resultado de vivir en un mundo material. El último informe, publicado en 2005, declaraba que los científicos de CDC investigaron la posible presencia de 148 sustancias químicas ambientales en muestras de sangre y orina donadas por varios miles de participantes, escogidos al azar. En comparación, el informe inicial publicado en 1999 sólo tenía como objetivo veintisiete,[3] mientras que casi 80.000 sustancias químicas aparecen registradas actualmente para uso comercial.

Los principales hallazgos del informe del 2005 fueron que los niños tienen acumuladas en sus cuerpos concentraciones de sustancias químicas mayores que los adultos, especialmente metales pesados, pesticidas y una familia de sustancias químicas llamadas *ftalatos*, que se utilizan para incrementar la flexibilidad y resistencia de los plásticos. Las mujeres en edad de tener hijos continúan mostrando una gran exposición al mercurio, nocivo para el feto que crece en el útero. «Hemos contaminado nuestros propios nidos», decía el pediatra Jerry Paulson, portavoz de la organización Médicos por la Responsabilidad Social, después de la publicación del tercer informe nacional sobre la exposición humana a sustancias químicas ambientales. «Hemos contaminado el ambiente de tal manera que ahora existen cantidades mensurables de sustancias potencialmente tóxicas en el organismo de las personas, tanto de los mayores como de los menores».[4]

El cuerpo intenta absorber y excretar las toxinas por diferentes vías. Las hidrosolubles, como el ácido úrico y el amoniaco, se excretan principalmente a través de la orina, mientras que otras como el dióxido de carbono y las benzodiazepinas, son liberadas por la piel y los pulmones. En cambio, las sustancias químicas liposolubles, como las dioxinas, ftalatos y cloro, se acumulan en nuestro tejido adiposo, donde pueden persistir durante meses o años antes de ser eliminadas por nuestros sistemas, principalmente el gastrointestinal, y a través del sudor.

Aunque sería imposible regresar a un mundo prístino como el jardín del Edén, nos conviene adoptar medidas para protegernos a nosotros y a nuestros hijos de las toxinas potencialmente dañinas que acechan en nuestro entorno, lo cual constituye la Llave # 5 para liberar nuestro potencial de salud.

*El predominio del estrógeno, segunda parte*
*Por la doctora en medicina Pancheta Wilson*

En la Llave # 2, el capítulo que trataba sobre la importancia de agregar suplementos nutricionales a la dieta, describí cómo un desequilibrio del estrógeno, hormona femenina, conduce a una amplia variedad de afecciones, incluyendo una exacerbación de la endometriosis, de la presencia de la levadura *Candida albicans* y del insomnio. Este desequilibrio hormonal fue estudiado durante años por el doctor en medicina John Lee, que recibió su entrenamiento en Harvard, y fue quien acuñó el término «predominio del estrógeno». El desequilibrio hormonal se crea cuando la proporción entre el estrógeno y la progesterona se inclina demasiado en una sola dirección, generalmente en la del exceso de estrógeno, que a su vez «domina» el organismo. Según el doctor Lee, millones de mujeres sufren de un relativo déficit de progesterona en relación con la presencia de estrógeno en sus cuerpos.

El desequilibrio del estrógeno es ocasionado por varios factores. Sus niveles se reducen naturalmente entre los treinta y cinco y los cincuenta años, los llamados años de la premenopausia, que forman parte del proceso de envejecimiento. Las píldoras anticonceptivas, que contienen estrógeno, y la terapia de reemplazo de estrógeno (ERT) contribuyen a un empeoramiento del predominio del estrógeno, pero su mayor contribuyente podría estar relacionado con factores ambientales.

Hormonas y sustancias químicas de composición similar a la del estrógeno se encuentran en ciertos alimentos que consumimos. No es un secreto que gran parte del ganado que se cría en Estados Unidos es alimentado con granos, heno y piensos que contienen nitratos y antibióticos. Algunos animales reciben piensos y forrajes tratados con pesticidas. Es por eso que recomiendo comer carne de animales criados con alimentación orgánica y pastos.

Gran parte de nuestro ganado come rutinariamente piensos entrelazados con hormonas como el *acetato de melengestrol*, o MGA, el cual mejora la tasa de crecimiento en novillas criadas en potreros; así como con tampones que contienen bicarbonato de sodio, para neutralizar la acidez en sus tractos digestivos. Estos aditivos ayudan a los ganaderos a cebar sus rebaños, lo cual a su vez engrosa sus bolsillos. Estas prácticas, sin embargo, transmiten a quienes comen sus carnes una miríada de toxinas que alteran las hormonas.

Los tejidos grasos de los peces de criadero son imanes para una serie de toxinas que ellos reciben al comer pienso fabricado con pescado molido. Oscilan desde los bifenilos policlorados (PCB), un grupo de sustancias químicas que se utiliza en pinturas, tintas y tinturas; hasta las dioxinas y metales presentes en el ambiente. El mercurio, un metal pesado, es especialmente prevaleciente en ciertos atunes enlatados. Residuos de pesticidas suelen cubrir las frutas y vegetales cultivados con métodos convencionales, y los compuestos petroquímicos que se encuentran en los artículos domésticos de higiene personal. El jabón, champú y acondicionadores, suelen tener estructuras químicas similares a la del estrógeno, y pueden por tanto empeorar el efecto de esta hormona.

Uno tendría que vivir en una burbuja para escapar del exceso de compuestos similares al estrógeno a que estamos expuestos debido a las sustancias químicas que contienen las cremas, lociones, aerosoles para el cabello y desodorantes ambientales, así como también los disolventes industriales que utilizamos para limpiar los pisos, la cocina y el baño. Insto a las mujeres preocupadas por su salud a someterse a una prueba de saliva para determinar si padecen un desequilibrio de estrógeno. Un laboratorio clínico puede realizar exámenes para evaluar los niveles de las siguientes ocho hormonas: estradiol, estrona, estriol, progesterona, testosterona, DHEA, androstenediona y cortisona. (Pregunte a su médico por las pruebas de saliva o aprenda a realizar este examen en casa visitando www.salivatest.com. El doctor Joseph Mercola recomienda Aeron Labs, cuyo teléfono sin cobro revertido en EE.UU. es el 1-800-631-7900.)

Una vez que tenga los resultados, debe consultar con un especialista en terapia hormonal. En mi oficina, apoyo a las mujeres que desean descontinuar los fármacos de terapia de reemplazo de hormonas (HRT), tales como Premarin, Provera o PremPro, y una larga lista de similares. Según el doctor Lee, las que se someten a estos productos de HRT corren un riesgo 29% mayor de desarrollar cáncer mamario; 26% más alto de enfermedades cardiovasculares; y 41% más elevado de accidentes cerebrovasculares, por no hablar de los efectos colaterales como aumento de peso, fatiga, depresión, irritabilidad, jaquecas, insomnio, aventazón, disminución de la libido, problemas con la vesícula biliar y coágulos.[5]

Sí recomiendo la terapia hormonal natural, junto con una crema de progesterona. Estos son efectivos estrógenos de origen vegetal obtenidos a partir de un ñame que se da silvestre en México. La progesterona en crema tiene una estructura química idéntica a la que sintetiza el *corpus luteum* de los ovarios, y es fácilmente absorbida por la piel.

A través de los años, y con plena confianza, he instruido a centenares de mujeres menopáusicas y perimenopáusicas sobre las ventajas de esta HRT natural. Aunque algunas han reportado episodios de insomnio, muchas han manifestado alivio de sus síntomas y que han vuelto a ser las mismas de siempre. Los típicos acaloramientos son ahora un distante recuerdo..

Le exhorto a aprender más acerca de la terapia natural con crema de progesterona, así como de la terapia hormonal biológicamente idéntica, que se crea a partir de extractos aislados de plantas, y se administra por vía oral y por medio de una crema transdérmica. Estas cremas pueden incrementar su vitalidad, renovar su equilibrio emocional y mejorar su piel.

## ADITIVOS TÓXICOS

**Jordan:** Aunque la mayoría de los metales pesados que se acumulan en el cuerpo humano son resultado de la contaminación ambiental, debido a sus usos industriales, tampoco ayuda el hecho de que comamos alimentos entreverados con sustancias químicas, y frutas y vegetales rociados con pesticidas.

La doctora Liz Lipski, autora de *Digestive Wellness* [Bienestar digestivo], señala que el estadounidense promedio consume catorce libras de aditivos por año.[6] Los alimentos que Dios definitivamente no creó, vienen con colorantes y preservantes, saborizantes y emulsificantes, humectantes y antimicrobianos.

A mi juicio, entre los peores aditivos de la industria alimentaria se encuentran los edulcorantes artificiales sin calorías, o bajos en calorías, tales como:

- los paquetitos azules de Equal, que contienen aspartame
- los paquetitos rosados de Sweet'N Low, que contienen sacarina
- los paquetitos amarillos de Splenda, que contienen sucralosa.

Estos compuestos químicos son varios cientos de veces —si no miles— más dulces que el azúcar, y se encuentran en cualquier restaurante de Estados Unidos. Un nuevo producto, Sunett, hecho a partir de Acesulfame K, está tratando de ganarse un asiento en la mesa, como también Aclame, 2.000 veces más dulce que la sucrosa. Procuran una buena tajada de un inmenso mercado: 180 millones de estadounidenses comen y beben regularmente productos sin azúcar, según estadísticas recientes compiladas por la organización Calorie Control Council.[7] Pero, ¿son tan tóxicos los edulcorantes artificiales? Pues bien, le cuento que la abuela de un colega colgó en su patio un comedero para colibríes, y lo llenó de agua azucarada para atraerlos. En una ocasión, el azúcar se le acabó y mezcló el agua con Splenda. Al día siguiente descubrió con horror tres colibríes muertos en el patio.

Claro que usted no va a caer del cielo como un colibrí envenenado si alguien pone un poco de Splenda en su té helado, pero ante el tribunal de la opinión científica, los edulcorantes artificiales han sido objeto de intensos debates e investigaciones en los últimos cuarenta años, desde que el ciclamato —un edulcorante sin calorías utilizado en gaseosas de dieta como Tab— fue prohibido por la Administración de Drogas y Alimentos de Estados Unidos en 1970.

Las gaseosas de dieta no tienen valor nutricional, por lo que tampoco tiene sentido beberlas si contienen edulcorantes artificiales. Además de las sospechas sobre efectos cancerígenos, los alcoholes y polioles del azúcar, tales como el sorbitol, malitol, isomalt y muchos otros con sofisticados nombres que forman parte de populares edulcorantes artificiales, pueden crear considerables problemas digestivos. El doctor Prabhakar Swaroop, profesor asistente de gastroenterología en la Universidad de San Luis, dice que «estos alcoholes de azúcar están compuestos por cadenas largas, y nuestros cuerpos no están acostumbrados a descomponerlas. En grandes cantidades, pueden causar diarrea, gases y aventazón, lo que la gente llama «un efecto laxante».[8]

En lo referente a los riesgos químicos para la salud de los alimentos convencionalmente producidos, recomiendo los alimentos orgánicos, que por definición son aquellos cultivados o elaborados sin usar pesticidas, como ya apuntamos en la Llave # 1. En años recientes se ha presentado un nuevo problema ambiental: los alimentos genéticamente modificados, como el frijol de soya, maíz, algodón y colza. Se les llama «alimentos GM» o cultivos «biotecnológicos».

Todos los seres vivos tienen un código genético en sus células que les hace crecer de cierta forma. Desde los años 1990, los científicos han descubierto cómo cambiar los genes de las plantas para hacerlas crecer más, más densas y más resistentes contra las plagas de insectos; pero otros temen que la ingeniería genética desencadene un desastre ecológico entre la población. Los críticos han llamado a estos cultivos genéticamente modificados «Frankencomida» o «asbestos agrícola», y yo nunca comería a sabiendas un producto elaborado con cultivos GM.

No creo que haya más que un puñado de personas al tanto de que casi la tercera parte de las tierras de cultivo en Estados Unidos están sembradas de variedades
genéticamente alteradas,[9] aun cuando, según la firma encuestadora Pew Research,
41% de los estadounidenses dicen saber que en las tiendas de víveres del país se venden alimentos GM.[10] Muchos compradores llenan sin saberlo sus carritos de compras de estos comestibles genéticamente modificados, porque alrededor de 75% de
los alimentos procesados —aceites de cocina, cereales envasados, productos de granos y comidas congeladas—contienen ingredientes GM, según la organización Gro-
cery Manufacturers of America.[11] Estas noticias son otra razón para comer solamente
los alimentos que Dios creó, en una forma sana para el cuerpo.

Si usted es quien hace por lo general las compras de víveres para su hogar, le insto a comprar productos orgánicos, en la medida en que su presupuesto se lo permita.
Como ha señalado la revista *ConsumerReports*: «Una creciente serie de investigaciones demuestran que los pesticidas y otros contaminantes están más presentes de lo
que pensábamos en los alimentos que comemos. Además, los estudios prueban que
comiendo alimentos orgánicos usted puede reducir su exposición a riesgos potenciales para la salud asociados con estas sustancias químicas».[12]

En un interesante reportaje sobre tendencias, la revista dominical del diario
*Los Angeles Times* anotaba el comienzo de un creciente movimiento llamado «de
la alimentación sostenible», lo cual significa establecer una cadena más pequeña de
compraventa de alimentos por parte de restaurantes y consumidores ansiosos por
comprar carne, frutas y vegetales de producción local. En la actualidad sólo 1 o 2%
de lo que comemos en Estados Unidos se produce a nivel local, y los productos del
agro se transportan a un promedio de 1.500 millas hasta su supermercado local,
según un estudio realizado en 2001 por el Centro Leopold para una Agricultura Sostenible de la Universidad Estatal de Iowa.[13]

Los líderes del movimiento por una alimentación sostenible urgen a los consumidores a buscar alternativas orgánicas a los alimentos convencionales en coopera-
tivas, tiendas de productos naturales, mercados campesinos, kioscos al borde de la
carretera y huertas y árboles frutales sembrados en el patio. Respecto al costo más
alto de comprar productos locales, los proponentes del movimiento dicen que usted
puede elegir entre pagarles ahora a los agricultores o pagarle más tarde a su médico.
Nada más cierto sobre las ventajas de comer productos orgánicos.

*¿Usamos el microondas o no?*
*Por Nicki Rubin*

En nuestro hogar no tenemos horno microondas. Para algunas mujeres, eso sería como decir: «No tenemos secador de pelo en el baño». 90% de las cocinas americanas están equipadas con un horno microondas, para calentar la comida sobrante o comidas congeladas. Pero mientras Jordan y yo nos dedicábamos a equipar nuestro nido después de la luna de miel, él le echó una mirada a mi microondas y movió la cabeza con un gesto negativo. Según me explicó entonces, los hornos microondas emiten radiaciones en forma de frecuencias de radio. Cuando esas ondas de energía bombardean la comida, la agitación causa una fricción molecular que destruye la frágil estructura de las vitaminas, minerales y enzimas que contienen los alimentos.

La Administración de Drogas y Alimentos de Estados Unidos (FDA) regula los hornos microondas y cree que su uso es seguro, pero todavía no se sabe a ciencia cierta si existe un vínculo entre la exposición a los microondas y enfermedades como el cáncer. Por nuestra parte decidimos no correr riesgo alguno, ¿Para qué?

No he echado de menos el microondas, aun después que dejé de darle el pecho a Joshua y tuve que calentar su fórmula en la hornilla. Calentar un poco de agua para entibiar su biberón toma apenas un par de minutos. Tampoco he extrañado la rapidez del microondas para calentar comida sobrante. He descubierto que cuando deseo calentar algo rápidamente, me basta un horno-tostadora de la vieja escuela. En él puedo asar papas, calentar chuletas de cordero y cualquier otra sobra que tenga en el refrigerador. Esos hornitos calientan más rápido que el horno normal, consumen menos energía y son más fáciles de limpiar.

Mi plato favorito preparado en el horno-tostadora es la pizza casera hecha con panecillos ingleses germinados, que no sólo son una saludable fuente de fibra y otros nutrientes, sino que se calientan en un santiamén y no tienen ese sabor a cosa mojada de algunas comidas especiales para microondas.

## Respire hondo

**Jordan:** Otro problema ambiental que nos afecta es la presencia de toxinas en el aire de nuestros hogares. Con respecto al aire que respiramos, las ventanas de doble hoja y la calefacción o aire acondicionado permanentes aseguran que el aire fresco se quede afuera, y que dentro se quede un aire estancado y químicamente contaminado.

Las viviendas bien aisladas, y las ventanas y puertas energéticamente eficientes de hoy, atrapan el aire «usado» en el que flotan partículas perjudiciales de dióxido de carbono y nitrógeno, así como caspa de animales. En los edificios de oficinas, los sistemas de calefacción, aire acondicionado y ventilación no reciben el mantenimiento apropiado y son con frecuencia fuentes de toxinas aéreas como el asbesto y el dióxido de nitrógeno.

Tal vez usted haya notado toda la atención que se concede a las enfermedades relacionadas con el moho, y cómo se han desmantelado viviendas para limpiar paredes y columnas de las esporas de moho verde o negro. Algunas personas que residen en ambientes infestados de moho han sido diagnosticadas con problemas de las glándulas tiroides y suprarrenales, fatiga crónica y déficit de memoria. Es difícil realizar un verdadero cambio de estilo de vida —o acordarse de hacerlo— si un aire interior de poca calidad drena sus energías.

Cuando la Agencia de Protección Ambiental de Estados Unidos (EPA) realizó una encuesta en 600 hogares de seis ciudades del país, los investigadores descubrieron que las concentraciones de 20 compuestos tóxicos eran cientos de veces mayores dentro de las viviendas que fuera de ellas. «Si tuviéramos afuera los valores que hemos medido adentro», dijo el portavoz de la EPA, Lance Wallace, «habría un tremendo clamor para limpiar el aire libre».[14] La EPA evalúa la contaminación del aire en interiores como uno de los cinco problemas ambientales más urgentes que enfrenta el país.

Mi amigo, el doctor Joe Mercola, apunta que muchos hogares tienen niveles de polución del aire entre 25 y 100 veces mayores que los del aire que rodea la vivienda.

Como en nuestros días pasamos tanto tiempo en espacios interiores confinados, un contaminante que ingrese a una vivienda tiene mil veces más probabilidades de llegar a sus pulmones que uno liberado en exteriores.[15]

El remedio para la deficiente calidad del aire dentro de su hogar es abrir sus puertas y ventanas varias veces al día para permitir que el aire fresco fluya adentro, sin importar cuán fría o caliente esté la temperatura en el exterior. Incluso en el pegajoso verano de Florida, Nicki y yo aireamos regularmente la casa, y hemos dormido en la alcoba principal con una ventana abierta de par en par. También hemos instalado en casa cuatro purificadores de aire que funcionan por medio de cargas eléctricas que capturan las partículas, microbios y mohos flotantes.

Los purificadores de aire son una tecnología maravillosa, que se está abaratando más cada año, pero no compre los que utilizan el ozono como fuente primaria de purificación, ya que la sobreexposición a esta forma de oxígeno puede causar síntomas asmáticos e incluso dañar los pulmones, de acuerdo con el doctor Mercola. También debe evitar los purificadores iónicos, que no filtran tanto polvo ni se acercan al rendimiento de otros equipos de probada calidad.

Hay otras medidas que puede tomar en su casa para mejorar la calidad del aire.

Cambie con frecuencia los filtros de la calefacción y el aire acondicionado. De ser posible, compre filtros de alta eficiencia que atrapen partículas de una micra de tamaño. También es imperativo lavar sus sábanas y almohadas a menudo. Según la Clínica Mayo, en sábanas y fundas acampan por millones los ácaros del polvo.[16]

Estas criaturas microscópicas habitan aun en los hogares más limpios, y sus residuos —excretas y despojos en descomposición— se mezclan con el polvo y flotan en el aire. «Si usted no es alérgico a los residuos de los ácaros del polvo, no le afectarán», dice el artículo de la Clínica Mayo. «Pero si lo es, le harán estornudar todo el año. Los ácaros del polvo son una de las causas más comunes del asma perenne y los síntomas de alergia».

Estos arácnidos, que prefieren ambientes tibios, prosperan prácticamente en cualquier lugar de la casa: en el sofá, las alfombras, muñecos de peluche y cubrelechos. Pero su lugar favorito son sus sábanas, donde cada noche asisten a un cálido y acogedor bufé para comer hasta hartarse: el de las células muertas de su piel.

Aunque no es posible deshacerse por completo en una casa de los ácaros del polvo, sí puede tomar medidas para reducir su población. Sacudir y aspirar una vez a la semana, con especial atención a alfombras, sofás, cortinas y persianas es una excelente manera de empezar. Reduzca las aglomeraciones, eliminando viejos periódicos y revistas y minimizando la cantidad de adornos encima de mesas y estantes, que sólo crían polvo. Lave las sábanas, fundas de almohadas y cobijas todas las semanas y reduzca la humedad interior a 50% o menos con el aire acondicionado y equipos deshumidificadores, pues los ácaros del polvo se marchitan y mueren si no pueden absorber humedad del aire.

Y por último, no duerma en la misma habitación con su perro o gato.

*¿Es usted un caos?*
*Por Nicki Rubin*

Sandra Felton, residente del sur de la Florida, nunca echaba a la basura los folletos ya vencidos de las ofertas especiales que le llegaban con su correo chatarra. ¿Por qué? Porque cuando llegaba el próximo podía comparar si traía una oferta mejor.

Al menos, así pensaba ella. Mientras tanto, le era imposible extraer los folletos de debajo de las pilas de papeles, revistas y periódicos dispersas por toda su casa. Cuando alguno de sus hijos se arañaba una rodilla, tampoco podía encontrar una simple vendita. Sandra era, según sus palabras, «un caos».

Parte del proceso de reducir las toxinas en su ambiente consiste en mantener su casa despejada, lo que ayuda a eliminar de las áreas de estar microscópicos ácaros del polvo y otras criaturas. Pero las personas desordenadas y las almacenadoras, que no soportan deshacerse de revistas, periódicos viejos y otros objetos inútiles, crean un escenario donde es prácticamente imposible limpiar, aspirar las alfombras o baldear los pisos hasta un nivel mínimo de limpieza.

Pero aunque usted sea «un caos» o conviva con alguna de esas personas, siempre puede cambiar las cosas. En la situación de Sandra, ella comenzó por conseguir tres cajas y ponerles los siguientes rótulos: «Para botar»; «Para regalar»; y «Para guardar en otra parte». Luego empezó a despejar su casa, comenzando por la puerta frontal, antes de dirigirse al primer mueble con gavetas.

En la caja marcada «Para botar» puso todo lo que había acumulado en la primera gaveta. Estaba decidida. No guardó la pluma que a veces no escribía, ni el almanaque del año anterior, pese a que tenía bonitas fotos. Librarse del atasco era más importante que quedarse con un almanaque vencido.

Durante la primera pasada no se preocupó por limpiar las paredes, las cortinas, los muebles y la tapicería. Básicamente, organizaba una habitación antes de pasar a la siguiente. Cuando hubo hecho suficiente para un día —trabajando una o dos horas— guardó las cajas y al día siguiente comenzó donde se había quedado.

Sandra hizo lo que ella llama el método «Mount Vernon» de limpieza. En la que fuera residencia de George Washington, el personal de mantenimiento llega cada mañana y comienza por la puerta frontal, limpiando las habitaciones una por una. En otras palabras, terminan con una antes de proseguir a la próxima. Usted debe limpiar y organizar sus habitaciones una por una, en lugar de ordenar una parte de la sala antes de ocuparse del montón de correspondencia, papeles y cuentas por pagar acumulado sobre el mesón de la cocina. Limpiar y recoger la casa mediante el método Mount Vernon le proporcionará una sensación de misión cumplida, y liberará el ambiente doméstico de toxinas indeseadas.[17]

Aunque las plantas dispuestas en el interior absorben su cuota de compuestos tóxicos y contaminantes, y deben ser parte del ambiente de su hogar, no se extreme poblando de ellas su vivienda, ya que incrementan la humedad, lo cual puede resultar en más ácaros del polvo. No obstante, soy una fanática de las plantas dentro del hogar, especialmente después de conocer un estudio de la Administración Nacional de la Aeronáutica y el Espacio (NASA) que demuestra que variedades como la hiedra inglesa, la siempreviva china y la higuera llorona pueden absorber hasta 87% de las toxinas flotantes en el aire estancado.[18] Las plantas interiores sanas y maduras no sólo limpian la atmósfera de su casa sino que añaden un adorable acento verde.

En algunas partes de Estados Unidos se incluye una prueba de radón en la inspección de una vivienda antes de que alguien la compre. Este es un gas incoloro e inodoro que puede ser cancerígeno, y cuando los niveles de radón son mayores de lo que permiten las normas del gobierno, generalmente se les pide a los vendedores que costeen una ventilación adicional del inmueble, otra prueba de que el aire fresco es un bienvenido antídoto a las toxinas que flotan en el aire que respiramos.

Quizás usted no haya prestado mucha atención a los limpiadores domésticos que guarda bajo el fregadero de la cocina o en los gabinetes del baño. Esos productos de limpieza generalmente contienen sustancias químicas y disolventes potencialmente dañinos, que exponen a las personas a los compuestos orgánicos volátiles o VOC, lo cual puede causar irritación en los ojos, la nariz y la garganta.

Los pulimentos de muebles, ambientadores, adhesivos y limpiadores domésticos contienen altos volúmenes de VOC, así como de sustancias químicas orgánicas semivolátiles. Los ambientadores sintéticos y los productos de limpieza con fragancias se cuentan entre los peores, pues hacen insalubre el aire interior y provocan reacciones en la piel, los ojos y el sistema respiratorio.

Según la Asociación Americana del Pulmón, las madres y los niños preescolares pasan 90% de su tiempo en interiores; comprenderá entonces por qué necesitamos preocuparnos. En los hogares donde los aerosoles y ambientadores se usaban con frecuencia, las madres sufrían 25% más de jaquecas y 19% más de depresión, mientras que los infantes de menos de seis meses tenían 30% más de infecciones del oído y una incidencia de 22% mayor de diarrea, según un estudio realizado por la Universidad de Bristol en Inglaterra.[19]

En *Safe Shopper's Bible* [La Biblia del comprador seguro] de la cual es coautor mi buen amigo David Steinman, encuentro recomendaciones con respecto a la calidad del aire interior. En primer lugar, puede renunciar a comprar ambientadores, desodorantes y removedores de olor. Además de comprar más plantas para interiores, debe llevar a su hogar *sachets* florales y colocarlos en áreas estratégicas de la casa. Las tiendas de productos para la salud también venden frascos con fragancias y partes botánicas secas.

**Nicki:** Recuerdo cuando conectaba a un tomacorriente esas unidades que venden por ahí, pensando que mi apartamento estaría fragante, entonces no sabía mucho sobre las toxinas en el ambiente interior de una casa. Descubrí que las velas perfumadas eran excelentes sustitutos de esas fragancias conectables, como también las velas de cera de panal, que contienen una infusión de aceites esenciales y son las más sanas que uno puede encender en su hogar.

Por fortuna, ninguno de nosotros tres es sensible a las sustancias químicas, pero exponerse innecesariamente a las toxinas tampoco tenía sentido. Descubrí que una mezcla de vinagre y agua funcionaba para limpiar las superficies de la cocina, las ventanas y los herrajes. Jordan sugirió que probara con limpiadores multipropósito de una compañía llamada Seventh Generation, y de inmediato me gustaron sus productos para la limpieza doméstica y su detergente para lavar. Seventh Generation es una marca «alternativa» que utiliza aceites de maíz, palma y coco, así como recursos renovables en lugar de petroquímicos, para formular sus productos. También vale la pena intentar las marcas Bi-O-Kleen, Orange TKO y Aubrey Organics. Recomiendo los trapeadores, paños y plumeros de PerfectClean. Estos están disponibles online en www.SixWise.com.

Los trapeadores y paños de PerfectClean se fabrican con «ultramicrofibra», lo cual significa que usted limpia solamente con agua, no necesita limpiadores químicos.

En estos días hago pocas cosas como lavar las toallas de mano cada par de días, o aspirar mi alfombra y las baldosas del piso con una aspiradora que tiene un filtro de alta eficiencia para las partículas del aire (HEPA) ya que los contaminantes a menudo se mezclan con el polvo de la casa. Estos filtros recogen 99% de las partículas con un diámetro mayor de 0,3 micras.

**Jordan:** Según Philip Dickey, de la Coalición contra los Tóxicos de Washington, los productos de limpieza más peligrosos son los limpiadores de cañerías, de hornos, los de inodoros que contienen ácidos y cualquier otro que contenga cloro o amoniaco, dos sustancias que, por cierto, nunca deben combinarse.[20]

La revista *The Green Guide* hizo un trabajo excelente al describir cómo hacer de su hogar un lugar naturalmente limpio en vez de un depósito de toxinas químicas. He aquí una lista bastante exhaustiva:

- **Limpiadores multipropósito y detergentes para fregar y lavar.**
  Problema: Estos productos basados en derivados del petróleo contienen ftalatos, sustancias químicas que se han vinculado con el cáncer en pruebas de laboratorio.
  Solución: busque productos menos tóxicos de las marcas Ecover, Seventh Generation, Aubrey Organics y Vermont Soapworks.
- **Jabones y limpiadores antibacterianos, lejía, removedores de manchas, desinfectantes, limpiadores de vidrios y polvos abrasivos para el baño.**
  Problema: La lejía de cloro, un desinfectante común, quema al contacto los ojos y la piel y es otro presunto cancerígeno. Muchos polvos abrasivos y soluciones limpiadoras contienen lejía
  Solución: El vinagre blanco ayuda a matar bacterias, mohos y virus. Una pasta hecha con polvo de hornear y agua funciona efectivamente para restregar fregaderos, bañeras y mesones. También se recomiendan los higienizantes de la marca Seventh Generation.
- **Limpiadores de cañerías, hornos e inodoros.**
  Problema: Son terriblemente corrosivos para el ambiente y pueden quemar la piel y los ojos al contacto.
  Solución: Para las cañerías haga que el plomero utilice una cinta metálica o pruebe con los limpiadores de cañerías de las marcas Earth Friendly o Naturally Yours. Puede cubrir el horno con una pasta hecha con agua y polvo de hornear, dejándola toda la noche antes de empezar a restregar, por supuesto, con guantes. Los inodoros se limpian perfectamente con polvos abrasivos que no contienen cloro como el Ecover Toilet Cleaner.
- **Pulimentos para muebles y metales.**
  Problema: Contienen destilados del petróleo que dañan los nervios.

Solución: Mezcle una cucharadita de aceite de oliva y media taza de vinagre blanco, o busque productos que no contenga disolventes, hechos de aceites minerales o vegetales.

- **Ambientadores de habitaciones y otros productos perfumados.**
Problema: Las fragancias pueden provocar reacciones alérgicas y asmáticas. Solución: Abra las ventanas ¡y permita que entre aire fresco! Los *sachets* de flores o plantas proveen aromas suaves. Busque productos perfumados con aceites esenciales de origen vegetal tales como el de limoncillo, verbena o lavanda.[21]

Por último, hay otro artículo de limpieza doméstica que es un peligro potencial para la salud, y son las baterías de cocina recubiertas de teflón o similares: sin embargo, gozan de una inmensa popularidad: según la Asociación de Fabricantes de Enseres de Cocina en 2004 se vendieron 95 millones de calderos y sartenes antiadherentes.[22]

Si bien los utensilios antiadherentes facilitan su limpieza, estudios científicos —así como demandas judiciales— sugieren que a temperaturas medias y altas este tipo de enseres despide emanaciones potencialmente dañinas.[23] Además, una sustancia química clave en la fabricación de estas superficies —pero que no se encuentra en otros calderos y sartenes— se considera prevaleciente en el entorno doméstico y en la sangre de la mayoría de los estadounidenses.[24]

Investigaciones científicas en torno a los riesgos de los enseres de cocina antiadherentes han motivado a ocho compañías norteamericanas, incluyendo a la líder de la industria, DuPont, a eliminar de todos los productos de consumo antes del 2015 una sustancia química perjudicial utilizada para fabricar el teflón. Se trata del *ácido perflorooctanoico*, o PFOA, y se ha asociado con el cáncer y los defectos congénitos en animales, al tiempo que se encuentra en la sangre de 95% de los estadounidenses, incluyendo a las mujeres embarazadas.[25]

Como hicimos con el hornos microondas, hemos desterrado los calderos y sartenes antiadherentes de nuestro hogar, le recomendamos que haga lo mismo. Los enseres de cocina de acero inoxidable, o de metal recubiertos de cerámica, son mucho más seguros para usted. Si cocina con calderos de teflón, asegúrese de utilizar aceite de coco, que es más estable que el aceite vegetal, y procure no calentar sus alimentos a altas temperaturas, ya que eso parece liberar en el aire más partículas tóxicas.

## Hágase la luz
## Por Jordan Rubin

En los primeros años de la posguerra de la década de 1940, un talentoso fotógrafo llamado John Ott construyó un gran invernadero y colgó cámaras sobre las plantas. Tomando instantáneas separadas por segundos o minutos, consiguió captar la apertura de las flores,

Cuando las imágenes se juntaban como una secuencia y se proyectaban como película daban la ilusión de una flor abriéndose en cuestión de segundos, en vez de horas. Ott se acreditó la invención de la fotografía por lapsos de tiempo.

Un señor llamado Walt Disney oyó hablar de la invención de Ott y le pidió que trabajara en varios filmes de Disney sobre la naturaleza, incluyendo *The Secrets of Life* y *Nature's Half-Acre*. Mientras trabajaba con varios tipos de luz para sus flores, Ott descubrió que el espectro total de la luz —la misma clase de luz que emana del sol— mejoraba significativamente el crecimiento de las plantas. Las suyas no crecían tan bien bajo luces fluorescentes, tan populares hoy en oficinas y fábricas.

Se dio cuenta de que la luz fluorescente emite una luz diferente de la del sol, y que no es tan saludable como los rayos ultravioleta de la luz solar, que proveen una fuente significativa de vitamina D.

John Ott se convirtió en promotor de la luz de espectro total, y dedicó el resto de su vida a estudiar los efectos saludables de la luz solar y la luz de espectro total. Recomendaba cambiar la iluminación fluorescente o incandescente a luz de espectro total, la cual, como la luz del sol, también comprende rayos ultravioleta.

Considerando que pasamos la mayor parte del tiempo en interiores, y no tomamos toda la luz solar que deberíamos, me di cuenta de los beneficios de instalar una iluminación de espectro total en la casa que construimos el año pasado. Según una información del diario *The Wall Street Journal*, un estudio de la compañía Pacific Gas and Electric encontró que las ventas se incrementaron un promedio de 40% en las tiendas con luces de espectro total, y en tres estados los estudiantes tuvieron un rendimiento de 10 a 20% mejor en los exámenes bajo este tipo de luz.[26]

La luz de espectro total es más amarillenta, como la del sol, y permite leer más fácilmente sin forzar la vista.

## HABLANDO DE AGUA

**Jordan:** Cuando las aves migratorias y los turistas escapan a la Florida, ven numerosos lagos y estanques pespunteando el paisaje, y experimentan las torrenciales turbonadas del verano, así como huracanes de categoría cuatro que azotan las áreas costeras, dejando caer entre diez y veinte pulgadas de lluvia en veinticuatro horas. En esas circunstancias, la mayoría de los forasteros creen que Florida tiene una superabundancia de agua potable para el consumo humano.

La realidad es que los floridanos enfrentamos la misma escasez de agua que puede encontrarse en otras regiones del país, a pesar del hecho de que nuestro estado recibe cincuenta y cuatro pulgadas de lluvia como promedio anual. El problema es que los floridanos utilizamos más agua per cápita que los residentes de cualquier otro estado, excepto California.[27]

En interés de la seguridad pública, los funcionarios que se encargan de administrar el agua en nuestros distritos deben tratar nuestra agua potable antes de enviarla a través del acueducto municipal. El primer paso comprende añadirle cloro o una alternativa de este, la *cloramina*, un requisito de las leyes federales para matar las bacterias patógenas.

El tratamiento del agua es un proceso complejo. He aquí cómo se procesa el agua antes de que llegue a nuestros grifos:

- Coagulación de los contaminantes utilizando sulfato ferroso y ácido sulfúrico para reducir la materia orgánica que ocurre naturalmente.
- Floculación (proceso mediante el cual se crean grumos con las pequeñas partículas) mediante aditivos poliméricos para reducir la materia orgánica natural.
- Sedimentación para asentar las partículas floculadas.
- Estabilización.
- Ozonización del agua clara después de la sedimentación (el ozono es un fuerte oxidante que destruye bacterias y virus dañinos como la *Giardia* y *Cryptosporidium* así como compuestos que promueven olores y sabores.
- Adición de cal para estabilizar el ph del agua tratada.
- Fluorización (añadir flúor), que supuestamente provee beneficios para la salud dental de quienes beben el agua (aunque este ha sido tema de muchos debates en la comunidad naturista de la salud).

- Desinfección, mediante filtros de materiales diversos que contienen arena y carbón vegetal activado para remover las partículas restantes.
- Filtración, y luego adición de una combinación de cloro y amoniaco que produce un desinfectante llamado *monocloramina*, para dar el toque final al agua y prepararla para su almacenamiento.
- Adición de hidróxido de sodio para producir el ph final deseado del agua de beber, antes de su almacenamiento en grandes tanques subterráneos de concreto llamados «pozos claros».[28]

Dispénseme mientras bebo un sorbo de Trinity Springs, un agua embotellada que viene de un manantial natural, sin la química de la que nos trae el acueducto municipal. Digámoslo así: procuro no tener que beber nunca más el agua de la llave. Es por eso que hice instalar en el garaje un sistema de filtración de agua para toda la casa. Cuando el agua municipal —tratada ya con suficientes compuestos químicos como para abrir una tienda de suministros para piscinas— llega a nuestra propiedad, este sistema de filtración elimina el cloro y otras impurezas antes de que el precioso líquido entre en nuestras cañerías. Mi familia puede beber confiadamente agua filtrada de todas las llaves de la casa, y también podemos lavar y cocinar nuestros alimentos con agua filtrada.

Un sistema de filtración de agua para una vivienda representa una inversión de varios miles de dólares, dependiendo del tamaño del inmueble. Pero usted no necesita gastar tanto dinero para mejorar drásticamente la calidad del agua que se recibe en su hogar. Una jarra con filtro de carbón incorporado cuesta entre veinte y cuarenta dólares, e instalar filtros de agua en los lavamanos de los baños y el fregadero de la cocina tiene también un costo razonable.

Si puede instalar un filtro de agua en su hogar, póngalo en la ducha, ¿sabía usted que pararse bajo el chorro de agua que brota de la ducha es el equivalente a beber de seis a ocho vasos de agua clorada? Esa es la cantidad de cloro que la piel, cuyos poros están abiertos por el agua caliente, absorbe, además de la cantidad de cloro gaseoso que se inhala.

El cloro es una poderosa sustancia química que tiene un fuerte efecto sobre su piel y también sobre su cabello, debido a la forma en que se acopla a este y descompone las proteínas, tornándolo seco y frágil y causándole comezón en la piel y caspa en el cuero cabelludo. Ducharse con agua clorada expone su piel a un volumen relativamente grande de solución clorada diluida, la cual reacciona con la grasa de la piel para formar compuestos de cloro que pueden ser absorbidos por el cuerpo. La exposición constante al agua clorada promueve un proceso de envejecimiento de la piel, en forma no muy diferente a como lo hace una exposición excesiva al sol.

Los filtros para la ducha oscilan desde los baratos de bloques de carbón, similares a los de las jarras, hasta los más sofisticados de degradación kinética por fluxión (KDF), que contienen una aleación especial de alta pureza para eliminar del agua el cloro, los metales pesados y las bacterias. Una vez instalados, estos filtros para la ducha remueven la carga tóxica durante un año hasta que el filtro necesite ser cambiado.

Si usted prefiere un baño caliente en la tina, puede comprar unas bolas filtrantes para el baño que flotan en la tina y según se dice eliminan 90% del cloro que contiene el agua. (Para más información sobre productos de filtración de agua visite www.BiblicalHealthInsitute.com y haga clic sobre la guía de recursos GPRx Resource Guide.)

## HIGIENE Y BELLEZA FEMENINAS

Cambiemos ahora de tema y hablemos de la necesidad de usar papel sanitario no blanqueado y productos de higiene femenina orgánicos. En los años 1980, el síndrome de *shock* tóxico (TSS) costó la vida a decenas de mujeres. Este síndrome estaba vinculado a los tampones superabsorbentes que creaban un caldo de cultivo idóneo para las bacterias *Staphilococcus aureas*. Recientemente, según un estudio de la Universidad de Minnesota, el síndrome de *shock* tóxico está volviendo a hacer de las suyas, aunque no con tanta agresividad.[29] Le recomendamos utilizar los tampones menos absorbentes posibles y cambiarlos cada cuatro horas. Si experimenta fiebre alta, escalofríos, vómitos, diarreas o una erupción debe buscar atención médica.

Durante el *shock* tóxico, la presión sanguínea desciende a niveles peligrosamente bajos. Creo que las mujeres deberían considerar usar papel sanitario y tampones orgánicos y no blanqueados. Muchos productos convencionales para la higiene femenina se fabrican con fibras absorbentes que han sido previamente blanqueadas con cloro, el cual como acabo de describir es una toxina que debemos evitar. El papel sanitario y los tampones hechos ciento por ciento con algodón orgánico certificado, y blanqueados sin cloro, son más seguros para las pieles sensibles, y no contienen colorantes ni fragancias irritantes. Asimismo, utilizar productos de algodón orgánico mantiene fuera de su cuerpo una gran cantidad de peligrosas toxinas de cloro y residuos de pesticidas. Un excelente productor de papel sanitario y tampones orgánicos es la compañía Seventh Generation (www.seventhgeneration.com).

**Nicki:** Personalmente, me he cambiado en gran medida a los productos orgánicos, en lo que respecta a limpiadores y tonificadores faciales, lociones para el cuerpo y humectantes. Sin embargo, en cuanto al champú, aerosoles para el cabello y maquillaje, la historia es diferente. Aunque he tratado de encontrar en las tiendas de productos para la salud algunos que me gusten, me ha sido difícil localizar algo mejor que mi champú favorito, que he estado usando por años. El aerosol de laca para el cabello que encuentro en esas tiendas especiales también tiende a ser muy pegajoso, y no me gusta esa apariencia tan rígida. Prefiero un aerosol para el cabello que apenas pueda sentir después que me lo aplico, pues me gusta la sensación de cabello real en mi cabeza. Aunque me pongo la menor cantidad posible, Jordan nunca quiere estar en el baño o en nuestra alcoba cuando me lo aplico, siempre debo advertirle antes de usarlo.

En cuanto a los cosméticos, uso para las pestañas, el lápiz labial y el delineador de labios los de la marca Lancôme. Tampoco he podido encontrar maquillajes o aerosoles para el cabello orgánicos que me agraden, pero en cuanto a este último, continúo buscando, pues sé que debo evitar las toxinas que contienen esos productos. Una de las ventajas de quedarme en casa con Joshua es que la mayor parte del tiempo no tengo que ponerme maquillaje, pero cuando salgo, siempre lo uso.

**Jordan:** En *The Safe Shopper's Bible* se nos dice que los cosméticos se han usado durante miles de años, aun antes de que comenzara a escribirse la historia, con propósitos de belleza, poder y mayor sexualidad.[30] Si bien las mujeres privilegiadas de los antiguos imperios de Egipto, Grecia y Roma utilizaban una variedad de minerales y compuestos naturales para oscurecer sus pestañas y cejas, y dar color a sus labios, también dependían de sustancias más tóxicas para darse la apariencia adecuada durante el festival de equinoccio, día de las carreras, en el Coliseo. Las mujeres egipcias utilizaban sulfato de plomo para pintarse de negro los párpados. En Atenas, las mujeres coloreaban sus labios y pintaban sus cejas con lápices de carbón, y en tiempos de César, las damas romanas de alcurnia utilizaban compuestos tóxicos de mercurio como colorantes y plomo blanco para blanquear su piel.[31]

En los últimos 2000 años, las cosas no han cambiado mucho. Cuando hablo en conferencias femeninas, digo sin titubear que nunca pondría en mi piel algo que no pudiera comer. La razón es que la piel es superabsorbente y una buena manera de demostrarlo es frotar un poco de ajo molido en las plantas de sus pies. Puede creérselo a alguien que bailó en la boda de un amigo oliendo a ajo fresco: veinte minutos después de frotar sus pies con dientes de ajo, usted correrá al baño a cepillarse los dientes, pues su aliento también olerá a ajo. De manera similar, cuando usted frota un lápiz labial en sus labios, está introduciendo agentes potencialmente dañinos en su torrente sanguíneo.

Las sustancias químicas tóxicas abundan en los cosméticos y artículos de higiene personal que usamos a diario. Productos como los lápices, brillos y acondicionadores labiales, tinturas y aerosoles para el cabello, champúes y jabones, contienen rutinariamente disolventes químicos y ftalatos, aunque usted nunca lo sabría leyendo las etiquetas porque la larga lista de ingredientes abunda en palabras polisilábicas impronunciables e incomprensibles para el consumidor promedio. La etiqueta no le dará una explicación de cómo funcionan esos ingredientes, dejando así en la oscuridad a aquellas mujeres preocupadas por su salud.

Permítame aclarar un poco esta situación. Los ftalatos son compuestos químicos con muchos usos industriales, incluyendo el de preservar los cosméticos y fragancias. Recientes evidencias científicas están despertando serias preocupaciones, debido a que se ha demostrado que ciertos ftalatos causan una amplia variedad de efectos adversos en animales de laboratorio, incluyendo daños al sistema reproductivo y el desarrollo, a los órganos y las glándulas internas, y cáncer. Desde el punto de vista de la industria, los productores de ftalatos alegan que los niveles de exposición humana están muy por debajo de los niveles mínimos de seguridad fijados por los organismos reguladores de Estados Unidos.

Debe ser su objetivo minimizar cuando y donde sea posible su exposición a las toxinas potencialmente dañinas que hay en nuestro entorno. Cosméticos naturales libres de ftalatos pueden encontrarse en tiendas progresistas de víveres y naturistas, pero cada vez están más disponibles en farmacias, supermercados y tiendas de productos de belleza de los centros comerciales.

Incluso aplicarse en las axilas desodorantes que le impidan sudar puede elevar su riesgo de cáncer mamario. Esos productos contienen sustancias químicas como las sales de aluminio, que imitan el estrógeno natural del cuerpo, y que se sabe que aumentan el riesgo de cáncer de seno.[32] Los científicos están estudiando estos antitranspirantes, en razón de su uso tan cerca de los senos, y de que las mujeres los usan a menudo después de afeitarse, lo cual puede facilitar su absorción. Considere usar los productos antitranspirantes o desodorantes que se venden en las tiendas de alimentos naturales. Para más información sobre nuestros productos de cuidado personal favoritos visite www.BiblicalHealthInstitute.com y haga clic en la guía de recursos GPRx Resource Guide.

**Nicki:** Como ya le he dicho, me ha sido difícil encontrar sustitutos orgánicos para los cosméticos y artículos de higiene personal de uso diario, pero espero que los cosméticos orgánicos para la piel mejoren a medida que crezca el mercado para ellos. Espero que Jordan y su equipo de investigadores nos brinden productos más efectivos y utilizables, que creo están en fase de desarrollo mientras escribo esto. Estoy de acuerdo con él en cuanto a que vale la pena minimizar, siempre que se pueda, la exposición a las toxinas potencialmente dañinas.

**Jordan:** En el futuro, los jabones, champúes y cremas para la piel orgánicos deben ser más fáciles de encontrar, ya que el Programa Nacional Orgánico del Departamento de Agricultura de Estados Unidos, USDA, declaró en 2005 que los cosméticos pueden venderse con el rótulo «Orgánicos USDA» con tal de que 95% de sus ingredientes lo sean. Sin las regulaciones del USDA se pondrían etiquetas a los productos de manera anárquica, afirma Craig Minowa, científico ambientalista de la Asociación de Consumidores Orgánicos. «Ahora los consumidores pueden buscar el sello USDA y saber que el producto reúne estándares exigentes».[33]

## Salud de las mamas

Cada vez que hojeo una de esas lustrosas revistas editadas en Miami, me da la impresión de que cada dos páginas han insertado un anuncio de cirugía para aumentar los senos. A lo largo de South Beach, los cuerpos bronceados y esbeltos son objeto de adoración, y muchas mujeres peor dotadas se sienten —por una serie de razones— impelidas a mejorar lo que Dios les dio con implantes de senos. Las inyecciones de botox y las liposucciones son también populares.

¿Recuerda que hablábamos de no introducir toxinas ambientales en su cuerpo? La Administración de Drogas y Alimentos de Estados Unidos, FDA, prohibió los implantes de gel de silicona en 1992 (excepto para los pacientes de mastectomía), con posterioridad a una ola de demandas judiciales, incluyendo una de alto perfil en la que estuvo involucrada la firma Dow Chemical, fabricante de dichos implantes.

La compañía perdió una decisión multimillonaria cuando una mujer reclamó que su producto le había causado un trastorno autoinmune. Dow Chemical solicitó más tarde, en 1995, la protección federal contra la bancarrota, para ampararse de decenas de miles de otras demandas relacionadas con sus implantes de senos.[34]

Los implantes salinos, que tienen una cubierta de silicona y se aumentan hasta la talla deseada con agua salina esterilizada, fueron los únicos aprobados por la FDA después de la prohibición de los de gel de silicona. (Eso cambió en 2005, cuando la FDA aprobó implantes rellenos de gel de silicona producidos por la compañía Mentor and Inamed.)

Por una serie de razones, principalmente culturales, la cirugía para aumentar los pechos se ha vuelto muy popular en los últimos diez años. Según la Sociedad Estadounidenses de Cirujanos Plásticos, en 2004 se realizaron más de 264.000 cirugías de implante de pechos artificiales, con propósitos puramente cosméticos,[35] el doble de las realizadas en 1998. De pronto, todas las mujeres, desde jóvenes estrellas de Hollywood hasta las madres urbanas que llevan a sus hijos a partidos de fútbol infantil, están programando citas con cirujanos plásticos. El rumor en los distritos más pudientes del sur de la Florida es que las muchachas de secundaria están pidiendo como regalo de graduación a sus padres una cirugía para agrandarse los senos, lo cual explica parcialmente por qué la cantidad de adolescentes que se han sometido a estas operaciones en todo el país se ha cuadruplicado desde finales de los años 1990.[36]

Estas jóvenes están sin duda influenciadas por programas de televisión tipo «espectáculo en vivo» [reality shows] como *The Swan* y *Doctor 90210*, del canal E!, donde un cirujano plástico de Beverly Hills dice mirando a la cámara: «Si no eres una talla doble D, ven a verme».

Mi opinión acerca de los implantes de pechos es la misma que sobre las inyecciones de botox: debe desconfiar mucho de introducirse en su cuerpo silicona, agua salina o, por las mismas razones, tinta de tatuajes. Nicki y yo entendemos que haya mujeres que están leyendo este libro y que se hayan sometido a la cirugía de implantes —o se hayan hecho un tatuaje o dos— y no intentamos juzgarlas por decisiones tan privadas. Lo que sí estamos diciendo es que hay demasiado humo en torno a los peligros de los implantes de pechos, a las inyecciones de botox, la liposucción y los tatuajes; que todavía los especialistas no se han puesto de acuerdo en cuanto a las complicaciones a largo plazo de la cirugía de implantes de pechos, tales como las filtraciones, desinflamientos y necesidad de repetir la operación. Los tatuajes y otras formas de «arte corporal» se hacen a menudo en salones que no cumplen con las regulaciones de higiene y que en general son poco confiables.

Quienes se someten a la aguja de tatuar se arriesgan a contraer cualquier tipo de infección, desde la hepatitis B hasta el VIH.

La moraleja de esta historia es que hay que ser cuidadosa e informarse bien. Antes de tomar una decisión y proceder, lea todo lo que pueda acerca del tema.

**Nicki:** Los implantes de pecho están por todas partes en la televisión, y por la manera en que se anuncian parece que todo fuera tan fácil como hacerse la manicure, pero por supuesto, es mucho más que eso. Me gustaría ahora orientar la discusión hacia algo de lo que Jordan hablaba en la introducción, esto es, el cáncer mamario. Todos conocemos la trágica historia de alguna joven madre que perdió su valerosa batalla contra esta mortal enfermedad, dejando atrás a un esposo devastado e hijos que no pueden entender por qué su mamá tenía que morir. Quizás usted haya tenido un familiar o un amigo cercano que falleció o que libró una batalla contra el cáncer del seno.

**Jordan:** No me cabe duda de que los factores ambientales han contribuido a las altas tasas de mujeres que desarrollaron cáncer de las mamas. Más de 211.000 nuevos casos de cáncer mamario invasivo se diagnosticaron en 2005.[37] Es cierto, la genética y la historia familiar desempeñan un papel (entre 5 y 10% de todos los cánceres son claramente hereditarios), pero nuestras decisiones acerca de lo que comemos, el tiempo que dedicamos a hacer ejercicio, la higiene que practicamos, el estrés a que nos sometemos y las vidas desequilibradas que llevamos son responsables de alrededor de 65% de las muertes por cáncer en Estados Unidos, según la Escuela de Salud Pública de la Universidad de Harvard.[38]

**Nicki:** La salud de las mamas es importante para la autoestima de la mujer y para su autoimagen en materia sexual.

Aunque Dios diseñó los pechos femeninos para proveer una nutrición óptima a los bebés, para una mujer significan muchas cosas: feminidad, belleza, atractivo, nutrición, maternidad y sí, también sexualidad.

La importancia de la salud de los senos es destacada en la relación marital. La pérdida o alteración de un pecho debido a una mastectomía o lumpectomía —técnicas quirúrgicas comunes para combatir el cáncer de seno— afectan a todos los esposos y esposas, y también su relación sexual. Si bien los médicos no han descubierto aún la causa del cáncer mamario, se conoce que las células cancerosas forman una masa en el pecho, promoviendo el crecimiento de un tumor benigno o maligno. Los tumores benignos no son cancerosos ni una amenaza para la vida, pero un tumor maligno puede extenderse rápidamente a otras partes del cuerpo. Estar en máxima alerta respecto a cambios en los pechos o la piel puede favorecer la detección temprana de tumores. Cuando el cáncer del seno ha crecido hasta un punto en el que ya existen síntomas físicos, usted misma puede detectar un nódulo, engrosamiento, inflamación, distorsión o sensibilidad.

*Lo básico sobre cómo autoexaminarse los pechos*
*Por la doctora en medicina Pancheta Wilson*

La mujer debe realizarse cada mes un autoexamen de los pechos, cuatro o cinco días después de la menstruación, cuando los senos están menos inflamados y sensibles. (Después de la menopausia el autoexamen debe hacerse en la misma fecha cada mes, utilizando un calendario para recordarla.) Los cambios en los pechos femeninos se detectan más fácilmente cuando usted se los examina mientras está en la ducha con una mano enjabonada. También puede pararse frente a un espejo y mantener un brazo en alto mientras la otra mano examina el pecho contrario en busca de alguna masa o nódulo. Otras cosas a vigilar son los cambios en los pezones, tales como un pezón recogido o con apariencia de hoyuelo. Cualquier diferencia en la experimentación o textura de los pechos, tales como una superficie enrojecida, o rugosa como la cáscara de una naranja, es otro síntoma potencial de cáncer de las mamas.

Un examen de los pechos que goza de mucho prestigio, desarrollado por investigadores de la Universidad de la Florida, se conoce como el método MammaCare. La mujer debe acostarse sobre la cama, levantar ligeramente las rodillas y ponerse la palma de la mano izquierda sobre la frente. Luego, utiliza la mano derecha para examinar el pecho izquierdo, primero acostándose sobre el lado derecho, y después sobre su espalda. La posición dorsal permite a la persona, especialmente una de pechos grandes, realizar un examen más efectivo. Al yacer sobre su espalda, podrá sentir cualquier masa normal desde la línea del sostén hasta la mitad del esternón.

No hay duda de que el cáncer de seno es una plaga moderna y provoca sentimientos de espanto y preocupación. Por fortuna, los avances de la medicina moderna pueden protegernos contra el azote del cáncer, y estimulantes cambios en las
técnicas quirúrgicas, y los tratamientos con radiación o quimioterapia han mejorado notablemente las probabilidades de sobrevivir. La tasa de supervivencia en cinco
años para la mayoría de los cánceres mamarios es de 85%, un resultado que se atri-
buye a los periódicos exámenes de detección. Pero aunque la mejoría en las tasas de
supervivencia es halagadora, el cáncer continúa siendo un asesino despiadado. Para
aquellas que sobreviven y experimentan una remisión (tras perder el cabello y el sentido del gusto), el brutal tratamiento puede ser peor que la enfermedad. Las terapias
modernas contra el cáncer giran en torno a dos opciones extremadamente desagradables: la radiación y la quimioterapia. Es por eso que siento tanto pesar por cualquier
persona diagnosticada con esta temible enfermedad. Me cuesta imaginar el horror
de sentarse al otro lado del escritorio de un oncólogo, jugando nerviosamente con
un pañuelo, y esperando ansiosamente el veredicto. ¿Qué pasa por la mente de una
mujer después que el médico revisa los informes, carraspea, y anuncia con voz can-
sina: «Lamento informarle que es maligno»? Espero que usted y yo nunca tengamos
que escuchar esas palabras capaces de cambiar por completo la vida de una mujer, y
creo que las siete llaves de la receta del Gran Médico le ofrecen una vía directa para
minimizar los considerables riesgos de que pueda desarrollar algún día un cáncer en
su cuerpo.

Si por el contrario, es de las que ya han escuchado esas palabras dirigidas a usted,
entonces sepa por favor que cuenta con todas mis simpatías. La expresión: «Yo sé por
lo que está pasando» no es aplicable aquí, porque yo *no* sé lo que es que le digan a
uno que tiene cáncer. Pero esa es una enfermedad en la que, para citar un antiguo
proverbio, un poco de prevención vale más que una tonelada de tratamiento.

Creo con todo mi corazón que siguiendo estás siete llaves, su batalla contra el
cáncer del seno tendrá muchas más probabilidades de acabar en victoria. Para más
información acerca de un plan de batalla diseñado específicamente contra el cáncer
lea mi libro *La receta del Gran Médico para el cáncer.*

*Lo que dicen las mujeres*
*Por Denise Vance*

Hace cinco años, empecé a experimentar fuertes dolores de cabeza en el área de los senos faciales, entre las cejas y los pómulos, así como una sensación general de letargo; no podía leer debido a la intensidad de la jaqueca. Mis síntomas eran tan marcados y dolorosos que me resultaba difícil expresar a mis amigos lo mal que me sentía.

Busqué ayuda de mis médicos, que me examinaron por sospecha de alergias. Me dijeron que era alérgica al polen, a los ácaros del polvo, los gatos, los perros y todo tipo de hierbas menos una.

Me recetaron medicamentos contra la alergia, los cuales, al principio me ayudaron a sobrellevar el día. Sin embargo, ya a las 8 p.m., estaba tan cansada que tenía que irme directo a la cama. Por lo general dormía profundamente toda la noche, debido a mi agotamiento. Algo andaba mal conmigo y así, cuando los medicamentos contra la alergia perdieron su efectividad, mis médicos me sugirieron añadir a mi régimen vacunas contra la alergia. Una o dos veces a la semana, acudía a la consulta del médico para otra vacuna. Mi pobre esposo, Dale, llegaba del trabajo y me buscaba en nuestra alcoba, donde generalmente yo ya estaba dormida desde las 8:05 p.m. Es exacto decir que mis alergias estaban afectando de muchas maneras mi matrimonio. Durante ese tiempo en que la enfermedad estaba consumiendo mi vida, yo oraba mucho. Pensaba: *Señor, ¿qué es esto? ¿Puedes mostrarme cómo puedo resolverlo? No puedo seguir así, ni tampoco mi familia.*

Fue entonces que escuché hablar de Jordan Rubin y la receta del Gran Médico. Su programa de higiene avanzada captó mi atención enseguida, y en un par de días, noté un cambio significativo en mis alergias. La congestión en mi cabeza se despejó. Podía respirar sin sentir que la cabeza se me partía en dos. Noté que también era magnífico practicar la Higiene avanzada antes de acostarme, y ella me ayudó a respirar mejor durante la noche.

Estaba saliendo del túnel.

Con el tiempo, pude dejar de tomar los medicamentos contra la alergia. Pero fue después que empecé a comer como Dios manda. Esta parte fue la más entretenida para mí, porque me gusta cocinar. Fue en esa etapa que tuve uno de esos momentos en que se nos enciende el bombillo, cuando comprendí que cuando oramos para que Dios bendiga nuestros alimentos, es mejor que nuestros alimentos sean sanos e íntegros. De lo contrario, ¿para qué pedirle a Él que los bendiga? No era posible orar diciendo: *Señor, bendice esta comida malsana que estamos a punto de poner en nuestras bocas y utilízala para nutrir nuestros cuerpos.*

Ahora, cuando Dale o yo damos gracias antes de comer, podemos hacerlo sinceramente, con un corazón agradecido a Dios por proveer algo mucho más sano de lo que acostumbrábamos comer, y por lo que sí vale la pena dar gracias a Dios.

# ℞ LA RECETA DEL GRAN MÉDICO PARA LA SALUD DE LA MUJER: REDUZCA LAS TOXINAS EN SU AMBIENTE

- *Si está tomando medicamentos de terapia de reemplazo de hormonas (HRT), hable con su médico sobre la posibilidad de usar algún sucedáneo más natural.*

- *Consuma en cuanto le sea posible, alimentos producidos orgánicamente, y manténgase alejada de los alimentos procesados, que muchas veces se elaboran con cultivos genéticamente modificados.*

- *Aléjese de los edulcorantes artificiales bajos en calorías o sin calorías.*

- *Mejore la calidad del aire interior abriendo las ventanas, cambiando regularmente los filtros de aire, disponiendo plantas en el interior de su hogar y adquiriendo un sistema de filtración de aire.*

- *No cocine con hornos microondas.*

- *Cambie la iluminación de su hogar de luces fluorescentes a luces de espectro total.*

- *Considere también un sistema de filtración de agua para su hogar, a fin de que tanto usted como su familia puedan beber agua purificada y ducharse con ella.*

- *Utilice productos naturales para el cuidado de la piel, el cuerpo y el cabello, así como cosméticos y productos de higiene femenina naturales.*

- *No cocine con enseres de cocina antiadherentes hechos de aluminio, que pueden despedir al calentarse toxinas potencialmente dañinas.*

- *Utilice para la limpieza de su hogar, así como para lavar y fregar, productos naturales.*

- *Proteja la salud de sus pechos practicándose autoexámenes regulares.*

### La receta del Gran Médico para la salud de la mujer: semana # 5

Recuerde visitar www.BiblicalHealthInstitute.com y hacer clic en la guía de recursos GPRx Resource Guide para aprender más acerca de los alimentos, suplementos, productos de higiene avanzada, recursos para ejercicios y terapia corporal, y productos para ayudar a reducir las toxinas en su ambiente, que recomendamos en el plan Siete semanas de bienestar de la receta del Gran Médico.

### Día 29

*Observe que algunos platos en los planes de comidas siguientes están en cursivas. Puede encontrar estas —y más de 250 otras— recetas deliciosas y saludables enwww.Biblical-HealthInstitute.com.*

### Al levantarse

*Higiene avanzada:* Practique el protocolo de higiene avanzada. Vea para repasarlo la página 273.

*Reducir toxinas:* Abra hoy sus ventanas durante una hora. Elabore un plan para cambiar con más regularidad los filtros del aire acondicionado o la calefacción.

*Suplementos*: Tome una porción combinada de fibra y superalimentos verdes que contenga semillas de linaza molidas, mezclada con 12 a 16 onzas de agua o jugo de vegetales crudo.

*Terapia corporal:* Dése una ducha caliente y fría. Después de una ducha normal, alterne sesenta segundos de agua tan caliente como pueda resistir, seguidos por sesenta segundos de agua tan fría como la pueda soportar. Repita el ciclo cuatro veces para un total de ocho minutos, finalizando con agua fría.

*Ejercicio:* Realice durante quince minutos ejercicios del método de forma física funcional, o pase quince minutos en el rebotador. Termine con cinco minutos de ejercicios de respiración profunda. Durante sus ejercicios beba 8 onzas de agua.

### Desayuno

Durante el desayuno, beba 8 onzas de agua.

dos huevos (omega-3 u orgánicos, preparados a su gusto)

una tajada de fruta

una tostada de pan integral germinado o de masa agria, con mantequilla

té caliente con miel de abejas

*Suplementos:* Tome dos cápsulas de multivitaminas de alimentos enteros, una cápsula de aceite de hígado de bacalao rico en omega-3, y dos cápsulas de una mezcla de calcio y magnesio basada en alimentos enteros.

### Entre el desayuno y el almuerzo

Beba 12 onzas de agua.

### Almuerzo

Durante el almuerzo, beba 8 onzas de agua.

ensalada de verduras con dos huevos omega-3 hervidos y zanahoria, cebolla morada, pepino y pimientos amarillos

aliño para ensaladas saludable con aceite de oliva o aceite de linaza rico en lignano

una tajada de fruta

*Suplementos:* Tome dos cápsulas de multivitaminas de alimentos enteros, una cápsula de aceite de hígado de bacalao rico en omega-3, y dos cápsulas de una mezcla de calcio y magnesio basada en alimentos enteros.

### Entre el almuerzo y la cena

Beba 12 onzas de agua.

### Cena

Durante la cena, beba 8 onzas de agua.

pescado de su elección

papa blanca horneada (orgánica)

ensalada de verduras con pimientos rojos o amarillos, cebolla morada, col verde o morada, apio, pepino y zanahoria

aliño para ensaladas saludable con aceite de oliva o aceite de linaza rico en lignano

*Suplementos:* Tome dos cápsulas de multivitaminas de alimentos enteros, una cápsula de aceite de hígado de bacalao rico en omega-3, y dos cápsulas de una mezcla de calcio y magnesio basada en alimentos enteros.

### Refrigerio/Postre

barra de alimentos enteros de manzana y canela (con betaglucanos de fibra soluble de avena)

yogur de leche entera, fruta y miel de abejas

### Antes de acostarse

*Ejercicios:* Salga a caminar o participe en una actividad recreativa o deporte favorito.

*Suplementos*: Tome una porción combinada de fibra y superalimentos verdes que contenga semillas de linaza molidas, mezclada con 12 a 16 onzas de agua o jugo de vegetales crudo.

*Higiene avanzada:* Practique el protocolo de higiene avanzada.

*Terapia corporal:* Dedique diez minutos a escuchar música relajante antes de dormir.

*Hora de dormir:* Váyase a la cama a las 10:30 p.m.

## Día 30

*Observe que algunos platos en los planes de comidas siguientes están en cursivas. Puede encontrar estas —y más de 250 otras— recetas deliciosas y saludables en www.Biblical-HealthInstitute.com.*

### Al levantarse

*Higiene avanzada:* Practique el protocolo de higiene avanzada. Vea para repasarlo la página 273.

*Reducir toxinas:* Abra hoy sus ventanas durante una hora. Compre tres plantas para interiores y colóquelas en la sala y en el comedor.

*Suplementos*: Tome una porción combinada de fibra y superalimentos verdes que contenga semillas de linaza molidas, mezclada con 12 a 16 onzas de agua o jugo de vegetales crudo.

*Terapia corporal:* Expóngase durante veinte minutos a la luz solar directa.

*Ejercicio:* Realice durante quince minutos ejercicios del método de forma física funcional, o pase quince minutos en el rebotador. Termine con diez minutos de ejercicios de respiración profunda.

Durante sus ejercicios beba 8 onzas de agua.

### Desayuno

Durante el desayuno, beba 8 onzas de agua.

Para preparar un saludable batido de frutas, mezcle en una licuadora lo siguiente:

8 onzas de leche entera, yogur o kéfir

1 cucharada de miel de abejas

1/2 taza de frutas frescas o congeladas (bananas, duraznos, bayas, piña, etc.)

1 cucharadita de aceite de linaza rico en lignano

1 porción de polvo proteínico (opcional)

*Suplementos:* Tome dos cápsulas de multivitaminas de alimentos enteros, una cápsula de aceite de hígado de bacalao rico en omega-3, y dos cápsulas de una mezcla de calcio y magnesio basada en alimentos enteros.

### Entre el desayuno y el almuerzo

Beba 8 onzas de agua.

### Almuerzo

Durante el almuerzo, beba 8 onzas de agua.

atún bajo en mercurio y rico en omega-3 sobre pan integral germinado y sin levadura, con lechuga, tomate y brotes tiernos

una tajada de fruta

*Suplementos:* Tome dos cápsulas de multivitaminas de alimentos enteros, una cápsula de aceite de hígado de bacalao rico en omega-3, y dos cápsulas de una mezcla de calcio y magnesio basada en alimentos enteros.

### Entre el almuerzo y la cena

Beba 12 onzas de agua.

### Cena

Durante la cena, beba 8 onzas de agua.

*Halibut con cilantro y limón verde*

espárragos y champiñones salteados

couscous

*Suplementos:* Tome dos cápsulas de multivitaminas de alimentos enteros, una cápsula de aceite de hígado de bacalao rico en omega-3, y dos cápsulas de una mezcla de calcio y magnesio basada en alimentos enteros.

### Refrigerio/Postre

polvo de alimentos enteros en sustitución de una comida (con betaglucanos de fibra soluble de avena) mezclada con 12 onzas de agua

una tajada de fruta y una onza de queso

### Antes de acostarse

*Ejercicios:* Salga a caminar o participe en una actividad recreativa o deporte favorito.

*Suplementos*: Tome una porción combinada de fibra y superalimentos verdes que contenga semillas de linaza molidas, mezclada con 12 a 16 onzas de agua o jugo de vegetales crudo.

*Terapia corporal:* tome un baño tibio durante quince minutos añadiéndole ocho gotas de aceites esenciales bíblicos.

*Higiene avanzada:* Practique el protocolo de higiene avanzada.

*Hora de acostarse:* Váyase a la cama a las 10:30 p.m.

## Día 31

*Observe que algunos platos en los planes de comidas siguientes están en cursivas. Puede encontrar estas —y más de 250 otras— recetas deliciosas y saludables en www.Biblical-HealthInstitute.com.*

### Al levantarse

*Higiene avanzada:* Practique el protocolo de higiene avanzada. Vea para repasarlo la página 273.

*Reducir toxinas:* Abra hoy sus ventanas durante una hora. Compre e instale filtros de bloque de carbón para cada ducha (si depende del agua del acueducto municipal).

*Suplementos:* Tome una porción combinada de fibra y superalimentos verdes que contenga semillas de linaza molidas, mezclada con 12 a 16 onzas de agua o jugo de vegetales crudo.

*Terapia corporal:* Tome una ducha caliente y fría.

*Ejercicio:* Realice durante quince minutos ejercicios del método de forma física funcional, o pase quince minutos en el rebotador. Termine con diez minutos de ejercicios de respiración profunda.

Durante sus ejercicios beba 8 onzas de agua.

### Desayuno

Durante el desayuno, beba 8 onzas de agua.

cereal seco germinado con yogur, leche de cabra o leche de almendras.

una banana

té caliente con miel de abejas

*Suplementos:* Tome dos cápsulas de multivitaminas de alimentos enteros, una cápsula de aceite de hígado de bacalao rico en omega-3, y dos cápsulas de una mezcla de calcio y magnesio basada en alimentos enteros.

### Entre el desayuno y el almuerzo

Beba 8 onzas de agua.

### Almuerzo

Durante el almuerzo, beba 8 onzas de agua.

ensalada de verduras con 3 onzas de atún bajo en mercurio y rico en omega-3 y zanahoria, cebolla morada, pepino y pimientos amarillos

aliño para ensaladas saludable con aceite de oliva o aceite de linaza rico en lignano

una tajada de fruta

*Suplementos:* Tome dos cápsulas de multivitaminas de alimentos enteros, una cápsula de aceite de hígado de bacalao rico en omega-3, y dos cápsulas de una mezcla de calcio y magnesio basada en alimentos enteros.

### Entre el almuerzo y la cena

Beba 12 onzas de agua.

### Cena

Durante la cena, beba 8 onzas de agua.

*Pulpeta de carne de Nicki*

*Puré de papas al ajo*

guisantes y zanahorias

*Suplementos:* Tome dos cápsulas de multivitaminas de alimentos enteros, una cápsula de aceite de hígado de bacalao rico en omega-3, y dos cápsulas de una mezcla de calcio y magnesio basada en alimentos enteros.

### Refrigerio/Postre

barra de alimentos enteros de bayas antioxidantes (con betaglucanos de fibra soluble de avena)

manzana y mantequilla de almendras o ajonjolí (tahini)

### Antes de acostarse

*Ejercicios:* Salga a caminar o participe en una actividad recreativa o deporte favorito. Durante el ejercicio, beba 8 onzas de agua.

*Suplementos*: Tome una porción combinada de fibra y superalimentos verdes que contenga semillas de linaza molidas, mezclada con 12 a 16 onzas de agua o jugo de vegetales crudo.

*Higiene avanzada:* Practique el protocolo de higiene avanzada.

*Terapia corporal:* Dedique diez minutos a escuchar música relajante antes de retirarse a dormir.

*Hora de acostarse:* Váyase a la cama a las 10:30 p.m.

## Día 32

*Observe que algunos platos en los planes de comidas siguientes están en cursivas. Puede encontrar estas —y más de 250 otras— recetas deliciosas y saludables en www.Biblical-HealthInstitute.com.*

### Al levantarse

*Higiene avanzada:* Practique el protocolo de higiene avanzada. Vea para repasarlo la página 273.

*Reducir toxinas:* Abra hoy sus ventanas durante una hora. Utilice jabón natural y productos naturales para el cuidado del cuerpo y de la piel (gel para la ducha, cremas para el cuerpo, etc.).

*Suplementos:* Tome una porción combinada de fibra y superalimentos verdes que contenga semillas de linaza molidas, mezclada con 12 a 16 onzas de agua o jugo de vegetales crudo.

*Terapia corporal:* Expóngase veinte minutos a la luz directa del sol.

*Ejercicio:* Realice durante quince minutos ejercicios del método de forma física funcional, o pase quince minutos en el rebotador. Termine con diez minutos de ejercicios de respiración profunda.

Durante sus ejercicios beba 8 onzas de agua.

### Desayuno

Durante el desayuno, beba 8 onzas de agua.

Para preparar un saludable batido de frutas, mezcle en una licuadora lo siguiente:

8 onzas de leche entera, yogur o kéfir

1 cucharada de miel de abejas

1/2 taza de frutas frescas o congeladas (bananas, duraznos, bayas, piña, etc.)

1 cucharadita de aceite de linaza rico en lignano

1 porción de polvo proteínico (opcional)

*Suplementos:* Tome dos cápsulas de multivitaminas de alimentos enteros, una cápsula de aceite de hígado de bacalao rico en omega-3, y dos cápsulas de una mezcla de calcio y magnesio basada en alimentos enteros.

### Entre el desayuno y el almuerzo

Beba 12 onzas de agua.

### Almuerzo

Durante el almuerzo, beba 8 onzas de agua.

pavo sobre pan integral germinado y sin levadura, con lechuga, tomate y brotes tiernos

una tajada de fruta

*Suplementos:* Tome dos cápsulas de multivitaminas de alimentos enteros, una cápsula de aceite de hígado de bacalao rico en omega-3, y dos cápsulas de una mezcla de calcio y magnesio basada en alimentos enteros.

### Entre el almuerzo y la cena

Beba 12 onzas de agua.

### Cena

Durante la cena, beba 8 onzas de agua.

*Pollo salteado con hierbas aromáticas y vegetales mixtos*

brócoli al vapor

ensalada de verduras con pimientos rojos o amarillos, cebolla morada, col verde o morada, apio, pepino y zanahoria

aliño para ensaladas saludable con aceite de oliva o aceite de linaza rico en lignano

*Suplementos:* Tome dos cápsulas de multivitaminas de alimentos enteros, una cápsula de aceite de hígado de bacalao rico en omega-3, y dos cápsulas de una mezcla de calcio y magnesio basada en alimentos enteros.

### Refrigerio/Postre

polvo de alimentos enteros en sustitución de una comida (con betaglucanos de fibra soluble de avena) mezclada con 12 onzas de agua

vegetales crudos y hummus, salsa o guacamole

### Antes de acostarse

*Ejercicios:* Salga a caminar o participe en una actividad recreativa o deporte favorito. Durante el ejercicio, beba 8 onzas de agua.

*Suplementos*: Tome una porción combinada de fibra y superalimentos verdes que contenga semillas de linaza molidas, mezclada con 12 a 16 onzas de agua o jugo de vegetales crudo.

*Terapia corporal:* Tome un baño tibio durante quince minutos añadiéndole ocho gotas de aceites esenciales bíblicos.

*Higiene avanzada:* Practique el protocolo de higiene avanzada.

*Hora de acostarse:* Váyase a la cama a las 10:30 p.m.

## Día 33 (Día de ayuno parcial)

*Observe que algunos platos en los planes de comidas siguientes están en cursivas. Puede encontrar estas —y más de 250 otras— recetas deliciosas y saludables en www.Biblical-HealthInstitute.com.*

### Al levantarse

*Higiene avanzada:* Practique el protocolo de higiene avanzada. Vea para repasarlo la página 273.

*Reducir toxinas:* Abra hoy sus ventanas durante una hora. Utilice jabón natural y productos naturales para el cuidado del cuerpo y de la piel (gel para la ducha, cremas para el cuerpo, etc.).

*Suplementos*: Tome una porción combinada de fibra y superalimentos verdes que contenga semillas de linaza molidas, mezclada con 12 a 16 onzas de agua o jugo de vegetales crudo.

*Terapia corporal:* Dése una ducha caliente y fría.

*Ejercicio:* Realice durante quince minutos ejercicios del método de forma física funcional, o pase quince minutos en el rebotador. Termine con diez minutos de ejercicios de respiración profunda.

Beba de 12 a 16 onzas de agua.

### Desayuno

No desayune (día de ayuno parcial).

Beba 12 onzas de agua.

### Entre el desayuno y el almuerzo

Beba 12 onzas de agua.

### Almuerzo

No almuerce (día de ayuno parcial).

Beba 12 onzas de agua.

### Entre el almuerzo y la cena

Beba 12 onzas de agua.

## Cena

Durante la cena, beba 8 onzas de agua.

*Sopa de pollo*

salmón de lo alto

vegetales fermentados

ensalada de verduras con pimientos rojos o amarillos, cebolla morada, col verde o morada, apio, pepino y zanahoria

aliño para ensaladas saludable con aceite de oliva o aceite de linaza rico en lignano

*Suplementos:* Tome dos cápsulas de multivitaminas de alimentos enteros, una cápsula de aceite de hígado de bacalao rico en omega-3, y dos cápsulas de una mezcla de calcio y magnesio basada en alimentos enteros.

## Refrigerio-Postre

ninguno (día de ayuno parcial)

Beba 12 onzas de agua.

## Antes de acostarse

*Ejercicios:* Salga a caminar o participe en una actividad recreativa o deporte favorito. Durante el ejercicio, beba 8 onzas de agua.

*Suplementos*: Tome una porción combinada de fibra y superalimentos verdes que contenga semillas de linaza molidas, mezclada con 12 a 16 onzas de agua o jugo de vegetales crudo.

*Terapia corporal:* Dedique diez minutos a escuchar música relajante antes de retirarse a dormir.

*Higiene avanzada:* Practique el protocolo de higiene avanzada.

*Hora de acostarse:* Váyase a la cama a las 10:30 p.m.

## DÍA 34 (DÍA DE DESCANSO)

*Observe que algunos platos en los planes de comidas siguientes están en cursivas. Puede encontrar estas —y más de 250 otras— recetas deliciosas y saludables en www.Biblical-HealthInstitute.com.*

## Al levantarse

*Higiene avanzada:* Practique el protocolo de higiene avanzada. Vea para repasarlo la página 273.

*Reducir toxinas:* Abra hoy sus ventanas durante una hora. Utilice jabón natural y productos naturales para el cuidado del cuerpo, de la piel y del cutis. Compre y empiece a usar pasta dental natural.

*Suplementos*: Tome una porción combinada de fibra y superalimentos verdes que contenga semillas de linaza molidas, mezclada con 12 a 16 onzas de agua o jugo de vegetales crudo.

*Terapia corporal:* Ninguna. Es un día de descanso.

*Ejercicio:* Ninguno. Es un día de descanso.

## Desayuno

Durante el desayuno, beba 8 onzas de agua.

cereal seco crudo o germinado

4 onzas de yogur de leche entera o leche de cabra

miel de abejas cruda

frutas frescas

té caliente con miel de abejas

*Suplementos:* Tome dos cápsulas de multivitaminas de alimentos enteros, una cápsula de aceite de hígado de bacalao rico en omega-3, y dos cápsulas de una mezcla de calcio y magnesio basada en alimentos enteros.

## Entre el desayuno y el almuerzo

Beba 12 onzas de agua.

## Almuerzo

Durante el almuerzo, beba 8 onzas de agua.

ensalada de verduras con tres onzas de salmón y zanahoria, cebolla morada, pepino y pimientos amarillos

aliño para la ensalada con una cucharada de aceite de oliva extra virgen o aceite de linaza rico en lignano

una tajada de fruta

*Suplementos:* Tome dos cápsulas de multivitaminas de alimentos enteros, una cápsula de aceite de hígado de bacalao rico en omega-3, y dos cápsulas de una mezcla de calcio y magnesio basada en alimentos enteros.

### Entre el almuerzo y la cena

Beba 12 onzas de agua.

### Cena

Durante la cena, beba 8 onzas de agua.

*Sopa de champiñones*

pollo a su gusto

ensalada de verduras con pimientos rojos o amarillos, cebolla morada, col verde o morada, apio, pepino y zanahoria

aliño para ensaladas saludable con aceite de oliva o aceite de linaza rico en lignano

*Suplementos:* Tome dos cápsulas de multivitaminas de alimentos enteros, una cápsula de aceite de hígado de bacalao rico en omega-3, y dos cápsulas de una mezcla de calcio y magnesio basada en alimentos enteros.

### Refrigerio/Postre

barra de superalimentos verdes enteros (con betaglucanos de fibra soluble de avena)

Nueces y semillas germinadas deshidratadas y remojadas.

### Antes de acostarse

*Terapia corporal:* Ninguna. Es un día de descanso.

*Ejercicio:* Ninguno. Es un día de descanso.

*Suplementos*: Tome una porción combinada de fibra y superalimentos verdes que contenga semillas de linaza molidas, mezclada con 12 a 16 onzas de agua o jugo de vegetales crudo.

*Higiene avanzada:* Practique el protocolo de higiene avanzada.

*Hora de acostarse:* Váyase a la cama a las 10:30 p.m.


## Día 35

*Observe que algunos platos en los planes de comidas siguientes están en cursivas. Puede encontrar estas —y más de 250 otras— recetas deliciosas y saludables en www.Biblical-HealthInstitute.com.*

### Al levantarse

*Higiene avanzada:* Practique el protocolo de higiene avanzada. Vea para repasarlo la página 273.

*Reducir toxinas:* Abra hoy sus ventanas durante una hora. Utilice jabón natural y productos naturales para el cuidado del cuerpo y los dientes. Compre y empiece a usar productos naturales para el cabello como champú, acondicionador, gel, Mouse y aerosol de laca.

*Suplementos*: Tome una porción combinada de fibra y superalimentos verdes que contenga semillas de linaza molidas, mezclada con 12 a 16 onzas de agua o jugo de vegetales crudo.

*Terapia corporal:* Expóngase veinte minutos a la luz directa del sol.

*Ejercicio:* Realice durante quince minutos ejercicios del método de forma física funcional, o pase quince minutos en el rebotador. Termine con diez minutos de ejercicios de respiración profunda.

Durante sus ejercicios, beba 8 onzas de agua.

### Desayuno

Durante el desayuno, beba 8 onzas de agua.

tortilla con dos huevos, aguacate, queso, tomate, cebolla y pimienta

*Vegetales salteados*

té caliente con miel de abejas

*Suplementos:* Tome dos cápsulas de multivitaminas de alimentos enteros, una cápsula de aceite de hígado de bacalao rico en omega-3, y dos cápsulas de una mezcla de calcio y magnesio basada en alimentos enteros.

### Entre el desayuno y el almuerzo

Beba 12 onzas de agua.

### Almuerzo

Durante el almuerzo, beba 8 onzas de agua.

mantequilla de almendras y miel de abejas o jalea pura de frutas sobre pan integral germinado o sin levadura

una tajada de fruta

*Suplementos:* Tome dos cápsulas de multivitaminas de alimentos enteros, una cápsula de aceite de hígado de bacalao rico en omega-3, y dos cápsulas de una mezcla de calcio y magnesio basada en alimentos enteros.

### Entre el almuerzo y la cena

Beba 12 onzas de agua.

### Cena

Durante la cena, beba 8 onzas de agua.

hamburguesas de carne molida de bisonte con cebollas y champiñones asados

batata al horno con mantequilla

habichuelas verdes

*Suplementos:* Tome dos cápsulas de multivitaminas de alimentos enteros, una cápsula de aceite de hígado de bacalao rico en omega-3, y dos cápsulas de una mezcla de calcio y magnesio basada en alimentos enteros.

### Refrigerio/Postre

polvo de alimentos enteros en sustitución de una comida (con betaglucanos de fibra soluble de avena) mezclada con 12 onzas de agua

galletas dulces saludables con pedacitos de chocolate

### Antes de acostarse

*Ejercicios:* Salga a caminar o participe en una actividad recreativa o deporte favorito. Durante el ejercicio, beba 8 onzas de agua.

*Suplementos*: Tome una porción combinada de fibra y superalimentos verdes que contenga semillas de linaza molidas, mezclada con 12 a 16 onzas de agua o jugo de vegetales crudo.

*Terapia corporal:* Tome un baño tibio durante quince minutos añadiéndole ocho gotas de aceites esenciales bíblicos.

*Higiene avanzada:* Practique el protocolo de higiene avanzada.

*Hora de acostarse:* Váyase a la cama a las 10:30 p.m.

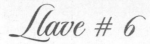

# Llave # 6

## Evite las emociones mortales

**Nicki:** Cuando decía en la introducción que no esperaba que Jordan entendiera plenamente los problemas más sensibles que enfrentamos las mujeres, me estaba refiriendo a temas como el síndrome premenstrual, que muchos esposos admitirían es una emoción mortal, ya que sus esposas se ponen emotivas *y* letales poco antes del inicio de su flujo menstrual.

Cosas extrañas suceden al cuerpo de una mujer durante el ciclo premenstrual.

Personalmente, he batallado con un intenso y constante apetito enfocado en un macchiato con caramelo de las cafeterías Starbucks, justo antes del comienzo de mis períodos. Cada cuatro semanas, o al menos así parece, un profundo anhelo por un café con sabor a caramelo invadía sin falta mi conciencia.

Después de casarme con Jordan aprendí que esas bebidas a base de café de Starbucks no eran las más sanas, pero mis apetitos me vencían. Considerándome alguien consciente de su salud, creía ser «buena» si pedía al *barista* de Starbucks que me preparara el mío con leche orgánica, a fin de compensar el daño de ordenar doble caramelo y crema batida. Como podrá esperar, beber un macchiato con caramelo nunca me hizo sentirme mejor ni levantó mi estado de ánimo. De hecho, solía ponerme más irritable, y si Jordan andaba cerca, captaba sin falta la onda de que era el momento del mes en que no debía contrariarme.

Él tenía la sensatez de no decirme nada, pero yo sabía de todos modos lo que pensaba: *Nicki, beber un café con caramelo y crema batida es una de las peores cosas que puedes hacer por tu cuerpo. Sería mejor que comieras una tajada de fruta.*

Pero en vísperas de mi período, yo no quería escuchar eso. Una vez, Jordan se mostró decepcionado por verme comer comida chatarra durante mi fase premenstrual, lo cual provocó una brusca reacción mía. Pero entonces escuché en mi cabeza esa pequeña voz interior que me repetía el consejo de la predicadora Joyce Meyer: «Controla tus emociones; no dejes que ellas te controlen a ti». Comprendí que no había lidiado bien con la situación.

Si usted está moviendo la cabeza en señal de aprobación es porque se encuentra entre las tres cuartas partes de las mujeres que experimentamos síntomas premenstruales tales como cambios bruscos de estado de ánimo, mayor sensibilidad, inflamación del vientre y apetitos por comidas especiales.[1] Otras se sienten cansadas o deprimidas, o se vuelven irritables. Alrededor de 10% de las mujeres menstruantes experimentan síntomas tan severos del Síndrome Premenstrual (SPM) que les causan variaciones drásticas del estado de ánimo y ataques de ira, incluso ideas suicidas, al tiempo que interfieren con su rendimiento laboral y las relaciones familiares.[2]

*The Encyclopedia for Natural Healing* dice que muchos síntomas del SPM pueden asociarse con un desequilibrio de las prostaglandinas, ácidos grasos similares a las hormonas, que afectan los procesos del organismo,[3] pero las causas raigales del SPM están aún por descubrir. Al menos ya han pasado los días cuando los médicos veían el SPM como un problema psicológico. En realidad existe considerable evidencia de que este síndrome tiene una base hormonal relacionada con el predominio del estrógeno, tema sobre el cual ya disertó la doctora Wilson en el capítulo anterior.

Lo único que sé es que el SPM me ha hecho perder el conocimiento dos veces en mi vida. La primera, cuando estaba en primer año del nivel superior de secundaria y me desmayé después de la clase; y la segunda, después de que me casé. Estaba un día con Jordan en una tienda de productos para la salud, mientras él conversaba con el propietario.

Empecé a ver estrellas, pero no quería interrumpir su conversación diciéndoles: «Hey, muchachos, ¿saben qué? No me siento muy bien». Así que esperé… y esperé… y de pronto me desplomé.

Cuando volví en mí, Jordan insistió en que fuéramos —en una ambulancia—al hospital, donde un médico de la sala de urgencias me auscultó antes de declarar que tenía bajos el ritmo cardíaco y el nivel de azúcar en la sangre, probablemente debido a que estaba deshidratada. Comprendí que no había bebido nada aquel día, y ya era la una de la tarde.

Por supuesto que aprendí entonces la importancia de la hidratación, especialmente durante el SPM.

**Jordan:** Mi recomendación a las mujeres con SPM es que coman muchas frutas y vegetales para limpiar su organismo. Cualquier fruta jugosa ayuda: melón de agua, uvas, naranjas o cualquier otro cítrico. La mayoría de los vegetales también limpian,

y proveen gran cantidad de agua y fibra. Este período del mes es una gran oportunidad para comer más alimentos crudos y menos procesados.

También he leído excelentes informes sobre cómo el ejercicio reduce los síntomas del SPM. En la sección de suplementos, el aceite de hígado de bacalao rico en
omega-3 contiene ácidos grasos esenciales que ayudan a corregir el desequilibrio hormonal, como también la vitamina E. En los círculos nutricionales se sabe que otra
vitamina, la B6, es efectiva contra los síntomas del SPM, especialmente aquellos asociados con altos niveles de estrógeno. Tori Hudson, autora de *Women's Encyclopedia
of Natural Medicine*, reporta que el magnesio ha demostrado ejercer efectos beneficios en el tratamiento del SPM a mujeres que tomaron este mineral y luego respondieron un cuestionario sobre los malestares de la menstruación.[4]

Los desequilibrios hormonales intrínsecos al SPM son causados por un complejo de factores, especialmente los malos hábitos nutricionales: comer demasiada azúcar, sal, café y productos con harina blanca de trigo refinada. Cuando Nicki bebe
macchiatos con caramelo en vísperas de su período, la cafeína estimula su sistema nervioso central, provocándole ansiedad o irritabilidad. Phyllis Balch, autora de
*Recetas nutritivas que curan*, cita estudios que muestran que las mujeres que consumen regularmente cafeína tienen el cuádruple de probabilidades de sufrir un seve-
ro SPM.[5]

Pero el SPM mensual no es la única emoción mortal que deben enfrentar las
mujeres. La ansiedad es el más común de los trastornos emocionales y afecta a más
de 25 millones de estadounidenses, según la American Psychiatric Association. Estos
desórdenes difieren de la sensación normal de nerviosismo.

Sus síntomas pueden incluir:

- sentimientos abrumadores de pánico y temor
- pensamientos obsesivos incontrolables
- recuerdos penosos
- pesadillas recurrentes
- síntomas físicos, tales como malestar estomacal, fuertes latidos del corazón
  y tensión muscular.[6]

Las mujeres son el doble de vulnerables a los trastornos de ansiedad y ataques de
pánico que los hombres. Las fluctuaciones en los niveles de las hormonas y los ciclos
femeninos desempeñan un importante papel, pero las causas exactas de la ansiedad

se desconocen. Quienes estudian los trastornos de ansiedad dicen que la aflicción que causan puede encontrarse en varios miembros de una familia, lo cual sugiere que una combinación de los genes y del estrés ambiental puede producirlos.

Los trastornos de ansiedad son crónicos, persistentes y pueden empeorar progresivamente si no se tratan. Me gusta mucho el pasaje de las Escrituras que nos aconseja directamente qué hacer con la ansiedad, Filipenses 4.6-7: «Por nada estéis afanosos, sino sean conocidas vuestras peticiones delante de Dios en toda oración y ruego, con acción de gracias. Y la paz de Dios, que sobrepasa todo entendimiento, guardará vuestros corazones y vuestros pensamientos en Cristo Jesús».

La depresión acompaña con frecuencia los trastornos de ansiedad, y cuando eso sucede, se necesita tratarla también. Según el Instituto Nacional de Salud Mental de Estados Unidos los síntomas de la depresión incluyen sensaciones de tristeza, desesperanza, cambios en el apetito o el sueño, falta de energía y dificultad para concentrarse. La mayor parte de las personas deprimidas pueden ser efectivamente tratadas con antidepresivos, ciertos tipos de psicoterapia o una combinación de ambas cosas.

Las mujeres tienen también el doble de probabilidades respecto a los hombres de sufrir de depresión, una enfermedad que aflige a todo el cuerpo al afectar el estado de ánimo, los pensamientos y la conducta.[7] La depresión afecta la forma en que usted come y duerme, su autoestima y la manera en que reacciona ante las personas y las circunstancias que le rodean. Se le ha llamado el resfriado común de las enfermedades mentales, y los trastornos depresivos afectan a 19 millones de adultos en EE.UU.[8]

«Los individuos deprimidos tienden a tener deficientes hábitos de salud, lo que les coloca en un riesgo aun mayor de desarrollar numerosas enfermedades, afirma mi amigo, el doctor en medicina y autor de *Emociones que matan*, Don Colbert. «Las opciones de estilo de vida de la persona deprimida resultan generalmente en una mala nutrición, poco ejercicio, consumo de alcohol o drogas, o un abuso de los medicamentos prescritos. Los deficientes patrones de sueño suelen causar fatiga. El resultado compuesto de estos nocivos hábitos de salud es una función inmunológica deprimida y un mayor riesgo de desarrollar afecciones cardiovasculares, diabetes y enfermedades infecciosas más frecuentes».[9]

Como con el SPM, las causas de la depresión no son todavía bien comprendidas por la medicina. Los episodios depresivos pueden ser desencadenados por tensión, estrés, algún suceso traumático, desequilibrios químicos en el cerebro, trastornos de la glándula tiroides, deficiencias nutricionales, una dieta inadecuada, consumo excesivo de azúcar, falta de ejercicio y alergias alimentarias.[10]

Como puede ver, la depresión es realmente como una espiral descendente. Quienes están preocupados por la falta de sueño suelen dormir aun peor. Quienes hacen una dieta abundante en comidas chatarra, se deprimen al aumentar de peso y sentir que les falta energía, lo cual conlleva a hábitos alimentarios peores como el comer por comer.

Aunque la cantidad de mujeres deprimidas supera a la de hombres por un margen de dos a uno, es más probable que ellas hablen de sus problemas y busquen ayuda, lo cual es un buen comienzo. Tratamientos comunes para la depresión son la psicoterapia y la consejería, o tomar fármacos antidepresivos como el Prozac, Zoloft y Paxil. La American Psychiatric Association calcula que entre 80 y 90% de los casos de depresión pueden ser tratados efectivamente con terapia, aunque muchos pacientes prefieran recibir una receta de antidepresivos.

Trasciende el propósito de este libro entrar en una discusión sobre los medicamentos contra la depresión, ya que esta dolencia no es de fácil comprensión y generalmente requiere algún tipo de terapia en conjunción con las drogas. Pero un estudio de la revista *Journal of the American Medical Association* (JAMA) confirma el efecto insidioso que tiene sobre nuestra cultura la publicidad de los productos farmacéuticos, y también la manera en que el diagnóstico de un médico no está necesariamente basado en su juicio profesional, sino que puede ser influenciado por la cantidad de pacientes que le piden un fármaco específico superpublicitado en la televisión.

En este estudio particular publicado por JAMA,[11] varios actores fingieron ser pacientes con síntomas de estrés y fatiga. Debían presentarse en las consultas de 152 médicos para ver si podían obtener recetas. La mayoría de los que no reportaron síntomas de depresión, no recibieron medicación, pero de los que preguntaron por el antidepresivo Paxil mencionándolo por su nombre, 55%, y 50% fue diagnosticado con depresión clínica.[12] Ya sabe usted por qué esos atractivos y optimistas comerciales de la televisión le recuerdan que «pregunte a su médico por Paxil» o cualquier otro fármaco que estén promoviendo.

Emociones mortales como la depresión y el estrés alteran la química de su cuerpo, y si no se tratan pueden convertirse en una fuerza dominante en cuanto a determinar su comportamiento cotidiano. La apatía y el desamparo causan un ciclo alternativo de pasividad y sensación de desamparo que erosiona aun más su seguridad en sí misma. Las mujeres, más que los hombres, parecen derrotarse a sí mismas haciendo cosas ilógicas, diciendo lo que no deben, o permitiéndose ganar más peso del que creían posible. No enfrentar los problemas emocionales conduce a estrés, irritabilidad, autocompasión y resentimiento.

En la otra cara de la moneda, las emociones positivas como la risa, la compasión y el amor levantan el espíritu. Proverbios 17.22 nos recuerda que «El corazón alegre constituye buen remedio; mas el espíritu triste seca los huesos».

La próxima vez que se sienta deprimida, salga a caminar o separe algún tiempo sólo para usted, a fin de revertir su condición emocional. Podría incluso llamar a un amigo de esos que siempre están contentos y que le hará reír.

> ## Las riñas matrimoniales pueden dañar su corazón
> ### Por Jordan Rubin
>
> En toda pareja hay temas que desatan discusiones: las finanzas, los familiares de él o ella, las vacaciones, etc. Pero discutirlos interminablemente puede convertirse en un factor de desarrollo de ateroesclerosis coronaria, o endurecimiento de las arterias del corazón. Esto ha sido confirmado por un estudio de la Universidad de Utah que incluyó a 150 parejas casadas. Se les llevó a un laboratorio y se les pidió que identificaran un tema que causara frecuentes riñas entre ellos.
>
> Los investigadores también encontraron que las mujeres que se comportaban de manera hostil durante las disputas matrimoniales tenían más probabilidades de estar ateroescleróticas, especialmente si sus esposos también eran hostiles.[13] Pero los maridos que tendían a hacer muchos comentarios dominantes durante las discusiones también mostraron un riesgo mayor de enfermedades cardiovasculares. Más munición en favor del argumento de que existe una conexión directa entre las emociones y la salud física.

Una de las emociones más letales que existen es la incapacidad para perdonar, que se traduce en amargura.

¿Habrá personas en su vida que cometieron con usted una gran injusticia, o que le mortificaron tanto que no puede encontrar en su corazón la manera de perdonarlas? Esta es una pregunta que vale la pena ponderar, porque creo que un corazón incapaz de perdonar es un factor subyacente de muchos problemas de salud, incluyendo enfermedades crónicas e incurables.

Un día, mientras desayunaba con el doctor Bruce Wilkinson, autor de *La oración de Jabez*, nuestra conversación derivó hacia las personas cuyos corazones son incapaces de perdonar. Nunca olvidaré lo que dijo a continuación el doctor Wilkinson:

—Jordan, ¿hay alguien en *tu* vida a quien necesites perdonar?

La pregunta me pareció ridícula. Yo no creía que tuviera que perdonar a nadie. Me veía como una persona capaz de olvidar el pasado, de no albergar resentimientos. He caminado por la vida contento, no como alguien que se queda colgado de algo que ya pasó.

—No —respondí—, no albergo ningún resentimiento.

Pero el doctor Wilkinson no quedó satisfecho.

—¿Seguro que no hay *nadie* en tu vida a quien necesites perdonar?

Usted sabe que cuando alguien le pregunta: «¿Cómo estás?» dos veces en la misma conversación, es porque *realmente* desea saber cómo le va. Y algo similar hizo esa mañana el doctor Wilkinson, así que me detuve a reflexionar un momento.

¿Habría alguien a quien yo necesitara perdonar? Mientras más pensaba en ello…

—Sí, hay algunas personas que me han lastimado —le confié—, pero he seguido adelante: las he perdonado.

Allí estaba: una mella en mi armadura. El doctor Wilkinson me llamó la atención.

—No te creo —declaró.

Tenía razón. Yo sólo me estaba engañando si creía que de verdad había perdonado a todos los que me hirieron.

—¿Qué tengo que hacer para perdonar a alguien? —pregunté.

—Una gran manera de perdonar a alguien es tomar una hoja en blanco, o un cuaderno, y escribir en la parte superior el nombre de la persona a quien necesites perdonar —empezó diciendo el doctor Wilkinson—. Pídele al Señor que te muestre los agravios que esa persona te ha causado, y entonces escribe las cosas que ella hizo para herirte.

—¿Y luego?

—Luego le pides a Dios que corrija tu incapacidad para perdonar. Cuando llegues a este paso, te estarás encaminando por la senda de la recuperación. Una vez que hayas completado tu lista, que podría ocupar varias páginas, escribe lo siguiente: «*Señor, ayúdame a amar a* —aquí insertas el nombre de la persona— *de la misma manera que tú le amas*». Después de eso, debes romper o quemar el papel.

Le di las gracias al doctor Wilkinson por su consejo, y nuestra conversación matutina se volvió hacia otros temas. Más tarde, cuando tuve un momento en privado, me senté con un pedazo de papel y pensé en las personas a quienes no había perdonado. Recordé algunos médicos que me habían dicho, en medio de los desafíos de mi enfermedad, que estaba enfermo por mi culpa. Hubo parientes y amigos que dijeron que cuando estuviera mortalmente enfermo me visitarían en el hospital, pero que nunca fueron a verme. Hubo personas que sin razón aparente trataron de entorpecer mis esfuerzos para ayudar al pueblo de Dios a ser sano, y también hubo quienes se aprovecharon de mí en los negocios.

Escribí cada nombre en la hoja de papel y lo contemplé, recordando lo que hicieron para causar tal amargura en mi corazón. Entonces incliné la cabeza y le pedí a Dios que me ayudara a perdonar a esas personas, del mismo modo que Él me perdonó por mis pecados. Cuando hice la paz con el Señor, rompí el papel en pedazos y lo eché al cesto de la historia.

Albergar resentimientos que se convierten en amargura es cómo beber veneno y esperar que muera la persona que nos ha hecho daño. Y lo peor de todo es que guardar rencor es un pecado. Jesús nos dijo: «Porque si perdonáis a los hombres sus ofensas, os perdonará también a vosotros vuestro Padre celestial; mas si no perdonáis a los hombres sus ofensas, tampoco vuestro Padre os perdonará vuestras ofensas» (Mateo 6.14-15).

Después de hablar en una iglesia en Kansas City, Missouri, y presentar las siete llaves, incluyendo la importancia de perdonar a otros, conocí a una notable mujer llamada Gidget Stous, de Oak Grove, veintiocho millas al este de Kansas City. Ella hizo la fila para conversar conmigo, y cuando nos conocimos describió una extraordinaria historia acerca de la transformación de su salud, y de cómo había perdonado a su ex esposo, que se había ido con otra mujer, así como a aquellos que hicieron comentarios malvados o degradantes sobre su aumento de peso después del nacimiento de sus hijos.

Gidget me dio permiso para contar su historia, que comenzó cuando se casó a los diecisiete años, y llegó a un punto de crisis después de su divorcio, cuando se convirtió en madre soltera de dos niños preadolescentes. El estrés de criar sola a sus hijos y a la vez ser propietaria de una agencia de seguros cayó pesadamente sobre sus hombros esa Navidad. Ella reaccionaba a la ansiedad comiéndose todas las galletas navideñas que quedaron en su oficina y cada bocado de comida deliciosa que quedara en su plato cuando almorzaba con las «niñas», así como dándose gusto en las mesas del bufé navideño. Cuando Gidget finalmente reunió el valor para mirarse en el espejo, la visión de una mujer de veintisiete años que se había abandonado la llenó de horror.

A regañadientes se subió a la balanza y su peso la dejó pasmada: 230 libras.

¡En qué caos se había convertido su vida! Su médico la declaró una prediabéti-
ca del tipo 2, y le diagnosticó un trastorno de déficit de atención e hiperactividad, lo
que llevó al facultativo a recetarle un par de fuertes medicamentos: Paxil y Adderall. Pronto se convirtió en una adicta a ambos fármacos. Su hoja clínica revelaba otras
aflicciones: reflujo ácido, alergias, hipertensión, altos niveles de colesterol y endometriosis.

«Tenía muy poca energía, me sentía miserable y terriblemente estresada por todo
lo que estaba ocurriendo en mi vida», me contó. Las cosas empezaron a cambiar
cuando comenzó a salir con un joven llamado Mike. Su novio le regaló uno de mis
primeros libros, *La dieta del Creador* pero durante varios meses lo dejó a un lado,
hasta que una noche empezó por fin a leerlo.

Cuando llegó a la sección donde explico por qué no como carne de cerdo (porque Dios no diseñó nuestros cuerpos para comer la carne de animales que se alimentan de inmundicias), la reacción inmediata de Gidget fue: «Esto sí que no». Ella tenía
una fijación emocional con el tocino en el desayuno, y las chuletas de cerdo con puré
de papas y salsa a la hora de cenar. Así la habían criado. Pero entonces recordó lo
que su médico le había dicho en la última visita: «Gidget, tienes los niveles de colesterol de una mujer de sesenta y cinco años. Si no haces algo pronto, no verás crecer
a tus hijos».

Después de casarse con Mike, se tomó a pecho los consejos de salud de la Biblia,
y obtuvo resultados inmediatos. Adoptó el programa de higiene avanzada presentado en la Llave # 3 y, según refiere, la inmersión facial matutina y nocturna acabó con
sus alergias. Cambió la media docena de gaseosas que bebía en su escritorio por agua
embotellada. Dejó de comer alimentos procesados y carnes inmundas. Ella, Mike y
las niñas incluso se ofrecieron como voluntarios para trabajar en una granja cercana,
a cambio de leche cruda, huevos de aves de corral, verdadera mantequilla, y carne de
reses y pollos alimentados con hierba.

En menos de seis meses, había bajado 85 libras. «Muchos de mis antiguos clientes en la oficina no me reconocían cuando llegué a pesar 140 libras. Una vez que el
sobrepeso desapareció, lo mismo sucedió con mi estrés», me contó Gidget.

Sin embargo, había otra emoción mortal con la que ella tendría que lidiar, y era
su rencor.

El fracaso de su matrimonio había devastado su autoestima. Cuando empezó a subir de peso después de nacer sus hijas, sus conocidos le hacían sutiles comentarios: «¿De veras que te vas a comer eso?» o «¿Has pensado en intentar esta dieta?»

«Esas mujeres se comportaban de manera muy insensible conmigo», recuerda. «Hacían esos comentarios mientras almorzaban la misma comida chatarra que yo».

Gidget hizo exactamente lo que yo aprendí de Bruce Wilkinson para enfrentar el rencor que se alberga en nuestro corazón. Escribió el nombre de su ex esposo, así como los de quienes le habían hecho a través de los años comentarios humillantes sobre su exceso de peso y su apariencia. Junto a cada nombre, escribió el agravio. Luego le pidió a Dios que la ayudara a perdonarles, estrujó el papel y lo tiró a la basura. «Tenía resentimientos hacia personas que me habían tratado mal, incluyendo a algunos familiares», refiere. «De uno u otro modo, tenía que perdonarles, porque de lo contrario iba a continuar estresada por todo eso».

La historia de Gidget me parece fascinante, pero ¿y usted? Si todavía está enojada contra aquellos que se burlaron de su apariencia, hicieron comentarios sarcásticos sobre sus ropas talla extra, o le aseguraron que nunca bajaría de peso, tiene que dejar eso atrás. Es cierto que las palabras pueden herir y rompernos el corazón. Pero aun si sus «amigos» se portaron mal con usted, ya es historia. Deborah Newman, autora de *A Woman's Search for Worth* [Una mujer que busca su valor], decía que antes de que aprendiera a perdonar, o ayudara a otros a aprender a perdonar, también pensaba que el perdón sólo beneficiaba al ofensor. En el proceso de tratar con el perdón, descubrió que era su propia alma la que recibía los mayores beneficios por perdonar a otros.

El perdón también tiene positivos beneficios físicos. Su salud siempre saldrá golpeada si alberga resentimientos en su corazón, si alimenta una vieja reserva, o si planea venganza contra aquellos que le han herido. Un alto nivel de rencor puede sentar las bases para las enfermedades coronarias, según un estudio reportado en la publicación *Mayo Clinic Proceedings*.[14] Mantener embotelladas emociones mortales como el enojo, la amargura y el resentimiento puede producir una cantidad de toxinas similar a la que produce comerse una docena de rosquillas glaseadas. La eficiencia de su sistema inmunológico decrece notablemente durante seis horas cuando usted está ansiosa y temerosa, y mantener su enojo y su amargura contra aquellos que le humillaron en el pasado puede alterar la química de su cuerpo, e incluso bajarle del tren de la alimentación sana. Un viejo proverbio lo resume bien: «Lo que comes no es tan importante como lo que te come a ti».

No debe sorprenderle entonces el importante papel negativo que desempeñan las emociones en los procesos de sanidad de su cuerpo. El doctor Joe Mercola escribe en su popular página web, www.mercola.com, que la relación entre mente y cuerpo es fuerte, y está bien documentada por una montaña de investigaciones científicas. «Por eso curar su mente es un paso crucial para mantener sano su cuerpo».[15]

En 2006 hablé por primera vez en los eventos de fin de semana de Women of Faith, y me satisface haber conocido a Patsy Clairmont que, en su momento, sufrió durante años prisionera en su propio hogar, víctima de agorafobia, o terror a los espacios abiertos.

Ella recién había terminado la secundaria cuando se casó con Les y se mudó de Michigan a Louisville, Kentucky, donde Les ingresó como mecánico en el ejército. Cuando llevaban un par de años de casados, y Patsy tenía poco más de veinte años, Les notó que ella nunca —o bueno, casi nunca— salía del apartamento.

Cuando le preguntó por qué, Patsy le dijo que le asustaba ir al mercado porque sentía que los pasillos se la tragaban. Él observó entonces que ella se pasaba el día escuchando los informes meteorológicos, y se escondía bajo la mesa del comedor cada vez que una tormenta eléctrica azotaba el vecindario.

Patsy se dio cuenta de que algo andaba mal cuando empezó a experimentar ataques de pánico, especialmente cuando se enojaba. Uno de ellos le sobrevino en su hogar: empezó a bracear buscando aire y a tambalearse alrededor de la sala hasta que, preocupado, Les la condujo a la sala de urgencias de un hospital. Una inyección de Demerol la durmió, y allí terminó el ataque de pánico.

Patsy cuenta que le tomó años asumir responsabilidad por un estilo de vida que se convirtió en una existencia limitada a tomar tranquilizantes, fumar dos paquetes de cigarrillos diarios, y beber entre quince y veinte tazas de café por día. Cuando los subsiguientes ataques de pánico la llevaron de nuevo al hospital, conoció allí a otra paciente, Mary Ann Tanner, mientras deambulaba por el centro médico. Entablaron conversación y Mary Ann invitó a Patsy a asistir a un retiro de fin de semana para mujeres. Patsy era creyente, pero no sabía funcionar como tal.

En aquel momento tan crítico de su vida, sintió que necesitaba tanto a Cristo que estaba dispuesta a arriesgarse a abandonar su hogar con tal de asistir al retiro.

Mientras partía hacia la conferencia, le dijo adiós a su esposo, preguntándose cuándo recibiría una llamada telefónica para que fuera a recogerla. Pero Patsy perseveró y se quedó en el evento todo el tiempo.

La razón de que estuviera tan ansiosa por quedarse era que con aquellas amorosas mujeres había conocido a Jesús; y ahora sabía que Él tenía el poder para cambiarla, tanto por dentro como por fuera. Aprendió a aplicar la Palabra salvadora de Dios a su atribulada vida, y eso es algo que también usted puede hacer, porque Jesús tiene el poder para cambiarle por dentro y por fuera.

La transformación de Patsy fue total, y la persona más impresionada por sus cambios fue aquella que mejor le conocía: Les. Fue testigo de un año de crecimiento espiritual de su esposa antes de que también él decidiera que necesitaba a Jesucristo en su vida. Cuando le dio su corazón a Cristo, él y Patsy se arrodillaron en la sala de su hogar.

«Cuando una persona cambia», dice Patsy, «toma tiempo para que aquellos que la rodean se ajusten al cambio y comprendan lo que significa para su relación. Cuando insistimos en que todos nos sigan, complicamos el ajuste a nuestro propio cambio. Lo cierto es que nosotros no podemos cambiar a los demás: sólo Dios puede hacerlo. Sin embargo, sí podemos extenderles la gracia divina. La gracia es el espacio que permite a otros crecer o no crecer, estar o no de acuerdo, cambiar o no cambiar. No en balde la gracia es un don de Dios; cuando Dios no nos guía, los seres humanos no tenemos tanto espacio en nuestro interior».[16]

En años recientes, Patsy ha subido a la plataforma de Women of Faith con un interesante peinado en su cabello: una trenza de un pie de largo adornada con cientos de ligas de colores. «Estas bandas de colores representan la madeja de mis emociones y todo lo que he tenido que enfrentar explicó una vez. Patsy relató que su solitario viaje le había dado un profundo aprecio por el poder sanador de Dios, el cual logró recomponer los pedazos emocionalmente fragmentados de su vida. «Mi vida es un ejemplo de que los cristianos imperfectos y quebrantados son la especialidad de Dios», dijo.

La vida nunca será perfecta, y lo inesperado siempre sucede. Si usted sigue *La receta del Gran Médico para la salud de la mujer*, no puedo prometerle un lecho de rosas, pero estoy seguro de que dar entrada en su vida al poder sanador de Dios le ayudará a enfrentar todas las emociones mortales que estén lastrando su mente. Recuerde, por favor, que no importa cuán profundamente le hayan herido en el pasado, todavía es posible perdonar. Así que perdone a aquellos que le hayan lastimado, y luego déjelo atrás, porque la vida es realmente demasiado corta. «Estamos aquí por una temporada; trate de reír todo lo que pueda», sentenció una vez el humorista Will Rogers.

## La tristeza posparto
## Por Nicki Rubin

No cabe duda de que dar a luz un hijo es un suceso emocionalmente intenso, pero en mi caso, después que Joshua y yo llegamos del hospital a nuestro hogar, experimenté un caso menor de «tristeza posparto», una experiencia bastante común en 80% de las madres.

Los médicos caracterizan esta condición por ataques de llanto, cambios de estado de ánimo e irritabilidad, que aparecen tres días después del alumbramiento, y que se resuelven generalmente por sí mismos un par de semanas después.

Las mujeres que no superan esta condición después de dos semanas suelen desarrollar la depresión posparto, que afecta a más de 10% de las nuevas madres.[17] Pueden experimentar una sensación de estar abrumadas, incapacidad para dormir o disminución del apetito.

Según los médicos, la depresión posparto es causada por cambios hormonales que ocurren después del parto, cuando los niveles de estrógeno y progesterona declinan rápidamente a los valores anteriores al embarazo. El cambio en los niveles hormonales motiva reacciones que pueden oscilar desde el insomnio hasta la irritabilidad, la confusión mental e incluso las psicosis.

La actriz Brooke Shields, se refirió públicamente a su batalla con la depresión posparto después del nacimiento de su hija, Rowan Francis, en 2003. Explicó que la bebé le parecía una extraña; temía los momentos en que su esposo le traía a Rowan; y no podía soportar que la niña llorara. Cuando su depresión tocó fondo, Brooke consideró saltar de la ventana de su apartamento. La actriz dice que sin medicamentos antidepresivos y sesiones semanales de terapia, su vida habría sido un desastre.

Sé por algunas amigas que la depresión posparto es real, razón por la cual resulta crucial que las madres jóvenes busquen ayuda y consejería, y hablen con sus médicos.

En mi caso, pude mitigar la tristeza posparto comiendo todos los alimentos naturales que pude antes del nacimiento de Joshua, tomando suplementos, practicando la Higiene avanzada para no enfermarme, y permaneciendo tan activa como mi cuerpo me lo permitiera.

*Lo que dicen las mujeres*
*Por Angela Roysdon*

Nunca he podido olvidar que una noche cuando tenía dieciocho años, estaba acostada en la cama, rogándole a Dios que me moldeara, y acudieron a mi mente vívidos y desagradables recuerdos: memorias de alguien que abusó de mí.

Poco después de aquella experiencia, me desvíe de mí andar con el Señor y terminé atrapada por una profunda depresión. Para llenar ese vacío lo intenté todo; todo excepto regresar a Él. Antes de que pudiera darme cuenta, estaba embarazada y casada con un hombre que luego sería muy abusivo conmigo y con nuestros dos hijos. Para mi tercer aniversario de bodas, me encontraba en una casa de seguridad, adonde me llevaron los papeles del divorcio. Los niños y yo nos fuimos a vivir con mis padres, que me ayudaron a comprender que necesitaba al Señor. Volví a asistir regularmente a la iglesia, y sentía que me acercaba a Dios. Había chocado contra un muro y empezaba a luchar de nuevo.

Me inscribí en la iglesia en una clase titulada: «Un cambio en tu corazón», que me ayudó a perdonar al joven de diecisiete años que hizo cosas tan terribles conmigo. Desde que él abusó de mí, siempre tuve que luchar contra mi sobrepeso; llegué a pesar 320 libras. Hasta pensé en someterme a una cirugía de desvío gástrico.

En septiembre del 2004 conocí a un hombre que tenía dos chicos de las mismas edades que mi hija, Hunter, y mi hijo, Logan. Jason y yo nos hicimos amigos, y nos casamos en diciembre del 2005. Poco después de la boda, estábamos en una cena con algunos amigos y mi sobrina, que es sólo nueve meses más joven que yo. Ella quería tener una conversación privada conmigo. Nos apartamos a un rincón de la sala, donde me contó que tenía recuerdos reprimidos de un muchacho que había abusado de ella: el mismo que se había aprovechado de mí en una pequeña iglesia de Carolina del Norte. Muchas de las cosas que yo tuve que reprimir volvieron a presentarse mientras escuchaba a mi sobrina contar su historia. Mi mente gritaba: *Oh, Dios, me han violado*. Algunas de las cosas que me hizo fueron brutales. Por ejemplo, cuando mi hija nació, la obstetra me preguntó por las cicatrices que tenía en el útero, y que yo no sabía a qué se debían.

Cuando la reunión terminó, le conté a Jason mi conversación con mi sobrina. Iría por la mitad del relato cuando me dijo que no podía continuar escuchándome. «Te amo y te apoyo 150%, y voy a estar a tu lado en todo esto, pero necesitamos encontrar a alguien con quien puedas hablar».

Esa noche, nuevos recuerdos asaltaron mi mente. Recordé que yacía sobre el piso del aula de nuestra escuela dominical mientras me violaban, contemplando una imagen de Jesús y pidiéndole en silencio que me ayudara. *Por favor, Jesús, hazle que pare.*

Para librarme de aquello recibí más consejería y oraciones. Una vez más, perdoné a mi torturador. Tiempo después, Jordan Rubin vino a nuestra iglesia, y tras escucharle le dije a Jason que deseaba inscribirme en el programa Siete semanas de bienestar que se había iniciado en la iglesia. Este programa de 49 días estaba basado en la receta del Gran Médico.

Inmediatamente empecé a bajar de peso. Me sentía mucho más saludable y tenía más energía. Cuando llegamos a la sexta semana, y a la Llave # 6, «Evite las emociones mortales», oré: *Dios ¿he perdonado ya a todos?*

Pero seguía escuchando una voz que me decía: *No, no los has perdonado a todos.*

Kelli Williams fue nuestra maestra esa noche, y nos contó que días antes de su boda su madre la había obligado a recluirse en su cuarto, lo cual no le gustó. Entonces la madre vino a verla y le preguntó si ya había perdonado a Dios.

En ese punto sentí que se me hacía un nudo en la garganta.

*Dios, ¿estoy enojada contigo?*, pregunté. El Señor me mostró entonces la violación y los instantes en que contemplaba la imagen de Jesús. Hablándole a mi espíritu, dijo: *Yo te amo, y nunca he deseado nada malo para ti.*

«Dios mío, perdóname», rogué. «Perdóname por estar resentida contigo». Mientras lloraba, sentí que me liberaba de una pesada carga mental. Por primera vez en muchos, muchos años, me sentí libre y feliz.

*La receta del Gran Médico para la salud de la mujer* es mucho más que una dieta. Es un plan de salud para cambiar su vida, que transformará su cuerpo, su mente y su espíritu. Esto lo sé de primera mano, porque sus principios cambiaron mi vida.

# ℞ LA RECETA DEL GRAN MÉDICO PARA LA SALUD DE LA MUJER: EVITE LAS EMOCIONES MORTALES

- *Haga su mejor esfuerzo por evitar el estrés, la ansiedad, el miedo y el enojo.*

- *Comprenda que usted es susceptible de enfermarse cuando está triste, asustada o estresada por la vida cotidiana.*

- *Confíe en Dios cuando enfrente circunstancias que le causen preocupación o ansiedad.*

- *Practique el perdón todos los días y perdone a aquellos que la hayan herido.*

LA RECETA DEL GRAN MÉDICO PARA LA SALUD DE LA MUJER: SEMANA # 6

Recuerde visitar www.BiblicalHealthInstitute.com y hacer clic en la guía de recursos GPRx Resource Guide para los alimentos, suplementos nutricionales, y productos recomendados para la higiene avanzada, ejercicios y terapia corporal, purificación del aire y el agua y cuidado de la piel y de su cuerpo.

## DÍA 36

*Observe que algunos platos en los planes de comidas siguientes están en cursivas. Puede encontrar estas —y más de 250 otras— recetas deliciosas y saludables en www.Biblical-HealthInstitute.com.*

### AL LEVANTARSE

*Higiene avanzada:* Practique el protocolo de higiene avanzada.

*Reducir toxinas:* Abra hoy sus ventanas durante una hora. Utilice jabón natural y productos naturales para el cuidado de la piel, el cuerpo, el cutis, los dientes y el cabello.

*Suplementos*: Tome una porción combinada de fibra y superalimentos verdes que contenga semillas de linaza molidas, mezclada con 12 a 16 onzas de agua o jugo de vegetales crudo.

*Terapia corporal:* Expóngase veinte minutos a la luz directa del sol.

*Ejercicio:* Realice durante quince minutos ejercicios del método de forma física funcional, o pase quince minutos en el rebotador. Termine con diez minutos de ejercicios de respiración profunda.

Durante sus ejercicios, beba 8 onzas de agua.

*Salud emotiva:* Cada vez que se enfrente a una circunstancia que suela preocuparle, repita lo siguiente: «Señor, yo confío en ti. A ti entrego el cuidado de mi persona, y creo que cuidarás de [insertar su presente situación] y llenarás de fuerza y de salud mi cuerpo». Confiese lo anterior a lo largo del día cada vez que venga a su mente su circunstancia.

## Desayuno

Durante el desayuno, beba 8 onzas de agua.

dos huevos (omega-3 u orgánicos, preparados a su gusto)

una tajada de fruta

un pedazo de tostada de pan integral germinado o de masa agria con mantequilla

té caliente con miel de abejas

*Suplementos:* Tome dos cápsulas de multivitaminas de alimentos enteros, una cápsula de aceite de hígado de bacalao rico en omega-3, y dos cápsulas de una mezcla de calcio y magnesio basada en alimentos enteros.

## Entre el desayuno y el almuerzo

Beba 12 onzas de agua.

## Almuerzo

Durante el almuerzo, beba 8 onzas de agua.

ensalada de verduras con 3 onzas de pollo y zanahoria, cebolla morada, pepino y pimientos amarillos

aliño para ensaladas saludable con aceite de oliva o aceite de linaza rico en lignano

una tajada de fruta

*Suplementos:* Tome dos cápsulas de multivitaminas de alimentos enteros, una cápsula de aceite de hígado de bacalao rico en omega-3, y dos cápsulas de una mezcla de calcio y magnesio basada en alimentos enteros.

## Entre el almuerzo y la cena

Beba 12 onzas de agua.

## Cena

Durante la cena, beba 8 onzas de agua.

pescado de su elección

arroz integral

espárragos a la parrilla

ensalada de verduras con pimientos rojos o amarillos, cebolla morada, col verde o morada, apio, pepino y zanahoria

aliño para ensaladas saludable con aceite de oliva o aceite de linaza rico en lignano

*Suplementos:* Tome dos cápsulas de multivitaminas de alimentos enteros, una cápsula de aceite de hígado de bacalao rico en omega-3, y dos cápsulas de una mezcla de calcio y magnesio basada en alimentos enteros.

barra de alimentos enteros de manzana y canela (con betaglucanos de fibra soluble de avena)

yogur de leche entera, fruta y miel de abejas

## Antes de acostarse

*Ejercicios:* Salga a caminar o participe en una actividad recreativa o deporte favorito. Durante el ejercicio, beba 8 onzas de agua.

*Suplementos:* Tome una porción combinada de fibra y superalimentos verdes que contenga semillas de linaza molidas, mezclada con 12 a 16 onzas de agua o jugo de vegetales crudo.

*Terapia corporal:* tome un baño tibio durante quince minutos añadiéndole ocho gotas de aceites esenciales bíblicos.

*Higiene avanzada:* Practique el protocolo de higiene avanzada.

*Hora de dormir:* Váyase a la cama a las 10:30 p.m.


## Día 37

*Observe que algunos platos en los planes de comidas siguientes están en cursivas. Puede encontrar estas —y más de 250 otras— recetas deliciosas y saludables en www.Biblical-HealthInstitute.com.*

## Al levantarse

*Higiene avanzada:* Practique el protocolo de higiene avanzada. Vea como guía la página 273.

*Reducir toxinas:* Abra hoy sus ventanas durante una hora. Utilice jabón natural y productos naturales para el cuidado de la piel, el cuerpo, el cutis, los dientes y el cabello.

*Suplementos:* Tome una porción combinada de fibra y superalimentos verdes que contenga semillas de linaza molidas, mezclada con 12 a 16 onzas de agua o jugo de vegetales crudo.

*Terapia corporal:* Expóngase veinte minutos a la luz directa del sol.

*Ejercicio:* Realice durante quince minutos ejercicios del método de forma física funcional, o pase quince minutos en el rebotador. Termine con diez minutos de ejercicios de respiración profunda.

Durante sus ejercicios, beba 8 onzas de agua.

*Terapia corporal:* Tome una ducha caliente y fría.

*Salud emotiva:* Cada vez que se enfrente a una circunstancia que suela preocuparle, repita lo siguiente: «Señor, confío en ti. Te entrego el cuidado de mi persona, creo que cuidarás de [insertar su presente situación] y llenarás de fuerza y de salud mi cuerpo». Confiese lo anterior a lo largo del día cada vez que venga a su mente su circunstancia.

### Desayuno

Durante el desayuno, beba 8 onzas de agua.

Para preparar un saludable batido de frutas, mezcle en una licuadora lo siguiente:

8 onzas de leche entera, yogur o kéfir

1 cucharada de miel de abejas

1/2 taza de frutas frescas o congeladas (bananas, duraznos, bayas, piña, etc.)

1 cucharadita de aceite de linaza rico en lignano

1 porción de polvo proteínico (opcional)

*Suplementos:* Tome dos cápsulas de multivitaminas de alimentos enteros, una cápsula de aceite de hígado de bacalao rico en omega-3, y dos cápsulas de una mezcla de calcio y magnesio basada en alimentos enteros.

### Entre el desayuno y el almuerzo

Beba 12 onzas de agua.

### Almuerzo

Durante el almuerzo, beba 8 onzas de agua.

atún bajo en mercurio y rico en omega-3 sobre pan integral germinado y sin levadura, con lechuga, tomate y brotes tiernos

una tajada de fruta

*Suplementos:* Tome dos cápsulas de multivitaminas de alimentos enteros, una cápsula de aceite de hígado de bacalao rico en omega-3, y dos cápsulas de una mezcla de calcio y magnesio basada en alimentos enteros.

### Entre el almuerzo y la cena

Beba 12 onzas de agua.

### Cena

Durante la cena, beba 8 onzas de agua.

pollo a su gusto

quinoa con cebolla

ensalada de verduras con pimientos rojos o amarillos, cebolla morada, col verde o morada, apio, pepino y zanahoria

aliño para ensaladas saludable con aceite de oliva o aceite de linaza rico en lignano

*Suplementos:* Tome dos cápsulas de multivitaminas de alimentos enteros, una cápsula de aceite de hígado de bacalao rico en omega-3, y dos cápsulas de una mezcla de calcio y magnesio basada en alimentos enteros.

### Refrigerio/Postre

polvo de alimentos enteros en sustitución de una comida (con betaglucanos de fibra soluble de avena) mezclada con 12 onzas de agua

requesón, miel de abejas y bayas

### Antes de acostarse

*Ejercicios:* Salga a caminar o participe en una actividad recreativa o deporte favorito. Durante el ejercicio, beba 8 onzas de agua.

*Suplementos*: Tome una porción combinada de fibra y superalimentos verdes que contenga semillas de linaza molidas, mezclada con 12 a 16 onzas de agua o jugo de vegetales crudo.

*Higiene avanzada:* Practique el protocolo de higiene avanzada.

*Salud emotiva:* Pida al Señor que le recuerde a alguien a quien deba perdonar. Tome una hoja de papel y escriba en la parte superior el nombre de esa persona. Trate de recordar cada acto específico suyo que le haya herido. Escriba lo siguiente: «Perdono a [insertar el nombre de la persona] por [insertar lo que hizo contra usted]». Una vez que haya llenado la hoja, rómpala o quémela, y pida a Dios que le dé la fuerza para perdonar de corazón al ofensor.

*Terapia corporal:* Dedique diez minutos a escuchar música relajante antes de dormir.

*Hora de dormir:* Váyase a la cama a las 10:30 p.m.

## Día 38

*Observe que algunos platos en los planes de comidas siguientes están en cursivas. Puede encontrar estas —y más de 250 otras— recetas deliciosas y saludables en www.Biblical-HealthInstitute.com.*

### Al levantarse

*Higiene avanzada:* Practique el protocolo de higiene avanzada. Vea como guía la página 273.

*Reducir toxinas:* Abra hoy sus ventanas durante una hora. Utilice jabón natural y productos naturales para el cuidado de la piel, el cuerpo, el cutis, los dientes y el cabello.

*Suplementos*: Tome una porción combinada de fibra y superalimentos verdes que contenga semillas de linaza molidas, mezclada con 12 a 16 onzas de agua o jugo de vegetales crudo.

*Ejercicio:* Realice durante quince minutos ejercicios del método de forma física funcional, o pase quince minutos en el rebotador. Termine con diez minutos de ejercicios de respiración profunda.

Durante sus ejercicios, beba 8 onzas de agua.

*Salud emotiva:* Cada vez que se enfrente a una circunstancia que suela preocuparle, repita lo siguiente: «Señor, confío en ti. Te entrego el cuidado de mi persona, creo que cuidarás de [insertar su presente situación] y llenarás de fuerza y de salud mi cuerpo». Confiese lo anterior a lo largo del día cada vez que venga a su mente su circunstancia.

### Desayuno

Durante el desayuno, beba 8 onzas de agua.

cereal seco germinado con yogur, leche de cabra o leche de almendras una banana

té caliente con miel de abejas

*Suplementos:* Tome dos cápsulas de multivitaminas de alimentos enteros, una cápsula de aceite de hígado de bacalao rico en omega-3, y dos cápsulas de una mezcla de calcio y magnesio basada en alimentos enteros.

### Entre el desayuno y el almuerzo

Beba 12 onzas de agua.

### Almuerzo

Durante el almuerzo, beba 8 onzas de agua.

ensalada de verduras con 3 onzas de carne de res y zanahoria, cebolla morada, pepino y pimientos amarillos

aliño para ensaladas saludable con aceite de oliva o aceite de linaza rico en lignano

una tajada de fruta

*Suplementos:* Tome dos cápsulas de multivitaminas de alimentos enteros, una cápsula de aceite de hígado de bacalao rico en omega-3, y dos cápsulas de una mezcla de calcio y magnesio basada en alimentos enteros.

### Entre el almuerzo y la cena

Beba 12 onzas de agua.

### Cena

Durante la cena, beba 8 onzas de agua.

Carne de res a su gusto.

guisantes y zanahorias

ensalada de verduras con pimientos rojos o amarillos, cebolla morada, col verde o morada, apio, pepino y zanahoria

aliño para ensaladas saludable con aceite de oliva o aceite de linaza rico en lignano

*Suplementos:* Tome dos cápsulas de multivitaminas de alimentos enteros, una cápsula de aceite de hígado de bacalao rico en omega-3, y dos cápsulas de una mezcla de calcio y magnesio basada en alimentos enteros.

*Refrigerio/Postre*

barra de alimentos enteros de bayas antioxidantes (con betaglucanos de fibra soluble de avena)

manzana y mantequilla de almendras o ajonjolí (tahini)

### Antes de acostarse

*Ejercicios:* Salga a caminar o participe en una actividad recreativa o deporte favorito. Durante el ejercicio, beba 8 onzas de agua.

*Suplementos:* Tome una porción combinada de fibra y superalimentos verdes que contenga semillas de linaza molidas, mezclada con 12 a 16 onzas de agua o jugo de vegetales crudo.

*Higiene avanzada:* Practique el protocolo de higiene avanzada.

*Salud emotiva:* Pida al Señor que le recuerde a alguien a quien deba perdonar. Tome una hoja de papel y escriba en la parte superior el nombre de esa persona. Trate de recordar cada acto específico suyo que le haya herido. Escriba lo siguiente: «Perdono a [insertar el nombre de la persona] por [insertar lo que hizo contra usted]». Una vez que haya llenado la hoja, rómpala o quémela, y pida a Dios que le dé la fuerza para perdonar de corazón al ofensor.

*Terapia corporal:* Tome un baño tibio durante quince minutos añadiéndole ocho gotas de aceites esenciales bíblicos.

*Hora de dormir:* Váyase a la cama a las 10:30 p.m.

## Día 39

*Observe que algunos platos en los planes de comidas siguientes están en cursivas. Puede encontrar estas —y más de 250 otras— recetas deliciosas y saludables en www.Biblical-HealthInstitute.com.*

### Al levantarse

*Higiene avanzada:* Practique el protocolo de higiene avanzada. Vea como guía la página 273.

*Reducir toxinas:* Abra hoy sus ventanas durante una hora. Utilice jabón natural y productos naturales para el cuidado de la piel, el cuerpo, el cutis, los dientes y el cabello.

*Suplementos*: Tome una porción combinada de fibra y superalimentos verdes que contenga semillas de linaza molidas, mezclada con 12 a 16 onzas de agua o jugo de vegetales crudo.

*Ejercicio:* Realice durante quince minutos ejercicios del método de forma física funcional, o pase quince minutos en el rebotador. Termine con diez minutos de ejercicios de respiración profunda.

Durante sus ejercicios, beba 8 onzas de agua.

*Terapia corporal:* Dése una ducha caliente y fría.

*Salud emotiva:* Cada vez que se enfrente a una circunstancia que suela preocuparle, repita lo siguiente: «Señor, confío en ti. Te entrego el cuidado de mi persona, creo que cuidarás de [insertar su presente situación] y llenarás de fuerza y de salud mi cuerpo». Confiese lo anterior a lo largo del día cada vez que venga a su mente su circunstancia.

### Desayuno

Para preparar un saludable batido de frutas, mezcle en una licuadora lo siguiente:

8 onzas de leche entera, yogur o kéfir

1 cucharada de miel de abejas

1/2 taza de frutas frescas o congeladas (bananas, duraznos, bayas, piña, etc.)

1 cucharadita de aceite de linaza rico en lignano

1 porción de polvo proteínico (opcional)

*Suplementos:* Tome dos cápsulas de multivitaminas de alimentos enteros, una cápsula de aceite de hígado de bacalao rico en omega-3, y dos cápsulas de una mezcla de calcio y magnesio basada en alimentos enteros.

### Entre el desayuno y el almuerzo

Beba 12 onzas de agua.

### Almuerzo

Durante el almuerzo, beba 8 onzas de agua.

pavo sobre pan integral germinado y sin levadura, con lechuga, tomate y brotes tiernos

una tajada de fruta

*Suplementos:* Tome dos cápsulas de multivitaminas de alimentos enteros, una cápsula de aceite de hígado de bacalao rico en omega-3, y dos cápsulas de una mezcla de calcio y magnesio basada en alimentos enteros.

### Entre el almuerzo y la cena

Beba 12 onzas de agua.

### Cena

Durante la cena, beba 8 onzas de agua.

pollo (criado en corral) asado

brócoli al vapor

batata

*Suplementos:* Tome dos cápsulas de multivitaminas de alimentos enteros, una cápsula de aceite de hígado de bacalao rico en omega-3, y dos cápsulas de una mezcla de calcio y magnesio basada en alimentos enteros.

### Refrigerio/Postre

polvo de alimentos enteros en sustitución de una comida (con betaglucanos de fibra soluble de avena) mezclada con 12 onzas de agua

una tajada de fruta y una onza de queso

vegetales crudos con hummus, salsa y guacamole

### Antes de acostarse

*Ejercicios:* Salga a caminar o participe en una actividad recreativa o deporte favorito. Durante el ejercicio, beba 8 onzas de agua.

*Suplementos*: Tome una porción combinada de fibra y superalimentos verdes que contenga semillas de linaza molidas, mezclada con 12 a 16 onzas de agua o jugo de vegetales crudo.

*Higiene avanzada:* Practique el protocolo de higiene avanzada.

*Salud emotiva:* Pida al Señor que le recuerde a alguien a quien deba perdonar. Tome una hoja de papel y escriba en la parte superior el nombre de esa persona. Trate de recordar cada acto específico suyo que le haya herido. Escriba lo siguiente: «Perdono a [insertar el nombre de la persona] por [insertar lo que hizo contra usted]». Una vez que haya llenado la hoja, rómpala o quémela, y pida a Dios que le dé la fuerza para perdonar de corazón al ofensor.

*Terapia corporal:* Dedique diez minutos a escuchar música relajante antes de dormir.

*Hora de dormir:* Váyase a la cama a las 10:30 p.m.

## Día 40 (Día de ayuno parcial)

*Observe que algunos platos en los planes de comidas siguientes están en cursivas. Puede encontrar estas —y más de 250 otras— recetas deliciosas y saludables en www.Biblical-HealthInstitute.com.*

### Al levantarse

*Higiene avanzada:* Practique el protocolo de higiene avanzada. Guíese por la página 273.

*Reducir toxinas:* Abra hoy sus ventanas durante una hora. Utilice jabón natural y productos naturales para el cuidado de la piel, el cuerpo, el cutis, los dientes y el cabello.

*Suplementos*: Tome una porción combinada de fibra y superalimentos verdes que contenga semillas de linaza molidas, mezclada con 12 a 16 onzas de agua o jugo de vegetales crudo.

*Terapia corporal:* Expóngase durante veinte minutos a la luz solar directa.

*Salud emotiva:* Cada vez que se enfrente a una circunstancia que suela preocuparle, repita lo siguiente: «Señor, confío en ti. Te entrego el cuidado de mi persona, creo que cuidarás de [insertar su presente situación] y llenarás de fuerza y de salud mi cuerpo». Confiese lo anterior a lo largo del día cada vez que venga a su mente su circunstancia.

### Desayuno

No desayune (día de ayuno parcial).

Beba 12 onzas de agua.

### Entre el desayuno y el almuerzo

Beba 12 onzas de agua.

### Almuerzo

No almuerce (día de ayuno parcial).

Beba 12 onzas de agua.

### Entre el almuerzo y la cena

Beba 12 onzas de agua.

### Cena

Durante la cena, beba 8 onzas de agua.

*Sopa de pollo*

vegetales cultivados

ensalada de verduras con pimientos rojos o amarillos, cebolla morada, col verde o morada, apio, pepino y zanahoria

aliño para ensaladas saludable con aceite de oliva o aceite de linaza rico en lignano

*Suplementos:* Tome dos cápsulas de multivitaminas de alimentos enteros, una cápsula de aceite de hígado de bacalao rico en omega-3, y dos cápsulas de una mezcla de calcio y magnesio basada en alimentos enteros.

### Refrigerio/Postre

ninguno (día de ayuno parcial)

Beba 12 onzas de agua.

### Antes de acostarse

*Ejercicios:* Salga a caminar o participe en una actividad recreativa o deporte favorito. Durante el ejercicio, beba 8 onzas de agua.

*Suplementos*: Tome una porción combinada de fibra y superalimentos verdes que contenga semillas de linaza molidas, mezclada con 12 a 16 onzas de agua o jugo de vegetales crudo.

*Higiene avanzada:* Practique el protocolo de higiene avanzada.

*Salud emotiva:* Pida al Señor que le recuerde a alguien a quien deba perdonar. Tome una hoja de papel y escriba en la parte superior el nombre de esa persona. Trate de recordar cada acto específico suyo que le haya herido. Escriba lo siguiente: «Perdono a [insertar el nombre de la persona] por [insertar lo que hizo contra usted]». Una vez que haya llenado la hoja, rómpala o quémela, y pida a Dios que le dé la fuerza para perdonar de corazón al ofensor.

*Terapia corporal:* Tome un baño tibio durante quince minutos añadiéndole ocho gotas de aceites esenciales bíblicos.

*Hora de dormir:* Váyase a la cama a las 10:30 p.m.

## DÍA 41 (DÍA DE DESCANSO)

*Observe que algunos platos en los planes de comidas siguientes están en cursivas. Puede encontrar estas —y más de 250 otras— recetas deliciosas y saludables en www.Biblical-HealthInstitute.com.*

## Al levantarse

*Higiene avanzada:* Practique el protocolo de higiene avanzada.

*Reducir toxinas:* Abra hoy sus ventanas durante una hora. Utilice jabón natural y productos naturales para el cuidado de la piel, el cuerpo, el cutis, los dientes y el cabello.

*Suplementos*: Tome una porción combinada de fibra y superalimentos verdes que contenga semillas de linaza molidas, mezclada con 12 a 16 onzas de agua o jugo de vegetales crudo.

*Ejercicio:* Ninguno.

*Terapia corporal:* Ninguna.

*Salud emotiva:* Cada vez que se enfrente a una circunstancia que suela preocuparle, repita lo siguiente: «Señor, confío en ti. Te entrego el cuidado de mi persona, creo que cuidarás de [insertar su presente situación] y llenarás de fuerza y de salud mi cuerpo». Confiese lo anterior a lo largo del día cada vez que venga a su mente su circunstancia.

## Desayuno

Durante el desayuno, beba 8 onzas de agua.

un panqueque de granos integrales con jarabe de arce y mantequilla

4 onzas de yogur de leche entera con bayas y miel de abejas, y media cucharadita de aceite de linaza rico en lignanos (opcional).

café orgánico recién molido con crema y miel de abejas orgánicas.

*Suplementos:* Tome dos cápsulas de multivitaminas de alimentos enteros, una cápsula de aceite de hígado de bacalao rico en omega-3, y dos cápsulas de una mezcla de calcio y magnesio basada en alimentos enteros.

## Entre el desayuno y el almuerzo

Beba 12 onzas de agua.

## Almuerzo

Durante el almuerzo, beba 8 onzas de agua.

ensalada de verduras con queso crudo, aguacate, nueces, aceitunas, zanahoria, cebolla morada, pepino y pimientos amarillos

aliño para ensaladas saludable con 1 cucharada de aceite de oliva extra virgen o aceite de linaza rico en lignanos

un pedazo de fruta

*Suplementos:* Tome dos cápsulas de multivitaminas de alimentos enteros, una cápsula de aceite de hígado de bacalao rico en omega-3, y dos cápsulas de una mezcla de calcio y magnesio basada en alimentos enteros.

### Entre el almuerzo y la cena

Beba 12 onzas de agua.

### Cena

Durante la cena, beba 8 onzas de agua.

*Sopa de coco al estilo tailandés*

salmón al horno

*Verduras salteadas*

ensalada de verduras con pimientos rojos o amarillos, cebolla morada, col verde o morada, apio, pepino y zanahoria

aliño para ensaladas saludable con aceite de oliva o aceite de linaza rico en lignano

*Suplementos:* Tome dos cápsulas de multivitaminas de alimentos enteros, una cápsula de aceite de hígado de bacalao rico en omega-3, y dos cápsulas de una mezcla de calcio y magnesio basada en alimentos enteros.

### Refrigerio/Postre

barra de superalimentos verdes enteros (con betaglucanos de fibra soluble de avena)

*Palomitas de maíz con especias* y mantequilla

### Antes de acostarse

*Ejercicios:* Salga a caminar o participe en una actividad recreativa o deporte favorito. Durante el ejercicio, beba 8 onzas de agua.

*Suplementos*: Tome una porción combinada de fibra y superalimentos verdes que contenga semillas de linaza molidas, mezclada con 12 a 16 onzas de agua o jugo de vegetales crudo.

*Higiene avanzada:* Practique el protocolo de higiene avanzada.

*Salud emotiva:* Pida al Señor que le recuerde a alguien a quien deba perdonar. Tome una hoja de papel y escriba en la parte superior el nombre de esa persona. Trate de recordar cada acto específico suyo que le haya herido. Escriba lo siguiente: «Perdono a [insertar el nombre de la persona] por [insertar lo que hizo contra usted]». Una vez que haya llenado la hoja, rómpala o quémela, y pida a Dios que le dé la fuerza para perdonar de corazón al ofensor.

*Terapia corporal:* Dedique diez minutos a escuchar música relajante antes de dormir.

*Hora de dormir:* Váyase a la cama a las 10:30 p.m.

## Día 42

*Observe que algunos platos en los planes de comidas siguientes están en cursivas. Puede encontrar estas —y más de 250 otras— recetas deliciosas y saludables en www.Biblical-HealthInstitute.com.*

### Al levantarse

*Higiene avanzada:* Practique el protocolo de higiene avanzada. Guíese por la página 273.

*Reducir toxinas:* Abra hoy sus ventanas durante una hora. Utilice jabón natural y productos naturales para el cuidado de la piel, el cuerpo, el cutis, los dientes y el cabello.

*Suplementos:* Tome una porción combinada de fibra y superalimentos verdes que contenga semillas de linaza molidas, mezclada con 12 a 16 onzas de agua o jugo de vegetales crudo.

*Ejercicio:* Realice durante quince minutos ejercicios del método de forma física funcional, o pase quince minutos en el rebotador. Termine con diez minutos de ejercicios de respiración profunda.

Durante sus ejercicios, beba 8 onzas de agua.

*Terapia corporal:* Expóngase durante veinte minutos a la luz solar directa.

*Salud emotiva:* Cada vez que se enfrente a una circunstancia que suela preocuparle, repita lo siguiente: «Señor, confío en ti. Te entrego el cuidado de mi persona, creo que cuidarás de [insertar su presente situación] y llenarás de fuerza y de salud mi cuerpo». Confiese lo anterior a lo largo del día cada vez que venga a su mente su circunstancia.

### Desayuno

Durante el desayuno, beba 8 onzas de agua.

tortilla de dos huevos con aguacate, queso, tomate, cebolla y pimienta

*Vegetales salteados*

té caliente con miel de abejas

*Suplementos:* Tome dos cápsulas de multivitaminas de alimentos enteros, una cápsula de aceite de hígado de bacalao rico en omega-3, y dos cápsulas de una mezcla de calcio y magnesio basada en alimentos enteros.

### Entre el desayuno y el almuerzo

Beba 12 onzas de agua.

### Almuerzo

Durante el almuerzo, beba 8 onzas de agua.

mantequilla de almendras y miel de abejas o jalea pura de frutas sobre pan integral germinado o sin levadura

una tajada de fruta

*Suplementos:* Tome dos cápsulas de multivitaminas de alimentos enteros, una cápsula de aceite de hígado de bacalao rico en omega-3, y dos cápsulas de una mezcla de calcio y magnesio basada en alimentos enteros.

### Entre el almuerzo y la cena

Beba 12 onzas de agua.

### Cena

Durante la cena, beba 8 onzas de agua.

pescado de su elección

papa asada al horno

habichuelas verdes

*Suplementos:* Tome dos cápsulas de multivitaminas de alimentos enteros, una cápsula de aceite de hígado de bacalao rico en omega-3, y dos cápsulas de una mezcla de calcio y magnesio basada en alimentos enteros.

### Refrigerio/Postre

polvo de alimentos enteros en sustitución de una comida (con betaglucanos de fibra soluble de avena) mezclada con 12 onzas de agua

mousse de chocolate saludable

### Antes de acostarse

Beba de 8 a 12 onzas de agua o té caliente con miel de abejas.

*Ejercicios:* Salga a caminar o participe en una actividad recreativa o deporte favorito. Durante el ejercicio, beba 8 onzas de agua.

*Suplementos:* Tome una porción combinada de fibra y superalimentos verdes que contenga semillas de linaza molidas, mezclada con 12 a 16 onzas de agua o jugo de vegetales crudo.

*Higiene avanzada:* Practique el protocolo de higiene avanzada.

*Salud emotiva:* Pida al Señor que le recuerde a alguien a quien deba perdonar. Tome una hoja de papel y escriba en la parte superior el nombre de esa persona. Trate de recordar cada acto específico suyo que le haya herido. Escriba lo siguiente: «Perdono a [insertar el nombre de la persona] por [insertar lo que hizo contra usted]». Una vez que haya llenado la hoja, rómpala o quémela, y pida a Dios que le dé la fuerza para perdonar de corazón al ofensor.

*Terapia corporal:* Tome un baño tibio durante quince minutos añadiéndole ocho gotas de aceites esenciales bíblicos.

*Hora de dormir:* Váyase a la cama a las 10:30 p.m.

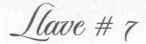

# Llave # 7

## Viva una vida de oración y con propósito

**Nicki:** Un par de años después de que Jordan y yo nos casamos, los dos llegamos a la misma conclusión al mismo tiempo: a ambos nos gustaría tener hijos.

Yo pensé que estaba física y mentalmente preparada para la transición a la maternidad. En el aspecto físico, había hecho una drástica transición en mi salud desde que conocí a Jordan. Ahora sólo comía carnes, frutas y vegetales, huevos, nueces y quesos orgánicos. Y hasta bebía agua, algo que antes nunca hice con regularidad. Dejé de tomar té helado, porque no era sano darle sabor con cuatro cucharaditas de azúcar. Merendarme una bolsa entera de Twizzlers era también cosa del pasado.

Sin embargo, me quedaba un vicio: mi amor por los macchiatos con caramelo de Starbucks. No puedo recordar cuándo me aficioné a ellos —fue en algún momento después de nuestra luna de miel— pero cada vez que abría los ojos con la luz del amanecer, era como si una persona diferente saltara de la cama, se vistiera y se maquillara un poco, y fuera manejando hasta el Starbucks local, donde pedía un macchiato con caramelo doble alto, con leche orgánica y doble porción de caramelo.

Los *baristas* de Starbucks, como buenos *bartenders*, sabían qué bebida pediría tan pronto me veían entrar. Incluso le pusieron a esa mi nombre: «Otro Nicki, por favor», decía desde detrás del mostrador un joven dependiente sonriendo. Como «doble alto» significaba dos medidas de café *espresso*, podría decirse que empezaba mi día con un alto nivel de cafeína.

Jordan generalmente estaba dormido cuando yo me escabullía de la cama cada mañana para mi escapada a Starbucks. De regreso, manejaba despacio por el vecindario, pues quería acabar mi macchiato acaramelado antes de estacionarme en la entrada de casa. Deshacerme del gran vaso de cartón presentaba, sin embargo, un problema, pues no quería que Jordan descubriera dónde había estado. Generalmente ocultaba el vaso vacío bajo la basura para que él no lo viera. Fugarme de mi casa cinco veces a la semana siempre me hacía sentir culpable, porque *sabía* lo que pensaba Jordan de las bebidas a base de café y azúcar.

Estoy segura de que no tardó mucho en descubrir que dos más dos son cuatro, pero nunca me dijo que fuera una tonta o estuviera cometiendo alguna estupidez. Recuerdo que una vez, cuando descubrió un vaso de Starbucks en el auto, dijo:

—Cariño, ¿estás bebiendo estas cosas de Starbucks? —como si el culpable pudiera haber sido alguien más en nuestra familia.

—Sí, amor, sé que no me hacen bien, pero son deliciosos.

—Puede ser, pero no te hacen bien —replicó él. Pero ese día no me dijo nada más.

Podía resistir unos días los cantos de sirena de Starbucks, pero la seducción de una bebida dulce a base de café siempre me hacía regresar. Hasta que una vez, Jordan me sorprendió comprando mi Starbucks.

—¿Qué contiene eso? —me preguntó.

—Dos medidas de *espresso*, doble jarabe de caramelo y crema batida.

—¡Santo Dios! ¿Y con qué frecuencia vas allí?

—Prácticamente todos los días que puedo. Tal vez cinco días a la semana.

—¿Es que te has vuelto adicta?

Estoy segura de que a mi esposo le empezaba a preocupar la posibilidad de inscribirme en alguno de esos programas de doce pasos.

—No, no soy adicta. Ser adicto significa que necesitas el café o la cafeína, y yo no necesito cafeína. Lo que me gusta es su sabor.

Pero el sentimiento de culpa se estaba apoderando de mí. Resulta que Jordan recorría el país hablando de la importancia de comer los mejores alimentos y beber los líquidos que son mejores para el cuerpo, pero los macchiatos con caramelo no formaban parte del programa. Mientras él roncaba, su esposa se escabullía de la casa caminando en puntillas de pies para recibir su dosis diaria de café.

Pero yo podía justificarme si quería.

*Mira hasta dónde has llegado.*

*Tomas todos esos suplementos nutricionales y sí, te hacen sentir bien.*

*Pero todo lo demás que comes o bebes es lo que Jordan dice.*

Mientras tanto, procurábamos que yo quedara encinta, pero había pasado un año sin que ocurriera. Le rogaba al Señor que abriera mi útero, pero —por alguna razón— mis oraciones no obtenían respuesta. Al menos así me sentía.

Fue entonces que Jordan encontró unas investigaciones que indicaban que algunas mujeres que consumían cafeína estaban teniendo problemas para quedar embarazadas. Él también creía que yo estaba consumiendo demasiados carbohidratos, particularmente azúcares y féculas, lo cual significaba que había estado elevando mis niveles de insulina, una forma segura de producir un desequilibrio hormonal que podía dislocar mi proceso de ovulación.

Después de examinar todas las investigaciones, intenté reducir mis escapadas a Starbucks, pero yo no era perfecta. Cuando sentía la urgencia, me escurría para beber un ocasional macchiato con caramelo.

Pasaron *dos* años más sin que quedara encinta. Era una situación lo bastante seria como para arreglar una cita con un especialista en fecundidad; así determinaríamos si uno de los dos tenía algún problema físico. A Jordan no le encontraron nada, pero el médico sospechó que yo podía padecer una endometriosis.

La endometriosis, uno de las causas de la infecundidad femenina, es una condición en la cual el tejido endometrial —el revestimiento interior del útero— crece fuera de este y se adhiere a otros órganos como los ovarios o las trompas de Falopio. Mi médico me recomendó someterme a una laparoscopia para extirpar cualquier quiste o adherencia ovárica en mi cavidad pélvica, y me dio la impresión de que estaría recuperada pocos días después de esta cirugía ambulatoria.

En ese entonces habíamos estado luchando por dos años y medio para traer un hijo al mundo. Yo tenía treinta y tres años, no era tan madura como para no quedar encinta, aunque sí tenía ya una edad en la que resulta más difícil. La cirugía no era mi opción favorita, pero si no había otro remedio, estaba mentalmente preparada para someterme al bisturí. Escogí hacerlo un par de días antes de la fecha en que Jordan y yo planeábamos partir en un crucero a Alaska con el doctor Charles Stanley y su ministerio In Touch.

Previamente, hablé con una amiga que había pasado por la misma operación. Cuando le conté mis planes de partir hacia el noroeste dos días después de la cirugía, ella negó con la cabeza.

«Nicki, no debes hacer eso. Créeme, necesitarás descansar por lo menos una semana. Yo no me haría esa cirugía si quisiera irme de vacaciones en un crucero».

Llamé a la consulta del médico y les dije que quería reprogramar el procedimiento para después de mi regreso. Jordan, que no estaba convencido de que yo tuviera endometriosis, sintió alivio, pues la cirugía le preocupaba.

Mi esposo estaba ocupado ese verano escribiendo *La dieta del Creador*, y planeaba incluir en el libro una sección acerca de una «experiencia de salud» de cuarenta días, con un variado plan de comidas. Antes de enviar el manuscrito al editor, quería probar el plan con otras tres parejas, además de nosotros. Eso quería decir que yo tendría que hacer comidas «perfectas» como él. Pero nadie come tan impecablemente como Jordan, y así se lo dije.

«Será divertido», me prometió Jordan. «Nos reuniremos con las otras parejas para cenar una vez a la semana y veremos qué tal nos va a todos. Pienso también que la dieta del Creador te puede ayudar a quedar embarazada. Todo lo demás que has intentado ha fracasado».

Yo solamente le escuchaba.

«Te diré qué vamos a hacer», agregó Jordan. «Si dentro de tres meses no has quedado encinta, recurriremos a la cirugía. Te lo prometo».

«Me parece bien», respondí.

A partir de entonces entré en mi modalidad de contadora. Si la dieta del Creador vedaba las bebidas con cafeína, entonces adiós Starbucks, se acabaron mis escapadas. Durante cuarenta días no pensaba apartarme un ápice de la perfección, porque no quería someterme a una operación ni tampoco a drogas de fecundidad, pero sí anhelaba un hijo, así que durante los cuarenta días de la experiencia de salud, no hice una sola trampa.

Entonces mi período empezó a demorarse.

Durante dos años había estado usando una prueba de ovulación que se vende sin receta y que se suponía debía decirme si había ovulado en algún momento de mi ciclo menstrual. Nunca habíamos tenido una lectura positiva, lo cual era muy extraño. Si yo tenía un ciclo menstrual normal de veintiocho días, ¿por qué no ovulaba? Mi especialista en fecundidad no tenía una buena explicación, pero Jordan presentía que se debía a un desequilibrio hormonal debido a mi dieta y a mi estilo de vida.

Una de esas pruebas de ovulación incluía un examen para determinar si estaba embarazada. Nunca había comprado una de ellas, porque nunca mi menstruación se había demorado, y por tanto nunca creí estar encinta.

Pero al cabo de una semana de espera, me metí en el baño y me hice el examen. ¡Presto! Jordan y yo íbamos a ser padres.

Quedé perpleja: habíamos luchado y orado tanto, y esperado treinta meses, y al fin recibíamos la buena noticia.

Una noche, la discusión giró en torno a la fecha en que creía haber concebido.

Mi médico calculó que había sido seis semanas atrás, así que busqué un calendario y saqué la cuenta. Mis dedos se detuvieron sobre cierta fecha en cierto hotel de Springfield, Missouri… ¡Claro que sí!; y sabía exactamente cuándo había ocurrido la concepción.

La verdad nos golpeó entre ceja y ceja: yo había quedado embarazada ¡el día número 40 de la experiencia de salud de cuarenta días de la dieta del Creador!

Con luces de neón el Señor nos confirmaba que estaba respondiendo a nuestros ruegos.

Durante casi tres años le habíamos estado implorando, pidiéndole que nos bendijera con un hijo. En cierto momento, desesperada, le había dicho a Jordan: «Quizás el Señor no quiere que tengamos hijos», pero él me recordó que había numerosos pasajes de la Biblia en los cuales una mujer había permanecido largo tiempo infecunda, antes de quedar embarazada, a veces por milagro, y otras veces después de rogar a Dios. Sarah tenía más de noventa años cuando —milagro entre milagros— concibió a Isaac. Luego Isaac «oró a Jehová por su mujer, que era estéril» (Génesis 25.21) para que le diera un hijo a Rebeca después de muchos años de esterilidad; aquella dio a luz a los gemelos Jacob y Esaú. La amada esposa de Jacob, Raquel, también fue yerma por muchos años, hasta que «la oyó Dios, y le concedió hijos» (Génesis 30.22) con el nacimiento de José.

La oración es el puente entre el cielo y la tierra. El Día Nacional de Oración la define como el conducto a través del cual el reino espiritual viene a nuestras vidas cotidianas:

> La oración es la forma de respirar de nuestros espíritus. Tal como nuestros pulmones requieren del oxígeno y están diseñados para buscarlo, así nuestros espíritus requieren la presencia de Dios y están diseñados para buscarle. Sin su presencia, nos quedamos jadeando en pos de un significado, y buscando desesperadamente nuestro propósito en la vida. La oración es el método que utiliza Dios no sólo para satisfacer nuestras necesidades diarias, desde el alimento hasta el techo, sino también para proveernos consuelo, fuerza y guía.[1]

**Jordan:** La oración debe ser el fundamento de nuestras vidas. «Orad sin cesar recomienda 1 Tesalonicenses 5.17, lo cual me dice que necesitamos mantener conscientemente al Señor en nuestros pensamientos a medida que cubrimos nuestro día. Uno de mis libros favoritos sobre la oración es *Oraciones con poder* de Germaine Copeland. Ella afirma que cuando uno confiesa la Palabra de Dios en medio de sus ruegos al Todopoderoso, experimentará su asombroso poder para ponerla por obra. La oración ferviente vale mucho, y Dios obrará poderosamente a su favor. El libro de la señora Copeland, contiene más de 150 oraciones que cubren muy diversas situaciones: el deseo de tener un hijo, la paz en el seno de la familia, los niños y la escuela, la salvación de las almas perdidas y hasta la compatibilidad en el matrimonio. A manera de ejemplo he aquí la oración de la señora Copeland para las mujeres casadas:

> Espíritu Santo, te ruego que me ayudes a comprender y a apoyar a mi esposo en formas que demuestren mi devoción por Cristo. Enséñame a funcionar de manera que pueda preservar mi propia personalidad al tiempo que respondo a sus expectativas. Somos una sola carne, y comprendo que es un misterio esta unidad de personas que preserva la individualidad, pero así es también cuando nos unimos a Cristo. Así que continuaré amando a mi esposo ¡y permitiendo que se obre el milagro![2]

**Nicki:** Cuando por fin quedé encinta, Jordan y yo quedamos abrumados por la bondad y la misericordia del Señor, sentíamos sinceramente que estábamos viviendo Su propósito para nuestras vidas, aunque entendemos que algunas mujeres nunca podrán concebir.

*El noble propósito de la madre*
*Por Nicki Rubin*

Hoy por hoy siento que tengo un firme propósito en la vida: ser la mejor de las madres para Joshua en su tránsito desde la infancia a la adultez. Formo parte de una cadena que se remonta a través de las generaciones. El nacimiento de Joshua fue un momento sagrado, una experiencia increíble que nos permitió ver con más claridad el milagro de la vida.

Cuando apreté a mi hijo contra mi corazón en el salón de partos, supe que Dios tenía un plan maravilloso para su vida, el cual incluía educarle en el amor del Señor y para que creciera y se convirtiera en un hombre de Dios.

Mi vida tenía un propósito aun antes de que conociera a Jordan, y antes de que fuéramos padres, pero ahora que soy mamá, ese sentido de propósito se ha enfocado mejor. Todo hijo necesita a una madre amorosa, y el amor intemporal y formativo que fluye de una madre hacia un hijo nunca pasará de moda. «¿Quién puede medir lo que significa el abrazo de una madre para un niño que llora?», se preguntaba la escritora Beverly LaHaye.

«¿Qué precio se le puede poner a una madre que ama y guía a un hijo desde que está en la cuna hasta que se hace adulto, infundiéndole principios bíblicos que promueven no sólo la fe personal, sino también la responsabilidad civil?»[3]

Tal vez usted se haya dicho: «No estoy segura de que Dios tenga un gran propósito para mi vida. No soy más que una madre que se ocupa de su casa; no soy médico ni escritora. Ni siquiera conozco a mucha gente, y a decir verdad, soy un poco tímida».

Algunas amigas me han contado que sus esposos les dicen que el «trabajo del hombre» es mucho más importante que lo que hacen ellas. Habría que inferir que, aun cuando la mujer es «apenas» un ama de casa, el esposo tiene las responsabilidades más importantes para con la familia. Después de todo, es quien trae a la casa el tocino. (Bueno, después de leer este libro tendrá que decirle: ¡No traigas más tocino a casa!)

Usted también necesita comprender que ser esposa y madre es posiblemente la obra más importante y de más alto propósito que puede hacer en la vida. Y no sólo eso: trabaje a tiempo completo fuera de su hogar, o no trabaje en absoluto, tiene una oportunidad para impresionar a sus vecinos, amigos o colegas que se encuentran estresados, deprimidos, empobrecidos, enfermos o apenados.

Como usted tiene una relación con el Dios vivo, puede hacer un enorme aporte a las vidas de los demás. No necesita ser célebre ni aparecer en las páginas de la revista *People*; ni siquiera hablar en público ante otras personas. Sólo necesita estar dispuesta y disponible.

Es más, puedo apostarle que ya ha hecho una contribución a alguna vida ajena, pero es posible que no conozca su verdadero impacto hasta que vivamos todos en la eternidad. Muchas, pero muchas personas «desconocidas» han sido utilizadas por Dios para llegar a millones y millones de otras y añadir valor a sus vidas, una por una.

## LAS ARENAS DEL TIEMPO

**Jordan:** Permítame ofrecerle otro ejemplo de cómo sus oraciones y su influencia de creyente fiel puede ayudar a otros. Voy a contarle una historia que me encanta difundir siempre que hablo en una iglesia o una conferencia:

Hace poco más de un siglo, existía un doctor en naturopatía que practicaba la medicina durante el día y en las noches dictaba seminarios sobre temas de salud.

Los especialistas en naturopatía utilizan métodos naturales para tratar las enfermedades y promover la salud, con la idea de que los medicamentos deben usarse sólo como último recurso, en lugar de ser la primera recomendación.

Una noche, en medio de un público compuesto por unas veinte personas, se encontraba un joven que sufría una enfermedad incurable, a juicio de los médicos.

En lugar de rendirse, este hombre asistió a las charlas del doctor en naturopatía y aprendió a incorporar a su vida los principios de salud naturales. Después de cambiar su dieta y su estilo de vida, no sólo se curó, sino que comenzó a escribir libros y a dictar conferencias sobre temas de salud.

El nombre de aquel joven era Norman Walker, y más adelante sería ampliamente conocido como el padre de la limpieza de colon y de los jugos de frutas y vegetales. (Norman Walker falleció en 1985 contando más de 100 años de edad.) Una tarde mientras disertaba ante un grupo de unas treinta personas, estaba entre el público un joven aquejado de tuberculosis, considerada en aquel tiempo una enfermedad incurable.

Los médicos lo habían desahuciado diciendo que no podían hacer nada más por él. Después que escuchó hablar a Norman Walker acerca de cómo podía transformar su salud si seguía los principios naturales que Dios nos ha revelado, este joven no sólo superó su tuberculosis, sino que se dedicó a compartir ese mensaje de salud y esperanza ofreciendo seminarios y escribiendo libros sobre los beneficios de comer alimentos sanos, hacer ejercicios, ayunar y practicar la respiración profunda. Su nombre era Paul Bragg, y antes de su muerte a los 96 años, ¡en un accidente de surfing!, muchos lo consideraban el padre del movimiento moderno en favor de una «dieta saludable».

Una noche mientras Paul enseñaba, estaba un joven de quince años entre la audiencia. Este sufría de constantes jaquecas, mala digestión y un sistema inmunológico deficiente. Pesaba treinta libras menos de lo normal y se sentía muy débil. Los médicos le dijeron que no podían hacer nada para ayudarle. Sin embargo, inspirado por el mensaje de Paul Bragg, empezó a hacer una dieta saludable y ejercicios. En poco tiempo las jaquecas habían desaparecido, su digestión mejoró, aumentó de peso y ganó masa muscular. Nadie podía decir que era un debilucho. Más adelante se matriculó en la escuela de quiropráctica y se convirtió en un ávido estudiante de la buena forma física. Dictaba conferencias, escribía libros e incluso fue el anfitrión de uno de los primeros programas de ejercicios que hubo en la televisión.

Hoy en día, a los noventa y dos años, Jack La Lanne puede hacer más abdominales que yo. Por no hablar de las extraordinarias muestras de fuerza y resistencia que ha dado a través de los años, incluyendo remolcar setenta botes con setenta personas a bordo, desde el puente Queen's Way, en la Bahía de Long Beach, hasta el trasatlántico *Queen Mary*, a lo largo de una milla y media, estando esposado, encadenado y contra las corrientes.

Una noche en uno de los seminarios de Jack La Lanne, se sentaba entre el público un muchacho de diecisiete años que sufría de una condición del tracto respiratorio superior que los médicos consideraban incurable.

Inspirado por el mensaje de Jack La Lanne aquella noche, ese joven cambió su dieta y su estilo de vida y fue sanado de su condición. Luego dedicó su vida a ayudar a otros a mejorar su salud, dictando seminarios y aconsejando a la gente sobre cómo recuperar su bienestar y mantenerlo.

Su nombre era William Keith, y dudo que usted lo haya escuchado antes. Pero un día, cuarenta y tres años más tarde, William estaba conversando con un adolescente de diecinueve años aquejado de múltiples dolencias, entre ellas la enfermedad de Crohn, diabetes, artritis y muchas otras; un joven que había visitado a sesenta y nueve profesionales de la salud que no pudieron ayudarle; un joven que había perdido peso hasta pesar poco más de 100 libras y que tenía que ser transportado en silla de ruedas.

William Keith le aseguró a ese muchacho que si seguía los principios de salud que se encuentran en la Biblia, podría sanar de sus espantosos males.

Aquel joven de diecinueve años era yo, y ahora que estoy bien de salud, tengo el privilegio de compartir con usted hoy, en este momento, el mensaje de *La receta del Gran Médico para la salud de la mujer*. ¿Será *usted* el próximo eslabón en esta cadena? ¿Será el suyo el próximo testimonio compartido con alguien que lo necesita? Recuerde: Dios no llama a los que están preparados, sino que prepara a los que llama. Él podría estar llamándole hoy para que se levante de donde se encuentra, de sus penosas dolencias, e inicie la transformación de su propia salud. Serviremos a un Dios grande, que perdona todas nuestras iniquidades, sana todas nuestras dolencias, y rescata del hoyo nuestras vidas, librándolas de la destrucción, como dice su Palabra en Salmos 103.3-4.

Una vez que su salud mejore y usted baje de peso, tenga más energía, o haya incluso superado un serio problema de salud, asegúrese de contarlo a los demás. Dar a conocer los cambios en su vida inspirará a otros y motivará a muchos a preguntarle cómo ha llegado a ser tan sano. Y usted les responderá: «Siguiendo la receta del Gran Médico».

Ellos le preguntarán: «¿Y quién es el Gran Médico? Parece alguien importante, ¿Está recibiendo pacientes ahora?»

Y entonces usted les dirá: «Él recibe a todo el que va a él y pide ser recibido».

### ¿Está usted lista?
#### Por Jordan Rubin

Mientras leía este libro, ¿ha estado siguiendo el plan de salud de 49 días que le va a revolucionar la manera en que usted —y tal vez su familia— come y vive? De ser así, ¿quién será usted cuando terminen los 49 días? Porque, a decir verdad, nadie sigue siendo el mismo a medida que el tiempo pasa. O progresamos o declinamos. Según se nos ha dicho, hacer la misma cosa una vez y otra y esperar un resultado diferente define la locura.

Le insto a dar el paso más importante para su nueva vida y su nueva salud entregándole a Dios las próximas siete semanas de su vida. Permita que Él le transforme en cuerpo, mente y espíritu. Le asombrará ver cómo luce su vida en el quincuagésimo día, el día del jubileo. Se sentirá diferente, se comportará diferente y hasta su apariencia será diferente. Aprenderá que el secreto de ser sacrificio vivo, como se describe en Romanos 12.1, consiste en mantener una disciplina sostenida día tras día para andar por el sendero que conduce a la vida, y que muy pocos parecen encontrar. Ser sacrificio vivo es difícil, porque usted puede escoger bajarse del altar cuando lo desee. Pero Dios quiere de usted lo mejor; y Él se lo merece.

Algunos de ustedes no sólo transformarán sus vidas en los próximos 49 días, sino que muchos querrán dirigir una célula de mujeres para el programa «Siete semanas de bienestar» que hemos diseñado. Este fantástico currículum para grupos celulares le brindará todas las herramientas necesarias para navegar con éxito —con amigos y vecinos— a través del programa que cambiará su vida.

Para más información sobre cómo dirigir una célula con el programa Siete semanas de bienestar, visite *www.BiblicalHealthInstitute.com*.

Aquellas de ustedes que deseen llevar este mensaje aun más lejos, pueden inscribirse en el programa de certificación Biblical Health Coach [Entrenador de salud bíblico] que ofrece el Instituto Bíblico de la Salud. Este programa de aprendizaje online de cuarenta horas les preparará para llevar el mensaje bíblico de salud a su iglesia y su comunidad.

Para saber más sobre cómo convertirse en Entrenador de salud bíblico, o para aprovechar los siete cursos fundamentales de salud gratuitos, visite *www.BiblicalHealthInstitute.com*.

*Lo que dicen las mujeres*
*Patricia Lee*

A mis cincuenta y dos años soy una joven abuela que invierte su tiempo libre en danzar: danzas de salón, swing latino y danzas de alabanza en mi iglesia. Hace como veinte años sufrí un ataque de apendicitis y tuve que someterme a una histerectomía total, lo que me dejó el vientre muy prominente. Empecé a subir de peso y, como bailarina, mi apariencia me desagradaba. Luego, hace tres años, nació mi nieta, lo único positivo que ha ocurrido en mi vida, porque me sentía cansada todo el día. Había caído en una rutina: ir a trabajar, regresar a casa, dormir un poco, ver televisión o ir a la iglesia, y luego volver a casa y acostarme a dormir. Tuve que dejar la danza porque me faltaba energía.

Intenté absolutamente todo lo que usted pueda imaginar —y algunas cosas que ni siquiera imaginaría— para revertir esa situación, pero nada funcionó. Fue entonces que leí *La receta del Gran Médico para tener salud y bienestar extraordinarios*. En realidad leí algunas secciones del libro varias veces para refrescar mi memoria o asegurarme de que había entendido bien algunos de los puntos que Jordan Rubin trataba de comunicar.

Lo que me gustó del programa de 49 días fue su gradualidad. Se empieza lentamente, experimentando pequeños triunfos, creciendo con cada victoria, avanzando de un éxito al otro. Incluso cuando tenía un mal día —quizás por haber comido algo que no debía— sabía que ese mismo día triunfaría en alguna otra cosa relacionada con el plan de bienestar de 49 días. En lugar de despertar tres o cuatro veces cada noche, duermo mucho mejor y tengo más energía durante el día. Mi madre, que tiene setenta y cinco años, me ha dicho: «Tu piel nunca se ha visto mejor», lo que ha sido muy alentador para mí. Ahora siento que hay alegría en mi vida.

En la actualidad comparto con muchas personas la receta del Gran Médico. He iniciado una célula de las Siete semanas de bienestar en mi iglesia, porque creo profundamente en la efectividad del programa y porque hay personas que necesitan escuchar los principios de la Biblia para liberar todo su potencial de salud. Ah, y por cierto, también enseño en mi iglesia cómo danzar para alabar al Señor.

Ayudar a conducir a las personas por un sendero de salud y hacia la presencia de Dios es el propósito de mi vida, y nunca podría haberlo cumplido sin que mi salud fuera antes transformada por la Palabra de Dios.

# ℞ LA RECETA DEL GRAN MÉDICO PARA LA SALUD DE LA MUJER: VIVA UNA VIDA DE ORACIÓN Y CON PROPÓSITO

- *Ore sin cesar, especialmente cuando le parezcan más pesadas las exigencias de la vida y de la crianza de los hijos.*

- *Confiese las promesas de Dios tan pronto se levante y como última cosa antes de irse a dormir.*

- *Comprenda que, sin importar en qué etapa o estación de la vida se encuentre usted, Dios tiene un propósito maravilloso para su vida.*

- *Sea un agente de cambio en su vida y en las de los miembros de su familia. Emprenda su propio viaje de 49 días hacia la salud y el bienestar, o considere dirigir una célula de mujeres a través de las Siete semanas de bienestar.*

La receta del Gran Médico para la salud de la mujer: semana # 6

Recuerde visitar www.BiblicalHealthInstitute.com y hacer clic en la guía de recursos GPRx Resource Guide para los alimentos, suplementos nutricionales y productos recomendados para la higiene avanzada, ejercicios y terapia corporal, purificación del aire y el agua y el cuidado de la piel y de su cuerpo.

## DÍA 43

*Observe que algunos platos en los planes de comidas siguientes están en cursivas. Puede encontrar estas —y más de 250 otras— recetas deliciosas y saludables en www.Biblical-HealthInstitute.com.*

## Al levantarse

*Oración:* Dé gracias a Dios por su bondad, pídale que perdone sus pecados, presente sus peticiones al Dios que le ama y lea en voz alta la siguiente Escritura:

*Bendice, alma mía, a Jehová, y bendiga todo mi ser su santo nombre. Bendice, alma mía, a Jehová, y no olvides ninguno de sus beneficios. Él es quien perdona todas tus iniquidades, el que sana todas tus dolencias; el que rescata del hoyo tu vida; el que te corona de favores y misericordias; el que sacia de bien tu boca, de modo que te rejuvenezcas como el águila (Salmo 103.1-5).*

*Propósito:* Pídale al Señor una oportunidad para añadir significado hoy a la vida de alguien. Esté alerta esperando esa oportunidad. Pídale que le utilice en este día para Su propósito.

*Higiene avanzada:* Practique el protocolo de higiene avanzada. Guíese por la página 273.

*Reducir toxinas:* Abra hoy sus ventanas durante una hora. Utilice jabón natural y productos naturales para el cuidado de la piel, el cuerpo, el cutis, los dientes y el cabello.

*Suplementos*: Tome una porción combinada de fibra y superalimentos verdes que contenga semillas de linaza molidas, mezclada con 12 a 16 onzas de agua o jugo de vegetales crudo.

*Terapia corporal:* Expóngase veinte minutos a la luz directa del sol.

*Ejercicio:* Realice durante quince minutos ejercicios del método de forma física funcional, o pase quince minutos en el rebotador. Termine con diez minutos de ejercicios de respiración profunda.

Durante sus ejercicios, beba 8 onzas de agua.

*Salud emotiva:* Cada vez que se enfrente a una circunstancia que suela preocuparle, repita lo siguiente: «Señor, confío en ti. Te entrego el cuidado de mi persona, creo que cuidarás de [insertar su presente situación] y llenarás de fuerza y de salud mi cuerpo». Confiese lo anterior a lo largo del día cada vez que venga a su mente su circunstancia.

## Desayuno

Durante el desayuno, beba 8 onzas de agua.

dos huevos (omega-3 u orgánicos, preparados a su gusto)

una tajada de fruta

una tostada de pan integral germinado o de masa agria, con mantequilla

té caliente con miel de abejas

*Suplementos:* Tome dos cápsulas de multivitaminas de alimentos enteros, una cápsula de aceite de hígado de bacalao rico en omega-3, y dos cápsulas de una mezcla de calcio y magnesio basada en alimentos enteros.

### Entre el desayuno y el almuerzo

Beba 12 onzas de agua.

### Almuerzo

Durante el almuerzo, beba 8 onzas de agua.

ensalada de verduras con dos huevos hervidos omega-3 y zanahoria, cebolla morada, pepino y pimientos amarillos

aliño para ensaladas saludable con aceite de oliva o aceite de linaza rico en lignano

una tajada de fruta

*Suplementos:* Tome dos cápsulas de multivitaminas de alimentos enteros, una cápsula de aceite de hígado de bacalao rico en omega-3, y dos cápsulas de una mezcla de calcio y magnesio basada en alimentos enteros.

### Entre el almuerzo y la cena

Beba 12 onzas de agua.

### Cena

Durante la cena, beba 8 onzas de agua.

pescado de su elección

arroz integral

espárragos, champiñones y cebollas a la parrilla

ensalada de verduras con pimientos rojos o amarillos, cebolla morada, col verde o morada, apio, pepino y zanahoria

aliño para ensaladas saludable con aceite de oliva o aceite de linaza rico en lignano

*Suplementos:* Tome dos cápsulas de multivitaminas de alimentos enteros, una cápsula de aceite de hígado de bacalao rico en omega-3, y dos cápsulas de una mezcla de calcio y magnesio basada en alimentos enteros.

*Refrigerio/Postre*

barra de alimentos enteros de manzana y canela (con betaglucanos de fibra soluble de avena)

yogur de leche entera, fruta y miel de abejas

### Antes de acostarse

*Ejercicios:* Salga a caminar o participe en una actividad recreativa o deporte favorito. Durante el ejercicio, beba 8 onzas de agua

*Suplementos:* Tome una porción combinada de fibra y superalimentos verdes que contenga semillas de linaza molidas, mezclada con 12 a 16 onzas de agua o jugo de vegetales crudo

*Terapia corporal:* tome un baño tibio durante quince minutos añadiéndole ocho gotas de aceites esenciales bíblicos.

*Higiene avanzada:* Practique el protocolo de higiene avanzada.

*Salud emotiva* (aplicable solamente si todavía hay alguien a quien necesite perdonar): Pídale al Señor que le recuerde a alguien a quien deba perdonar. Tome una hoja de papel y escriba en la parte superior el nombre de esa persona. Trate de recordar cada acto específico suyo que le haya herido. Escriba lo siguiente: «Perdono a [insertar el nombre de la persona] por [insertar lo que hizo contra usted]». Una vez que haya llenado la hoja, rómpala o quémela, y pídale a Dios que le dé la fuerza para perdonar de corazón al ofensor.

*Propósito:* Hágase estas preguntas: «¿He vivido hoy una vida con propósito?, ¿Qué he hecho hoy para enriquecer la vida de mi prójimo?»

Comprométase a vivir mañana un día con propósito.

*Oración:* Dé gracias a Dios por este día, pidiéndole que le dé un descanso nocturno reparador y un comienzo fresco en el nuevo día. Déle gracias por la fidelidad de su amor incesante y su misericordia renovada cada mañana. Lea en voz alta la siguiente Escritura:

*Pero los que esperan a Jehová tendrán nuevas fuerzas; levantarán alas como las águilas; correrán, y no se cansarán; caminarán, y no se fatigarán (Isaías. 40.31).*

*Hora de dormir:* Váyase a la cama a las 10:30 p.m.

## Día 44

*Observe que algunos platos en los planes de comidas siguientes están en cursivas. Puede encontrar estas —y más de 250 otras— recetas deliciosas y saludables en www.Biblical-HealthInstitute.com.*

### Al levantarse

*Oración:* Dé gracias a Dios por su bondad, pídale que perdone sus pecados, presente sus peticiones al Dios que le ama y lea en voz alta la siguiente Escritura:

*No temas, porque yo te redimí; te puse nombre, mío eres tú. Cuando pases por las aguas, yo estaré contigo; y si por los ríos, no te anegarán. Cuando pases por el fuego, no te quemarás, ni la llama arderá en ti (Isaías 43.1b-2).*

*Propósito:* Pídale al Señor una oportunidad para añadir significado hoy a la vida de alguien. Esté alerta esperando esa oportunidad. Pídale que le utilice en este día para Su propósito.

*Higiene avanzada:* Practique el protocolo de higiene avanzada. Guíese por la página 273.

*Reducir toxinas:* Abra hoy sus ventanas durante una hora. Utilice jabón natural y productos naturales para el cuidado de la piel, el cuerpo, el cutis, los dientes y el cabello.

*Suplementos*: Tome una porción combinada de fibra y superalimentos verdes que contenga semillas de linaza molidas, mezclada con 12 a 16 onzas de agua o jugo de vegetales crudo.

*Terapia corporal:* Expóngase veinte minutos a la luz directa del sol.

*Ejercicio:* Realice durante quince minutos ejercicios del método de forma física funcional, o pase quince minutos en el rebotador. Termine con diez minutos de ejercicios de respiración profunda.

Durante sus ejercicios, beba 8 onzas de agua.

*Salud emotiva:* Cada vez que se enfrente a una circunstancia que suela preocuparle, repita lo siguiente: «Señor, confío en ti. Te entrego el cuidado de mi persona, creo que cuidarás de [insertar su presente situación] y llenarás de fuerza y de salud mi cuerpo». Confiese lo anterior a lo largo del día cada vez que venga a su mente su circunstancia.

*Ejercicio:* Realice durante quince minutos ejercicios del método de forma física funcional, o pase quince minutos en el rebotador. Termine con diez minutos de ejercicios de respiración profunda. Durante sus ejercicios, beba 8 onzas de agua.

*Terapia corporal:* Dése una ducha caliente y fría.

*Salud emotiva:* Cada vez que se enfrente a una circunstancia que suela preocuparle, repita lo siguiente: «Señor, confío en ti. Te entrego el cuidado de mi persona, creo que cuidarás de [insertar su presente situación] y llenarás de fuerza y de salud mi cuerpo». Confiese lo anterior a lo largo del día cada vez que venga a su mente su circunstancia.

## Desayuno

Durante el desayuno, beba 8 onzas de agua.

Para preparar un saludable batido de frutas, mezcle en una licuadora lo siguiente:

8 onzas de leche entera, yogur o kéfir

1 cucharada de miel de abejas

1/2 taza de frutas frescas o congeladas (bananas, duraznos, bayas, piña, etc.)

1 cucharadita de aceite de linaza rico en lignano

1 porción de polvo proteínico (opcional)

*Suplementos:* Tome dos cápsulas de multivitaminas de alimentos enteros, una cápsula de aceite de hígado de bacalao rico en omega-3, y dos cápsulas de una mezcla de calcio y magnesio basada en alimentos enteros.

## Entre el desayuno y el almuerzo

Beba 8 onzas de agua.

## Almuerzo

atún bajo en mercurio y rico en omega-3 sobre pan integral germinado y sin levadura, con lechuga, tomate y brotes tiernos

una tajada de fruta

*Suplementos:* Tome dos cápsulas de multivitaminas de alimentos enteros, una cápsula de aceite de hígado de bacalao rico en omega-3, y dos cápsulas de una mezcla de calcio y magnesio basada en alimentos enteros.

## Entre el almuerzo y la cena

Beba 12 onzas de agua.

## Cena

Durante la cena, beba 8 onzas de agua.

pollo a su gusto

brócoli al vapor

ensalada de verduras con pimientos rojos o amarillos, cebolla morada, col verde o morada, apio, pepino y zanahoria

aliño para ensaladas saludable con aceite de oliva o aceite de linaza rico en lignano

*Lentejas sencillas*

*Suplementos:* Tome dos cápsulas de multivitaminas de alimentos enteros, una cápsula de aceite de hígado de bacalao rico en omega-3, y dos cápsulas de una mezcla de calcio y magnesio basada en alimentos enteros.

## Refrigerio/Postre

polvo de alimentos enteros en sustitución de una comida (con betaglucanos de fibra soluble de avena) mezclada con 12 onzas de agua

Una tajada de fruta y una onza de queso

## Antes de acostarse

*Ejercicios:* Salga a caminar o participe en una actividad recreativa o deporte favorito. Durante el ejercicio, beba 8 onzas de agua.

*Suplementos*: Tome una porción combinada de fibra y superalimentos verdes que contenga semillas de linaza molidas, mezclada con 12 a 16 onzas de agua o jugo de vegetales crudo.

*Higiene avanzada:* Practique el protocolo de higiene avanzada.

*Salud emotiva* (aplicable solamente si todavía hay alguien a quien necesite perdonar): Pídale al Señor que le recuerde a alguien a quien deba perdonar. Tome una hoja de papel y escriba en la parte superior el nombre de esa persona. Trate de recordar cada acto específico suyo que le haya herido. Escriba lo siguiente: «Perdono a [insertar el nombre de la persona] por [insertar lo que hizo contra usted]». Una vez que haya llenado la hoja, rómpala o quémela, y pida a Dios que le dé la fuerza para perdonar de corazón al ofensor.

*Propósito:* Hágase estas preguntas: «¿He vivido hoy una vida con propósito?, ¿Qué he hecho hoy para enriquecer la vida de mi prójimo?»

Comprométase a vivir mañana un día con propósito.

*Oración:* Dé gracias a Dios por este día, pidiéndole que le brinde un descanso nocturno reparador y un comienzo fresco en el nuevo día. Déle gracias por la fidelidad de su amor incesante y su misericordia renovada cada mañana. Lea en voz alta la siguiente Escritura:

*Dad a Jehová la gloria debida a su nombre; adorad a Jehová en la hermosura de la santidad. Voz de Jehová sobre las aguas; truena el Dios de gloria, Jehová sobre las muchas aguas. Voz de Jehová con potencia; voz de Jehová con gloria (Salmo 29.2-4).*

*Terapia corporal:* Dedique diez minutos a escuchar música relajante antes de dormir.

*Hora de dormir:* Váyase a la cama a las 10:30 p.m.

## DÍA 45

*Observe que algunos platos en los planes de comidas siguientes están en cursivas. Puede encontrar estas —y más de 250 otras— recetas deliciosas y saludables en www.Biblical-HealthInstitute.com.*

### Al levantarse

*Oración:* Dé gracias a Dios por su bondad, pídale que perdone sus pecados, presente sus peticiones al Dios que le ama y lea en voz alta la siguiente Escritura:

*Para que os dé, conforme a las riquezas de su gloria, el ser fortalecidos con poder en el hombre interior por su Espíritu; para que habite Cristo por la fe en vuestros corazones, a fin de que, arraigados y cimentados en amor, seáis plenamente capaces de comprender con todos los santos cuál sea la anchura, la longitud, la profundidad y la altura, y de conocer el amor de Cristo, que excede a todo conocimiento, para que seáis llenos de toda la plenitud de Dios. Y a Aquel que es poderoso para hacer todas las cosas mucho más abundantemente de lo que pedimos o entendemos, según el poder que actúa en nosotros, a él sea gloria en la iglesia en Cristo Jesús por todas las edades, por los siglos de los siglos. Amén (Efesios 3.16-21).*

*Propósito:* Pídale al Señor una oportunidad para añadir significado hoy a la vida de alguien. Esté alerta esperando esa oportunidad. Pídale que le utilice en este día para Su propósito.

*Higiene avanzada:* Practique el protocolo de higiene avanzada. Guíese por la página 273.

*Reducir toxinas:* Abra hoy sus ventanas durante una hora. Utilice jabón natural y productos naturales para el cuidado de la piel, el cuerpo, el cutis, los dientes y el cabello.

*Suplementos*: Tome una porción combinada de fibra y superalimentos verdes que contenga semillas de linaza molidas, mezclada con 12 a 16 onzas de agua o jugo de vegetales crudo.

*Ejercicio:* Realice durante quince minutos ejercicios del método de forma física funcional, o pase quince minutos en el rebotador. Termine con diez minutos de ejercicios de respiración profunda.

Durante sus ejercicios, beba 8 onzas de agua.

*Terapia corporal:* Expóngase veinte minutos a la luz directa del sol.

*Salud emotiva:* Cada vez que se enfrente a una circunstancia que suela preocuparle, repita lo siguiente: «Señor, confío en ti. Te entrego el cuidado de mi persona, creo que cuidarás de [insertar su presente situación] y llenarás de fuerza y de salud mi cuerpo». Confiese lo anterior a lo largo del día cada vez que venga a su mente su circunstancia.

### Desayuno

Durante el desayuno, beba 8 onzas de agua.

cereal seco germinado con yogur, leche de cabra o leche de almendras

banana

té caliente con miel de abejas

*Suplementos:* Tome dos cápsulas de multivitaminas de alimentos enteros, una cápsula de aceite de hígado de bacalao rico en omega-3, y dos cápsulas de una mezcla de calcio y magnesio basada en alimentos enteros.

### Entre el desayuno y el almuerzo

Beba 8 onzas de agua.

### Almuerzo

Durante el almuerzo, beba 8 onzas de agua.

ensalada de verduras con 3 onzas de atún bajo en mercurio y rico en omega-3 y zanahoria, cebolla morada, pepino y pimientos amarillos

aliño para ensaladas saludable con aceite de oliva o aceite de linaza rico en lignano

una tajada de fruta

*Suplementos:* Tome dos cápsulas de multivitaminas de alimentos enteros, una cápsula de aceite de hígado de bacalao rico en omega-3, y dos cápsulas de una mezcla de calcio y magnesio basada en alimentos enteros.

### Entre el almuerzo y la cena

Beba 12 onzas de agua.

### Cena

Durante la cena, beba 8 onzas de agua.

pescado de su elección

arroz integral

sopa de miso

ensalada de verduras con pimientos rojos o amarillos, cebolla morada, col verde o morada, apio, pepino y zanahoria

aliño para ensaladas saludable con aceite de oliva o aceite de linaza rico en lignano

*Suplementos:* Tome dos cápsulas de multivitaminas de alimentos enteros, una cápsula de aceite de hígado de bacalao rico en omega-3, y dos cápsulas de una mezcla de calcio y magnesio basada en alimentos enteros.

### Refrigerio/Postre

barra de alimentos enteros de bayas antioxidantes (con betaglucanos de fibra soluble de avena)

manzana y mantequilla de almendras o ajonjolí (tahini)

### Antes de acostarse

*Ejercicios:* Salga a caminar o participe en una actividad recreativa o deporte favorito. Durante el ejercicio, beba 8 onzas de agua.

*Suplementos*: Tome una porción combinada de fibra y superalimentos verdes que contenga semillas de linaza molidas, mezclada con 12 a 16 onzas de agua o jugo de vegetales crudo.

*Higiene avanzada:* Practique el protocolo de higiene avanzada.

*Salud emotiva* (aplicable solamente si todavía hay alguien a quien necesite perdonar): Pídale al Señor que le recuerde a alguien a quien deba perdonar. Tome una hoja de papel y escriba en la parte superior el nombre de esa persona. Trate de recordar cada acto específico suyo que le haya herido. Escriba lo siguiente: «Perdono a [insertar el nombre de la persona] por [insertar lo que hizo contra usted]». Una vez que haya llenado la hoja, rómpala o quémela, y pida a Dios que le dé la fuerza para perdonar de corazón al ofensor.

*Propósito:* Hágase estas preguntas: «¿He vivido hoy una vida con propósito?, ¿Qué he hecho hoy para enriquecer la vida de mi prójimo?»

Comprométase a vivir mañana un día con propósito.

*Oración:* Dé gracias a Dios por este día, pidiéndole que le brinde un descanso nocturno reparador y un comienzo fresco en el nuevo día. Déle gracias por la fidelidad de su amor incesante y su misericordia renovada cada mañana. Lea en voz alta la siguiente Escritura:

*Yo soy la vid, vosotros los pámpanos; el que permanece en mí, y yo en él, éste lleva mucho fruto; porque separados de mí nada podéis hacer… Si permanecéis en mí, y mis palabras permanecen en vosotros, pedid todo lo que queréis, y os será hecho (Juan 15.5, 7).*

*Hora de dormir:* Váyase a la cama a las 10:30 p.m.

## Día 46

*Observe que algunos platos en los planes de comidas siguientes están en cursivas. Puede encontrar estas —y más de 250 otras— recetas deliciosas y saludables en www.BiblicalHealthInstitute.com.*

### Al levantarse

*Oración:* Dé gracias a Dios por su bondad, pídale que perdone sus pecados, presente sus peticiones al Dios que le ama y lea en voz alta la siguiente Escritura:

*Mujer virtuosa, ¿quién la hallará? Porque su estima sobrepasa largamente a la de las piedras preciosas. El corazón de su marido está en ella confiado, y no carecerá de ganancias. Le da ella bien y no mal todos los días de su vida. Busca lana y lino, y con voluntad trabaja con sus manos. Es como nave de mercader; trae su pan de lejos. Se levanta aun de noche y da comida a su familia y ración a sus criadas. Considera la heredad, y la compra, y planta viña del fruto de sus manos. Ciñe de fuerza sus lomos, y esfuerza sus brazos. Ve que van bien sus negocios; su lámpara no se apaga de noche. Aplica su mano al huso, y sus manos a la rueca. Alarga su mano al pobre, y extiende sus manos al menesteroso. No tiene temor de la nieve por su familia, porque toda su familia está vestida de ropas dobles. Ella se hace tapices; de lino fino y púrpura es su vestido. Su marido es conocido en las puertas, cuando se sienta con los ancianos de la tierra. Hace telas, y vende, y da cintas al merca- der. Fuerza y honor son su vestidura; y se ríe de lo por venir. Abre su boca con sabiduría, y la ley de clemencia está en su lengua. Considera los caminos de su casa, y no come el pan de balde. Se levantan sus hijos y la llaman bienaventurada; y su marido también la ala- ba: muchas mujeres hicieron el bien; mas tú sobrepasas a todas. Engañosa es la gracia, y vana la hermosura; la mujer que teme a Jehová, ésa será alabada. Dadle del fruto de sus manos, y alábenla en las puertas sus hechos (Proverbios 31.10-31).*

*Propósito:* Pídale al Señor una oportunidad para añadir significado hoy a la vida de alguien. Esté alerta esperando esa oportunidad. Pida a Dios que le utilice en este día para su propósito.

*Higiene avanzada:* Practique el protocolo de higiene avanzada. Guíese por la página 273.

*Reducir toxinas:* Abra hoy sus ventanas durante una hora. Utilice jabón natural y productos naturales para el cuidado de la piel, el cuerpo, el cutis, los dientes y el cabello.

*Suplementos*: Tome una porción combinada de fibra y superalimentos verdes que contenga semillas de linaza molidas, mezclada con 12 a 16 onzas de agua o jugo de vegetales crudo.

*Ejercicio:* Realice durante quince minutos ejercicios del método de forma física funcional, o pase quince minutos en el rebotador. Termine con diez minutos de ejer- cicios de respiración profunda.

Durante sus ejercicios, beba 8 onzas de agua.

*Terapia corporal:* Dése una ducha caliente y fría.

*Salud emotiva:* Cada vez que se enfrente a una circunstancia que suela preocu- parle, repita lo siguiente: «Señor, confío en ti. Te entrego el cuidado de mi perso- na, creo que Tú cuidarás de [insertar su presente situación] y llenarás de fuerza y de salud mi cuerpo». Confiese lo anterior a lo largo del día cada vez que venga a su mente su circunstancia.

## Desayuno

Durante el desayuno, beba 8 onzas de agua.

Para preparar un saludable batido de frutas, mezcle en una licuadora lo siguiente:

8 onzas de leche entera, yogur o kéfir

1 cucharada de miel de abejas

1/2 taza de frutas frescas o congeladas (bananas, duraznos, bayas, piña, etc.)

1 cucharadita de aceite de linaza rico en lignano

1 porción de polvo proteínico (opcional)

*Suplementos:* Tome dos cápsulas de multivitaminas de alimentos enteros, una cápsula de aceite de hígado de bacalao rico en omega-3, y dos cápsulas de una mezcla de calcio y magnesio basada en alimentos enteros.

## Entre el desayuno y el almuerzo

Beba 8 onzas de agua.

## Almuerzo

Durante el almuerzo, beba 8 onzas de agua.

pavo sobre pan integral germinado y sin levadura, con lechuga, tomate y brotes tiernos

una tajada de fruta

*Suplementos:* Tome dos cápsulas de multivitaminas de alimentos enteros, una cápsula de aceite de hígado de bacalao rico en omega-3, y dos cápsulas de una mezcla de calcio y magnesio basada en alimentos enteros.

## Entre el almuerzo y la cena

Beba 12 onzas de agua.

## Cena

Durante la cena, beba 8 onzas de agua.

salmón

brócoli al vapor

batata al horno.

ensalada de verduras con pimientos rojos o amarillos, cebolla morada, col verde o morada, apio, pepino y zanahoria

aliño para ensaladas saludable con aceite de oliva o aceite de linaza rico en lignano

*Suplementos:* Tome dos cápsulas de multivitaminas de alimentos enteros, una cápsula de aceite de hígado de bacalao rico en omega-3, y dos cápsulas de una mezcla de calcio y magnesio basada en alimentos enteros.

## Refrigerio/Postre

polvo de alimentos enteros en sustitución de una comida (con betaglucanos de fibra soluble de avena) mezclada con 12 onzas de agua

vegetales crudos y hummus, salsa o guacamole

## Antes de acostarse

*Ejercicios:* Salga a caminar o participe en una actividad recreativa o deporte favorito. Durante el ejercicio, beba 8 onzas de agua.

*Suplementos*: Tome una porción combinada de fibra y superalimentos verdes que contenga semillas de linaza molidas, mezclada con 12 a 16 onzas de agua o jugo de vegetales crudo.

*Higiene avanzada:* Practique el protocolo de higiene avanzada.

*Salud emotiva* (aplicable solamente si todavía hay alguien a quien necesite perdonar): Pídale al Señor que le recuerde a alguien a quien deba perdonar. Tome una hoja de papel y escriba en la parte superior el nombre de esa persona. Trate de recordar cada acto específico suyo que le haya herido. Escriba lo siguiente: «Perdono a [insertar el nombre de la persona] por [insertar lo que hizo contra usted]». Una vez que haya llenado la hoja, rómpala o quémela, y pida a Dios que le dé la fuerza para perdonar de corazón al ofensor.

*Propósito:* Hágase estas preguntas: «¿He vivido hoy una vida con propósito?, ¿Qué he hecho hoy para enriquecer la vida de mi prójimo?»

Comprométase a vivir mañana un día con propósito.

*Oración:* Dé gracias a Dios por este día, pidiéndole que le brinde un descanso nocturno reparador y un comienzo fresco en el nuevo día. Déle gracias por la fidelidad de su amor incesante y su misericordia renovada cada mañana. Lea en voz alta la siguiente Escritura:

*Jehová Dios mío, a ti clamé, y me sanaste… Cantad a Jehová, vosotros sus santos, y celebrad la memoria de su santidad. Porque un momento será su ira, pero su favor dura toda la vida. Por la noche durará el lloro, y a la mañana vendrá la alegría… Jehová, con tu favor me afirmaste como monte fuerte. Escondiste tu rostro, fui turbado… Has cambiado mi lamento en baile; desataste mi cilicio, y me ceñiste de alegría. Por tanto, a ti cantaré, gloria mía, y no estaré callado. Jehová Dios mío, te alabaré para siempre (Salmo 30.2, 4-5, 7, 11-12).*

*Terapia corporal:* Dedique diez minutos a escuchar música relajante antes de dormir.

*Hora de dormir:* Váyase a la cama a las 10:30 p.m.

## Día 47 (Día de ayuno parcial)

*Observe que algunos platos en los planes de comidas siguientes están en cursivas. Puede encontrar estas —y más de 250 otras— recetas deliciosas y saludables en www.Biblical-HealthInstitute.com.*

### Al levantarse

*Oración:* Dé gracias a Dios por su bondad, pídale que perdone sus pecados, presente sus peticiones al Dios que le ama y lea en voz alta la siguiente Escritura:

*¿No es más bien el ayuno que yo escogí, desatar las ligaduras de impiedad, soltar las cargas de opresión, y dejar ir libres a los quebrantados, y que rompáis todo yugo?… Entonces nacerá tu luz como el alba, y tu salvación se dejará ver pronto; e irá tu justicia delante de ti, y la gloria de Jehová será tu retaguardia. Entonces invocarás, y te oirá Jehová; clamarás, y dirá él: Heme aquí (Isaías 58.6, 8-9).*

*Propósito:* Pídale al Señor una oportunidad para añadir significado hoy a la vida de alguien. Esté alerta esperando esa oportunidad. Pida a Dios que le utilice en este día para Su propósito.

*Higiene avanzada:* Practique el protocolo de higiene avanzada. Guíese por la página 273.

*Reducir toxinas:* Abra hoy sus ventanas durante una hora. Utilice jabón natural y productos naturales para el cuidado de la piel, el cuerpo, el cutis, los dientes y el cabello.

*Suplementos:* Tome una porción combinada de fibra y superalimentos verdes que contenga semillas de linaza molidas, mezclada con 12 a 16 onzas de agua o jugo de vegetales crudo.

*Ejercicio:* Realice durante quince minutos ejercicios del método de forma física funcional, o pase quince minutos en el rebotador. Termine con diez minutos de ejercicios de respiración profunda.

Durante sus ejercicios, beba 8 onzas de agua.

*Terapia corporal:* Expóngase durante veinte minutos a la luz solar directa.

*Salud emotiva:* Cada vez que se enfrente a una circunstancia que suela preocuparle, repita lo siguiente: «Señor, confío en ti. Te entrego el cuidado de mi persona, creo que cuidarás de [insertar su presente situación] y llenarás de fuerza y de salud mi cuerpo». Confiese lo anterior a lo largo del día cada vez que venga a su mente su circunstancia.

## Desayuno

No desayune (día de ayuno parcial).

Beba 12 onzas de agua.

*Suplementos:* Tome dos cápsulas de multivitaminas de alimentos enteros, una cápsula de aceite de hígado de bacalao rico en omega-3, y dos cápsulas de una mezcla de calcio y magnesio basada en alimentos enteros.

## Entre el desayuno y el almuerzo

Beba 12 onzas de agua.

## Almuerzo

No almuerce (día de ayuno parcial).

Beba 12 onzas de agua.

## Entre el almuerzo y la cena

Beba 12 onzas de agua.

## Cena

Durante la cena, beba 8 onzas de agua.

*Sopa de pollo*

vegetales fermentados

*Ensalada de salmón oriental*

*Suplementos:* Tome dos cápsulas de multivitaminas de alimentos enteros, una cápsula de aceite de hígado de bacalao rico en omega-3, y dos cápsulas de una mezcla de calcio y magnesio basada en alimentos enteros.

### Refrigerio/Postre

ninguno (día de ayuno parcial)

Beba 12 onzas de agua.

### Antes de acostarse

Beba de 8 a 12 onzas de agua o té caliente con miel de abejas.

*Ejercicios:* Salga a caminar o participe en una actividad recreativa o deporte favorito. Durante el ejercicio, beba 8 onzas de agua.

*Suplementos*: Tome una porción combinada de fibra y superalimentos verdes que contenga semillas de linaza molidas, mezclada con 12 a 16 onzas de agua o jugo de vegetales crudo.

*Higiene avanzada:* Practique el protocolo de higiene avanzada.

*Salud emotiva* (aplicable solamente si todavía hay alguien a quien necesite perdonar): Pídale al Señor que le recuerde a alguien a quien deba perdonar. Tome una hoja de papel y escriba en la parte superior el nombre de esa persona. Trate de recordar cada acto específico suyo que le haya herido. Escriba lo siguiente: «Perdono a [insertar el nombre de la persona] por [insertar lo que hizo contra usted]». Una vez que haya llenado la hoja, rómpala o quémela, y pida a Dios que le dé la fuerza para perdonar de corazón al ofensor.

*Propósito:* Hágase estas preguntas: «¿He vivido hoy una vida con propósito?, ¿Qué he hecho hoy para enriquecer la vida de mi prójimo?»

Comprométase a vivir mañana un día con propósito.

*Oración:* Dé gracias a Dios por este día, pidiéndole que le brinde un descanso nocturno reparador y un comienzo fresco en el nuevo día. Déle gracias por la fidelidad de su amor incesante y su misericordia renovada cada mañana. Lea en voz alta de nuevo la Escritura que leyó en la mañana:

*¿No es más bien el ayuno que yo escogí, desatar las ligaduras de impiedad, soltar las cargas de opresión, y dejar ir libres a los quebrantados, y que rompáis todo yugo?… Entonces nacerá tu luz como el alba, y tu salvación se dejará ver pronto; e irá tu justicia delante de ti, y la gloria de Jehová será tu retaguardia. Entonces invocarás, y te oirá Jehová; clamarás, y dirá él: Heme aquí (Isaías 58.6, 8-9).*

*Hora de dormir:* Váyase a la cama a las 10:30 p.m.

## DÍA 48 (DÍA DE DESCANSO)

*Observe que algunos platos en los planes de comidas siguientes están en cursivas. Puede encontrar estas —y más de 250 otras— recetas deliciosas y saludables en www.Biblical-HealthInstitute.com.*

### Al levantarse

*Oración:* Dé gracias a Dios por su bondad, pídale que perdone sus pecados, presente sus peticiones al Dios que le ama y lea en voz alta la siguiente Escritura:

*Bendeciré a Jehová en todo tiempo; su alabanza estará de continuo en mi boca. En Jehová se gloriará mi alma; lo oirán los mansos, y se alegrarán. Engrandeced a Jehová conmigo, y exaltemos a una su nombre. Busqué a Jehová, y él me oyó, y me libró de todos mis temores. Los que miraron a él fueron alumbrados, y sus rostros no fueron avergonzados. Este pobre clamó, y le oyó Jehová, y lo libró de todas sus angustias. El ángel de Jehová acampa alrededor de los que le temen, y los defiende. Gustad, y ved que es bueno Jehová; dichoso el hombre que confía en él. Temed a Jehová, vosotros sus santos, pues nada falta a los que le temen (Salmo 34.1-9).*

*Propósito:* Pídale al Señor una oportunidad para añadir significado hoy a la vida de alguien. Esté alerta esperando esa oportunidad. Pida a Dios que le utilice en este día para Su propósito.

*Higiene avanzada:* Practique el protocolo de higiene avanzada. Guíese por la página 273.

*Reducir toxinas:* Abra hoy sus ventanas durante una hora. Utilice jabón natural y productos naturales para el cuidado de la piel, el cuerpo, el cutis, los dientes y el cabello.

*Suplementos*: Tome una porción combinada de fibra y superalimentos verdes que contenga semillas de linaza molidas, mezclada con 12 a 16 onzas de agua o jugo de vegetales crudo.

*Ejercicio:* Ninguno.

*Terapia corporal:* Ninguna.

*Salud emotiva:* Cada vez que se enfrente a una circunstancia que suela preocuparle, repita lo siguiente: «Señor, confío en ti. Te entrego el cuidado de mi persona, creo que cuidarás de [insertar su presente situación] y llenarás de fuerza y de salud mi cuerpo». Confiese lo anterior a lo largo del día cada vez que venga a su mente su circunstancia.

### Desayuno

Durante el desayuno, beba 8 onzas de agua.

cereal seco crudo o germinado

4 onzas de yogur de leche entera o leche de cabra

miel de abejas cruda

frutas frescas

té caliente con miel de abejas

*Suplementos:* Tome dos cápsulas de multivitaminas de alimentos enteros, una cápsula de aceite de hígado de bacalao rico en omega-3, y dos cápsulas de una mezcla de calcio y magnesio basada en alimentos enteros.

### Entre el desayuno y el almuerzo

Beba 12 onzas de agua.

### Almuerzo

Durante el almuerzo, beba 8 onzas de agua.

ensalada de verduras con 3 onzas de salmón y zanahoria, cebolla morada, pepino y pimientos amarillos

aliño para ensaladas saludable con aceite de oliva o aceite de linaza rico en lignano

una tajada de fruta

*Suplementos:* Tome dos cápsulas de multivitaminas de alimentos enteros, una cápsula de aceite de hígado de bacalao rico en omega-3, y dos cápsulas de una mezcla de calcio y magnesio basada en alimentos enteros.

### Entre el almuerzo y la cena

Beba 12 onzas de agua.

### Cena

Durante la cena, beba 8 onzas de agua.

*Sopa de pollo*

pollo a su gusto

quinoa

*Vegetales salteados*

ensalada de verduras con pimientos rojos o amarillos, cebolla morada, col verde o morada, apio, pepino y zanahoria

aliño para ensaladas saludable con aceite de oliva o aceite de linaza rico en lignano

*Suplementos:* Tome dos cápsulas de multivitaminas de alimentos enteros, una cápsula de aceite de hígado de bacalao rico en omega-3, y dos cápsulas de una mezcla de calcio y magnesio basada en alimentos enteros.

### Refrigerio/Postre

barra de alimentos enteros con superalimentos verdes (con betaglucanos de fibra soluble de avena)

nueces y semillas crudas y frutas secas

### Antes de acostarse

*Ejercicios:* Salga a caminar o participe en una actividad recreativa o deporte favorito. Durante el ejercicio, beba 8 onzas de agua.

*Suplementos*: Tome una porción combinada de fibra y superalimentos verdes que contenga semillas de linaza molidas, mezclada con 12 a 16 onzas de agua o jugo de vegetales crudo.

*Higiene avanzada:* Practique el protocolo de higiene avanzada.

*Salud emotiva* (aplicable solamente si todavía hay alguien a quien necesite perdonar): Pídale al Señor que le recuerde a alguien a quien deba perdonar. Tome una hoja de papel y escriba en la parte superior el nombre de esa persona. Trate de recordar cada acto específico suyo que le haya herido. Escriba lo siguiente: «Perdono a [insertar el nombre de la persona] por [insertar lo que hizo contra usted]». Una vez que haya llenado la hoja, rómpala o quémela, y pídale a Dios que le dé la fuerza para perdonar de corazón al ofensor.

*Propósito:* Hágase estas preguntas: «¿He vivido hoy una vida con propósito?, ¿Qué he hecho hoy para enriquecer la vida de mi prójimo?»

Comprométase a vivir mañana un día con propósito.

*Oración:* Dé gracias a Dios por este día, pidiéndole que le brinde un descanso nocturno reparador y un comienzo fresco en el nuevo día. Déle gracias por la fidelidad de su amor incesante y su misericordia renovada cada mañana. Lea en voz alta la siguiente Escritura:

*Hijo mío, no te olvides de mi ley, y tu corazón guarde mis mandamientos; porque largura de días y años de vida y paz te aumentarán. Nunca se aparten de ti la misericordia y la verdad; átalas a tu cuello, escríbelas en la tabla de tu corazón; y hallarás gracia y buena opinión ate los ojos de Dios y de los hombres. Fíate de Jehová de todo tu corazón, y no te apoyes en tu propia prudencia. Reconócelo en todos tus caminos, y él enderezará tus veredas. No seas sabio en tu propia opinión; teme a Jehová, y apártate del mal; porque será medicina a tu cuerpo, y refrigerio para tus huesos. Honra a Jehová con tus bienes, y con las primicias de todos tus frutos; y serán llenos tus graneros con abundancia, y tus lagares rebosarán de mosto (Proverbios 3.1-10).*

*Terapia corporal:* Dedique diez minutos a escuchar música relajante antes de dormir.

*Hora de dormir:* Váyase a la cama a las 10:30 p.m.

## Día 49

*Observe que algunos platos en los planes de comidas siguientes están en cursivas. Puede encontrar estas —y más de 250 otras— recetas deliciosas y saludables en www.Biblical-HealthInstitute.com.*

### Al levantarse

*Oración:* Dé gracias a Dios por su bondad, pídale que perdone sus pecados, presente sus peticiones al Dios que le ama y lea en voz alta la siguiente Escritura:

*Crea en mí, oh Dios, un corazón limpio, y renueva un espíritu recto dentro de mí. No me eches de delante de ti, y no quites de mí tu santo Espíritu. Vuélveme el gozo de tu salvación, y espíritu noble me sustente (Salmo 51.10-12).*

*Propósito:* Pídale al Señor una oportunidad para añadir significado hoy a la vida de alguien. Esté alerta esperando esa oportunidad. Pídale que le utilice en este día para Su propósito.

*Higiene avanzada:* Practique el protocolo de higiene avanzada. Guíese por la página 273.

*Reducir toxinas:* Abra hoy sus ventanas durante una hora. Utilice jabón natural y productos naturales para el cuidado de la piel, el cuerpo, el cutis, los dientes y el cabello.

*Suplementos*: Tome una porción combinada de fibra y superalimentos verdes que contenga semillas de linaza molidas, mezclada con 12 a 16 onzas de agua o jugo de vegetales crudo.

*Ejercicio:* Realice durante quince minutos ejercicios del método de forma física funcional, o pase quince minutos en el rebotador. Termine con diez minutos de ejercicios de respiración profunda.

Durante sus ejercicios, beba 8 onzas de agua.

*Terapia corporal:* Expóngase durante veinte minutos a la luz solar directa.

*Salud emotiva:* Cada vez que se enfrente a una circunstancia que suela preocuparle, repita lo siguiente: «Señor, confío en ti. Te entrego el cuidado de mi persona, creo que cuidarás de [insertar su presente situación] y llenarás de fuerza y de salud mi cuerpo». Confiese lo anterior a lo largo del día cada vez que venga a su mente su circunstancia.

### Desayuno

Durante el desayuno, beba 8 onzas de agua.

tortilla con dos huevos, aguacate, queso, tomate, cebolla y pimienta

*Vegetales salteados*

té caliente con miel de abejas

*Suplementos:* Tome dos cápsulas de multivitaminas de alimentos enteros, una cápsula de aceite de hígado de bacalao rico en omega-3, y dos cápsulas de una mezcla de calcio y magnesio basada en alimentos enteros.

### Entre el desayuno y el almuerzo

Beba 12 onzas de agua.

### Almuerzo

Durante el almuerzo, beba 8 onzas de agua.

mantequilla de almendras y miel de abejas o jalea pura de frutas sobre pan integral germinado o sin levadura

una tajada de fruta

*Suplementos:* Tome dos cápsulas de multivitaminas de alimentos enteros, una cápsula de aceite de hígado de bacalao rico en omega-3, y dos cápsulas de una mezcla de calcio y magnesio basada en alimentos enteros.

### Entre el almuerzo y la cena

Beba 12 onzas de agua.

### Cena

Durante la cena, beba 8 onzas de agua.

carne de res a su gusto

*Habichuelas verdes al ajo*

ensalada de verduras con pimientos rojos o amarillos, cebolla morada, col verde o morada, apio, pepino y zanahoria

aliño para ensaladas saludable con aceite de oliva o aceite de linaza rico en lignano

*Suplementos:* Tome dos cápsulas de multivitaminas de alimentos enteros, una cápsula de aceite de hígado de bacalao rico en omega-3, y dos cápsulas de una mezcla de calcio y magnesio basada en alimentos enteros.

### Refrigerio/Postre

polvo de alimentos enteros en sustitución de una comida (con betaglucanos de fibra soluble de avena) mezclada con 12 onzas de agua

una tajada de fruta y una onza de queso

*Tarta de frutas crudas* sobre base de nueces y dátiles

### Antes de acostarse

*Ejercicios:* Salga a caminar o participe en una actividad recreativa o deporte favorito. Durante el ejercicio, beba 8 onzas de agua

*Suplementos*: Tome una porción combinada de fibra y superalimentos verdes que contenga semillas de linaza molidas, mezclada con 12 a 16 onzas de agua o jugo de vegetales crudo.

*Higiene avanzada:* Practique el protocolo de higiene avanzada.

*Salud emotiva* (aplicable solamente si todavía hay alguien a quien necesite perdonar): Pídale al Señor que le recuerde a alguien a quien deba perdonar. Tome una hoja de papel y escriba en la parte superior el nombre de esa persona. Trate de recordar cada acto específico suyo que le haya herido. Escriba lo siguiente: «Perdono a [insertar el nombre de la persona] por [insertar lo que hizo contra usted]». Una vez que haya llenado la hoja, rómpala o quémela, y pida a Dios que le dé la fuerza para perdonar de corazón al ofensor.

*Terapia corporal:* Tome un baño tibio durante quince minutos añadiéndole ocho gotas de aceites esenciales bíblicos.

*Propósito:* Hágase estas preguntas: «¿He vivido hoy una vida con propósito?, ¿Qué he hecho hoy para enriquecer la vida de mi prójimo?»

Comprométase a vivir mañana un día con propósito.

*Oración:* Dé gracias a Dios por este día, pidiéndole que le brinde un descanso nocturno reparador y un comienzo fresco en el nuevo día. Déle gracias por la fidelidad de su amor incesante y su misericordia renovada cada mañana. Lea en voz alta la siguiente Escritura:

> *Y me ha dicho: Bástate mi gracia; porque mi poder se perfecciona en la debilidad. Por tanto, de buena gana me gloriaré más bien en mis debilidades, para que repose sobre mí el poder de Cristo. Por lo cual, por amor a Cristo me gozo en las debilidades, en afrentas, en necesidades, en persecuciones, en angustias; porque cuando soy débil, entonces soy fuerte (2 Corintios 12.9-10).*

*Hora de dormir:* Váyase a la cama a las 10:30 p.m.


## Día 50 (Día del jubileo)

*Y pregonaréis libertad en la tierra a todos sus moradores; ese año os será de jubileo.*
—Levítico 25.10

Si usted ha sido fiel a la receta del Gran Médico durante los últimos 49 días, entonces permítame felicitarle de todo corazón. Este es un día para celebrar su triunfo y su renovada salud física, mental, emocional y espiritual. Disfrute de todo lo que guste comer exceptuando, claro está, la docena sucia.

No obstante, todavía necesita ir un poco más allá —algunos libras que bajar; enfrentar su hipertensión arterial; dolor en las articulaciones o malestares digestivos por resolver— le instó a permanecer aplicando La receta del Gran Médico para tener salud y bienestar extraordinarios.

Si está feliz con su nuevo nivel de salud que desea continuar una vida de bienestar, le exhorto a visitar www.BiblicalHealthInstitute.com y emprender el plan «Una vida de bienestar». Este plan incorpora todos los principios de *La receta del Gran Médico para la salud de la mujer,* con tres indulgencias especiales semanales como bonificación. El plan Una vida de bienestar es sencillamente el más factible y efectivo plan de salud para usted y su familia.

Permítame orar por usted con la bendición sacerdotal de Números 6.24-26:

> *Jehová te bendiga, y te guarde;*
> *Jehová haga resplandecer su rostro sobre ti, y tenga de ti misericordia;*
> *Jehová alce sobre ti su rostro, y ponga en ti paz.*
> *En el nombre del Señor Jesús, nuestro Mesías*
> *Amén.*

# Para refrescar la práctica de la higiene avanzada

Para las manos y uñas, meta los dedos de cuatro a cinco veces en jabón semilíquido y haga espuma durante quince segundos, frotando el jabón sobre las cutículas y enjuagándose luego las manos con agua tan caliente como pueda soportar. Utilice otro poco de jabón para lavarse la cara.

Luego, llene su aguamanil o lavamanos con agua tan caliente como pueda soportarla y añada de una a tres cucharadas de sal común de mesa y de uno a tres gotas de una solución mineral con base de yodo. Revuelva el agua. Sumerja la cara en el agua y abra los ojos parpadeando bajo el agua. Mantenga los ojos abiertos bajo el agua durante tres segundos.

Después de limpiar sus ojos vuelva a meter la cara en el agua y cierre la boca, haciendo burbujas a través de la nariz. Saque la cara del agua y vuelva a meter la nariz, dejando que entre un poco de agua en sus fosas nasales y expulse por ellas burbujas. Saque la cara del agua y sóplese la nariz con una servilleta sanitaria.

A esto le llamo «bucear con snorkel en una palangana».

Para limpiarse los oídos aplíquese de dos a tres gotas de agua oxigenada y de una solución mineral en cada oído y déjelas estar durante sesenta segundos en el canal auditivo. Luego incline la cabeza para que salgan. Para los dientes, ponga en el cepillo de una a tres gotas de una solución dental a base de aceites esenciales. Puede usarlas para cepillarse los dientes o puede añadirlas a su dentífrico. Después de cepillarse los dientes, cepíllese la lengua durante quince segundos.

Puede visitar www.BiblicalHealthInstitute.com para conocer más sobre los productos de higiene avanzada recomendados.

# Apéndice
## Transformaciones en la vida real

A fin de facilitar mi misión de transformar la salud del pueblo de Dios vida por vida, casi todos los fines de semanas ministro en iglesias difundiendo el mensaje de las recetas del Gran Médico. Una gran iglesia donde tuve el privilegio de ministrar fue Calvary Temple Worship Center en Modesto, California, cuyo pastor es Glen Berteau. El equipo pastoral y la congregación respondieron tan bien al mensaje que Calvary Temple organizó una convocatoria al programa Siete semanas de bienestar para llevar a un nivel superior la salud de los miembros de la iglesia. Participaron más de 360 hombres y mujeres.

Cada semana, los participantes escuchaban como Kelli Williams, pastora del ministerio de salud *y* enfermera certificada, facilitaba cada una de las siete llaves utilizando nuestro currículo de Siete semanas de bienestar para las iglesias. Después de escuchar excelentes testimonios sobre vidas transformadas, pedí a algunas de las mujeres que nos contaran cómo había cambiado sus vidas seguir la receta del Gran Médico.

> *¡Lleve el plan Siete semanas de bienestar a la ciudad donde vive!*
> Usted puede transformar la salud de sus amigos y vecinos solicitando a su iglesia que facilite un programa Siete semanas de bienestar, o puede dirigir usted misma una célula. Para más información sobre los recursos disponibles para células del programa Siete semanas de bienestar, visite www.BiblicalHealthInstitute.com.

### Christy Utterback

Soy una madre soltera que a menudo tengo que trabajar horas y horas, por lo que comer sobre la marcha se convirtió para mí en un hábito. Escuchar a Jordan hablando sobre lo que dice la Palabra de Dios acerca de la salud y los alimentos que debemos comer me convenció de cambiar mis hábitos dietéticos. Si bien me considero bendecida por no haber padecido ninguna enfermedad de importancia, me quedó preguntar por qué había arriesgado mi salud consumiendo alimentos rápidos y convenientes.

Entonces empecé a limpiar mi alacena y a tirar todo lo que pertenecía a la categoría de la «Docena sucia». Nunca me gustó salir a comprar comestibles, pero empecé a hacerlo en una tienda de productos para la salud; dejé a todo el mercado encantado con las alternativas saludables que escogí para mi hija, Alexis, y para mí.

Desde que empezamos a consumir los alimentos que Dios creó, ella no ha tomado más sus medicinas para la alergia y el asma.

También he estado practicando la Higiene avanzada cada mañana y cada noche. Agregarla a mi rutina diaria me ha ayudado a hacer el tiempo para concentrarme más en la prevención, que Jordan dice es la única cura ciento por ciento. Me ha sorprendido que hasta a mi hija Alexis, de cinco años, le encanta «bucear en una palangana». Ella abre sus ojos y absorbe el agua a través de la nariz. El verano pasado ni siquiera nos zambullíamos en la piscina y ahora ¡ella mete todas las noches la cabeza bajo el agua!

Acabamos de remodelar nuestra casa, y hemos incorporado un sistema de filtración de aire y un purificador de agua para comenzar a andar en la dirección correcta. El año próximo quiero cambiar mi piscina a un sistema de limpieza que utilice sal natural en lugar de cloro.

He notado una gran diferencia en mi vida después de hacer estos cambios. Mi nivel de energía ha aumentado notablemente y mi hambre por el Señor se ha incrementado drásticamente. Ahora me siento mental y físicamente capaz de hacer más por mi ministerio. He bajado ocho libras durante el programa Siete semanas de bienestar, me ha sorprendido que no deseara merendar a mediodía.

Sin embargo, una vez acompañé a una amiga y comimos un almuerzo grasiento. Tuve que irme temprano a casa del trabajo porque tuve un terrible dolor de estómago. Nunca volveré a comer alimentos detestables e inmundos, pues quiero mantener mi cuerpo, que es el templo de Dios, limpio y puro.

## Carol Wooten

El año pasado estuve muy enferma con una infección de estafilococos en una rodilla. También he estado luchando contra la hipertensión arterial y el azúcar alta en la sangre. Seguir el programa Siete semanas de bienestar de Jordan me normalizó el azúcar. También he dejado de tomar los medicamentos para la hipertensión, y ahora solo me inyecto insulina para la diabetes, si acaso una vez al día, cuando anteriormente tenía que inyectarme cuatro veces diarias. Mi colesterol se ha reducido en noventa y uno puntos, lo cual nos complace infinitamente a mí y a mi médico.

Antes de someterme a una operación por mi infección con estafilococos, estaba perdiendo el cabello, pero desde que aprendí a comer correctamente lo estoy recuperando y me brota más espeso y fácil de tratar. Le recomendaría a cualquiera este programa.

### Sharon Von Gunten

En marzo del 2003 me llevaron de urgencia al hospital sin apenas poder respirar. Los médicos me diagnosticaron fallo cardíaco congestivo y diabetes del tipo II.

(Papá murió a los cuarenta y ocho años de fallo cardíaco congestivo y mamá tenía diabetes antes de fallecer a los sesenta y seis.) Rogué al Señor pidiéndole que me indicara qué hacer. Fue entonces cuando cambié mi dieta por una de alimentos naturales enteros: no más comidas fritas, menos sal, mucho menos azúcar y nada altamente procesado. En los tres años siguientes bajé ochenta libras.

Entonces empecé a asistir a las clases de Siete semanas de bienestar, porque quería perfeccionar mi dieta y mejorar un poco más mi salud. En siete semanas reduje otras seis libras. Después de usar durante muchos años una talla XXXXL, ahora estoy entre la XXL y la XL, dependiendo del estilo de la prenda y de donde compre mi ropa.

También he dejado de tomar todos mis medicamentos para la diabetes y el fallo cardíaco congestivo, porque mi cardiólogo me ha dicho que mi corazón ya no aparece agrandado y late perfectamente.

Pero lo mejor es que puedo dormir toda la noche. Durante diez años intentaba dormir en mi cama, pero después de una hora me despertaba y tenía que sentarme en un reclinable hasta que me volviera a quedar dormir. Después de finalizar el programa empecé a dormir toda la noche ¡en mi propia cama! Nada me despierta hasta que el despertador dice que es hora de levantarse.

### Bev Harris

Durante veinte años he tenido un trastorno de la tiroides, lo que hizo que mi piel se resecara. Cuando llegaba el frío los codos y los nudillos se me agrietaban y sangraban, a menos que me aplicara alguna loción humectante. También sentía una constante comezón en la cabeza.

Desde que comencé a seguir la receta del Gran Médico y a comer alimentos orgánicos, a cocinar con aceite de coco, y proveerle a mi cuerpo frutas frescas orgánicas, bayas, aguacate y pescado capturado en su medio, mi piel ha cobrado un hermoso brillo y mi cabello ha recuperado la grasa. ¡Es asombroso! Y lo mejor es que nunca creí que la comida pudiera ser tan deliciosa, incluyendo el pescado, que antes *nunca* comía.

He bajado alrededor de cinco libras —y dos tallas— durante el programa Siete semanas de bienestar, mientras comía más que nunca. Tengo cuarenta y ocho años, ¡pero me siento como de treinta! Hace tres meses no podía dormir toda la noche debido a sudores nocturnos y acaloramientos, pero ahora puedo dormir corrido casi todas las noches y rara vez tengo acaloramientos.

Soy quien cocina en mi casa, y a mi familia le encanta porque dicen que la comida que hago es deliciosa. Sé que nunca volveremos a nuestro antiguo estilo de alimentación, porque el nuevo es excelente y, por supuesto, saludable para toda mi familia.

## Bobbie Pezzoni

Después de escuchar las enseñanzas de Jordan, empecé a implementar cambios poco a poco, pero me era muy difícil eliminar los edulcorantes artificiales. No entendí cómo me estaba afectando mi opción «segura» de edulcorantes hasta que dejé de consumirla. Mis senos faciales se despejaron, y después desaparecieron mis migrañas. Alrededor de la quinta semana del programa, mi energía se incrementó notablemente y empecé a sentir la ropa más suelta. Puedo asegurarle que los deseos de comer mis golosinas favoritas disminuyeron a medida que cambiaban mis papilas gustativas, y por primera vez en años supe qué es la vitalidad.

## Caryn Edens

Desde 1933 no había podido trabajar debido a vértigos e hipertensión arterial. Los médicos me han dicho que soy diabética y sufro de fibromialgia. Me he sometido a un cateterismo cardíaco, dos endoscopias superiores con biopsias, una colonoscopía, una pancreatografía retrógrada, tratamiento por embolismo pulmonar, histerectomía, cirugía de túnel carpiano en ambas manos, y de los senos faciales, y a muchos exámenes de imagen de resonancia magnética a través de los años. Cuando los médicos encontraron un tumor en mis glándulas suprarrenales, me dijeron que tenía una posibilidad entre seis de morir en la operación para extirparlo. Aun así accedí al procedimiento porque el dolor me estaba matando, pero mis probabilidades de sobrevivir se acortarían al quedar con una sola glándula suprarrenal.

Desde aquella operación, he estado recluida en mi casa y tomando analgésicos durante años, con una variedad de síntomas de dolor y un sistema inmunológico deprimido.

Entonces me inscribí en el programa Siete semanas de bienestar y empecé a ver importantes cambios en mi salud, incluyendo haber bajado veinticinco libras. Después de escuchar cómo debemos vivir y comer según la Palabra de Dios, me concentré en ello. Me enseñaron que los alimentos procesados apenas tienen valor nutritivo. Puedo asegurarle que cuando empecé a nutrirme de las fuentes que el propio Dios ha provisto noté una gran reducción del dolor y de la inflamación de mi cara, mis manos y mis pies.

Este programa, con toda su útil información, era la pieza que faltaba en el rompecabezas de mi vida. La comida chatarra *me costó mi salud* por mucho tiempo. He observado que la gente no se queja del costo de las papas fritas y los postres elaborados, ¿por qué entonces se quejan del costo de los alimentos que nos llenan de vida?

Nunca olvidaré la primera vez que probé el aceite de hígado de bacalao rico en omega-3. Mi amiga y yo nos paramos frente al fregadero, servimos una cucharadita y nos retamos mutuamente a probarla… a la una… a las dos… ¡a las tres! Nos creímos muy valientes, y después de todo no sabía tan mal.

Los hijos de ella tomaron la cuchara y nos siguieron.

El aceite de hígado de bacalao rico en omega-3 no sabía a pescado, ni me cayó mal, pero tengo que contarle lo que sucedió después de empezar a tomarlo. Necesitaba usar anteojos todo el tiempo; sin ellos apenas veía. No me los quitaba ni debajo de la ducha. Cuando me iba a dormir muchas veces apagaba la luz y escuchaba cómo me recordaba mi esposo en tono cariñoso que me quitara los lentes.

Cinco días después de estar tomando media cucharadita de aceite de hígado de bacalao, podía ver sin mis gafas. Era capaz de leer palabras en la pantalla del televisor, lo que para mí era asombroso. Pero lo mejor no ha sido la mejoría en mi vista, el incremento de energía ni la pérdida de peso; lo mejor ha sido la nueva manera en que Cristo se está reflejando en mi vida. Gracias, Señor, por responder al clamor de mi corazón.

CRISTI MURRAY

Desde que sufrí un accidente automovilístico en el verano de 1994, he estado luchando con dolores y fatiga crónicos, depresión, síndrome de irritabilidad del colon, apnea del sueño, fibromialgia y problemas para dormir. Me sentía muy desalentada, y pensé: *Señor, ¿es que voy a pasar el resto de mi vida así?* Con todos los medicamentos que tenía que tomar nunca podía bajar de peso.

Sin embargo, cuando Jordan Rubin nos habló de la receta del Gran Médico, pude ver con mis propios ojos cuán saludable lucía él. Mi esperanza renació, y pensé: *¿Acaso tengo algo que perder? ¿Será por esto que he estado orando tanto?* Yo creía que mi esposo, Kim, y yo vivíamos y nos alimentábamos sanamente. Hasta que comencé las clases del programa Siete semanas de bienestar. ¡Me abrieron los ojos! Kim accedió a someterse al programa, comiendo los alimentos sanos que yo preparaba.

A mitad del programa yo estaba rogándole al Señor que me ayudara con mi síndrome de irritabilidad del colon, cuyos malestares me habían estado aquejando durante once años. Cuatro veces al día tenía que tomar el medicamento indicado. Un día, mientras oraba, sentí que Dios me estaba curando de esta dolencia. No se lo dije a nadie, pero seguí dando gracias al Señor, llena de fe en que la curación me permitiría dejar de tomar medicinas. Desde ese día en adelante, ¡los síntomas desaparecieron! Ahora me siento más libre y confiada en los sitios públicos, así como motivada a continuar mi viaje hacia la salud y el bienestar.

Bajé veinte libras durante el programa de siete semanas, mi nivel de energía aumentó, y mis dolores se aplacaron. Creo que duermo mejor, sin levantarme adolorida varias veces en la madrugada. La receta del Gran Médico me ha dado esperanzas para lograr un futuro más saludable: es como un marco alrededor de un cuadro de buena salud. Ahora puedo esperar vivir una vida abundante.

## HEATHER McNICHOLS

Tengo veinticinco años y he estado batallando desde los doce con el síndrome de irritabilidad del colon y el reflujo ácido. Por más antiácidos que tomara o dietas altas en fibra que hiciera, nada me ayudaba. Cuando oí hablar del programa Siete semanas de bienestar, decidí seguirlo por más absurdo que me pareciera. Ni que decir tengo que mi reflujo ácido, indigestión y colon irritable han experimentado una remisión, y sólo asoman sus feas cabezas cuando como algo que no debo.

¡Dios es así de gracioso! En esas oportunidades me vuelvo a Él y le digo: *¡Ya sé, ya sé!*, y vuelvo al camino correcto. Durante las siete semanas he bajado cinco libras sin siquiera intentarlo, pero la mejoría más importante la he visto en mi piel. Desde que era una adolescente tuve problemas de acné, pero también mi piel ha quedado limpia.

¿Me cree si le digo que antes no podía pasar un día sin beber una gaseosa? ¡De veras que no! Actualmente las he descartado, y me siento mejor que nunca. Puedo ver claramente la diferencia cuando me voy a la cama antes o después de mediano-che: la diferencia es como del día a la noche. Sólo quiero dar a Dios toda la gloria y la alabanza, y rendir por completo mi vida a Él en todos sus aspectos.

## Ashley Knapper

Hacía mucho estaba buscando una manera de mejorar mi salud. Yo sabía que comer alimentos sanos y hacer ejercicios era muy importante, pero necesitaba una guía.

El mensaje de Jordan sobre la receta del Gran Médico fue tan inspirador y moti-vador que mamá y yo decidimos inscribirnos en el programa Siete semanas de bienes-tar, en el que aprendí que muchos de los alimentos que comía a diario eran malsanos. ¡Aparentemente todos los que están en los estantes de los supermercados!

Mientras aprendía qué alimentos podían ayudarme a ser y sentirme saludable, empecé a incorporar las siete llaves de la receta del Gran Médico. Durante el programa bajé cinco libras y me sentí motivada a seguir adelante y aplicarlo al pie de la letra.

Desde que empecé a tomar las multivitaminas de alimentos enteros, el aceite de hígado de bacalao rico en omega-3, y los alimentos verdes, me he dado cuenta de que mi cuerpo funciona mejor. El programa de higiene avanzada me ha ayudado a despe-jar mi piel, algo muy importante para alguien como yo, de 19 años.

Mis alergias estacionales también se han reducido.

Quiero agradecer a Jordan Rubin por su libro y su dirección; son justamente la ayuda que andaba buscando para volver al camino de un estilo de vida saludable.

## Carol Ann Rangel

Antes de someterme al programa Siete semanas de bienestar, tomaba de doce a cator-ce cápsulas de fibra diarias para sentirme aliviada. Ahora que sólo los mejores alimen-tos entran en mi cuerpo, puedo pasar dos o tres días sin tomar las cápsulas de fibra, ¡y cuando las necesito sólo tomo dos!

Y lo que es más importante, con esta decisión de cambiar, mi apetito por Dios es ahora mayor. Le doy a Él toda la gloria, el honor y la alabanza ahora que puedo ser-virle con mi mente, mi cuerpo y mi alma.

## Patricia Boyd

Tengo sesenta y seis años y no padezco de ningún problema importante de salud: ni diabetes, ni colesterol, por lo cual doy gracias a Dios. Pero cuando escuché hablar a Jordan Rubin y supe del programa Siete semanas de bienestar, no dudé en incorporarme. El programa me ha hecho mucho más consciente de la importancia de mi dieta, el ejercicio, la Higiene avanzada, la respiración profunda y, sobre todo, mi vida de oración y mi propósito en la vida.

Empecé a asistir al gimnasio de nuestra iglesia dos veces al día, en la mañana y en la tarde, y realizaba ejercicios de forma física funcional que enviaban a mi cerebro endorfinas. Además, pude reducir mi peso y algunos centímetros en mi cintura, lo cual ayudó a mi bienestar físico general. Sé que Dios no comete errores. Él quiere que prosperemos y gocemos de buena salud.

## Michele Juri

Mis hijos, que ahora tienen doce, once y nueve años, han sido diagnosticados con trastornos de aprendizaje desde el primer o segundo grados. El pediatra me sugirió un tratamiento con Ritalin, pero yo tuve el presentimiento —llamémosle intuición materna— de que no debía aceptarlo.

Desde entonces he intentado con numerosas vitaminas y minerales diferentes, estudiado libros de psicología acerca del Trastorno de Déficit de Atención e Hiperactividad y diferentes estilos de aprendizaje, pero siempre luchando con mi decisión de no someter a mis hijos a un tratamiento con fármacos.

Para hacerle el cuento corto, he tenido algunas discusiones con los médicos sobre este tema, pero sabía que estaba haciendo lo correcto. Cuando los niños y yo empezamos a seguir el programa Siete semanas de bienestar, saqué de mi alacena y mi refrigerador todos los alimentos malsanos y compré los que Dios creó. Noté una diferencia inmediata en cada uno de los niños, y no sólo yo, también sus maestros. Ellos me dijeron que los veían más tranquilos, más concentrados en la clase y más serenos. ¡Gracias, muchas gracias! Para su conocimiento, padezco el Trastorno de Déficit de Atención y hace seis meses había empezado a tomar Adderall XR. Desde que cambié mi dieta bajo la supervisión de mi médico, he podido tomar mis píldoras sólo dos veces a la semana, en lugar de siete.

## Cindy Lunt

Hace diez años, mi gastroenterólogo me dijo que padecía una intolerancia a la lactosa, así como un problema digestivo. Me prescribió una dieta especial de «fibras y residuos restringidos». Esto significaba que no podía comer frutas, bayas o vegetales crudos, aguacate ni pan de grano integral. Sólo podía comer carne de res, pollo, pan blanco blando y ciertas frutas cocidas.

Entonces empecé a sufrir ataques de la vesícula biliar, que resultaron en su extirpación el año pasado y un recordatorio de parte de mi médico: «No puedes comer alimentos altos en grasa».

Cuando escuché hablar de *La receta del Gran Médico para tener salud y bienestar extraordinarios* de Jordan Rubin, empecé a hacer importantes cambios en los siguientes cincuenta días. Dejé de beber cuatro pepsicolas diarias. Bajé de peso. Empecé a comer alimentos sanos y, mejor aun, tiré a la basura esa lista absurda de alimentos que mis médicos me dieron. Ahora puedo digerir bien lo que como. Puedo comer bayas, nueces y pan integral sin sentirme mal. Hasta pude dejar de tomar los medicamentos para la digestión. Gracias, Jordan, por escribir tus libros y crear este magnífico programa Siete semanas de bienestar. Me siento mucho mejor y mi cuerpo funciona como el de una persona normal por primera vez en mi vida. ¡A Dios sea la gloria!

## Alicia Hammond

Desde los trece años de edad, he estado luchando con mi peso fluctuante. Intenté esas dietas a base de batidos, pero sólo funcionaban mientras las seguía. Desde que comencé el programa Siete semanas de bienestar, he bajado siete libras y parece como si la grasa de mi cuerpo se estuviera derritiendo. Sé que he ganado masa muscular, y mi nivel de energía ya salió por el techo. El aceite de hígado de bacalao rico en omega-3 parece estar ayudando mi metabolismo, lo cual también me ayuda física y espiritualmente a ser una mejor persona.

## Nicholl Franco

Desde que estaba en la escuela primaria he tenido problemas para mover regularmente los intestinos. En los últimos veinte años intenté tratamientos con fibra natural, alternativas holísticas, píldoras a base de fibra, limpiezas del colon y por último laxantes de los que se venden sin receta médica, que he estado tomando en los últimos diez años.

Desde que comencé el programa Siete semanas de bienestar, dejé de tomar laxantes y puedo evacuar regularmente. Creo sinceramente que esto ha sido un milagro y una respuesta a mis ruegos. Ahora sé que continuaré comiendo y viviendo como Dios manda.

## KIM MOSS

No sé bien qué me llevó al programa Siete semanas de bienestar. Tengo cuarenta y cuatro años y no padezco alergias, no he tenido gripe en más de veinte años y rara vez me resfrío. Tampoco tengo sobrepeso y mi único problema de salud es el colesterol alto, que estoy tratando con una dieta sana y ejercicios. O al menos creía yo que estaba haciendo una dieta sana antes de comenzar este programa. No sabía que abrir una lata de frutas o vegetales era una pérdida de tiempo, ni que la margarina y los alimentos procesados eran tan malsanos.

Un día, sentí ganas de ir a un Jamba Juice y comprar un saludable batido de frutas, pero para ahorrar tiempo me detuve en una cafetería y pedí uno de fresas, porque quería algo «sano». Sin embargo, vi que la persona detrás del mostrador preparaba mi batido sólo con ingredientes artificiales —uno de los elementos de la docena sucia— y ni una sola fresa verdadera. Hace dos meses habría salido de aquella cafetería pensando que me llevaba una bebida saludable, pero no ahora. Estoy haciendo mi mejor esfuerzo para mantenerme alejada de la docena sucia y los alimentos procesados. Esa es mi meta. Ah, y he bajado durante el programa cinco libras, lo que no está nada mal.

## MAGGIE VENEZIO

Durante estas siete semanas del programa de bienestar, he tomado conciencia por primera vez en mi vida de lo que debe o no debe entrar en mi boca. He dejado de comer tocineta, salchichas, chuletas de cerdo, carne de cangrejo y de langosta. Y me estoy esforzando para evitar el resto de los alimentos de la docena sucia. Bebo más agua que nunca, y sólo agua mineral, té negro y kéfir. Me *encanta* el kéfir.

He disfrutado realmente el plan Siete semanas de bienestar y espero continuar comiendo para vivir.

## Wendi Smith

El año pasado me sometí a una cirugía de desvío gástrico, las vitaminas que el médico me recomendó eran horribles. He notado una real diferencia con las multivitaminas de alimentos enteros y después de empezar a comer alimentos orgánicos como recomienda la receta del Gran Médico.

## Teresa Guillette

Cuando comencé el programa Siete semanas de bienestar, dudaba que pudiese ayudarme. ¡Qué equivocada estaba! Cuando empecé pesaba 221 libras, y siete semanas después había bajado a 202. Me siento mucho mejor (y también mi esposo). Los principios de Jordan han cambiado mi forma de alimentarme y de vivir. Ahora estoy muy consciente de que debo comer alimentos saludables, como Dios manda, pero mi llave favorita es la # 7, «Viva una vida de oración y con propósito». Doy gracias al Señor por la oportunidad de aprender a ser una persona más sana de modo que Él pueda usarme para cumplir su voluntad.

## Jolene Emerson

Hace diez años que estoy casada y soy madre de dos hijos, un varón de seis años y una niña de cuatro.

Cuando oí hablar de Jordan Rubin y la receta del Gran Médico, estaba lista para un cambio, pues estaba engordando demasiado debido a mis malos hábitos alimentarios. Me había permitido comer cosas dañinas para mi cuerpo, y ya la ropa no me servía. Me sentía cansada todo el tiempo y me faltaba energía; sucede que cuando uno tiene hijos dispone de menos tiempo para sí misma y se abandona un poco. Eso fue lo que me ocurrió después de formar mi familia.

Estaba lista para un cambio porque toda mi vida he estado luchando contra mi sobrepeso. Antes todos me conocían como una niña bonita y gordita. Pero a los 28 años no es tan bonito estar gordita. El sobrepeso me deprimía o me ponía irritable. Intenté muchas dietas de moda, como las bajas en calorías que han sido tan populares en años recientes. Y aunque bajaba de peso luego recuperaba lo perdido y veinte libras más. Me parece que la razón por la que las dietas bajas en carbohidratos no funcionaron es que, tan pronto terminaba volvía a comer lo mismo que antes y a aumentar las libras perdidas. Lo más difícil para mí era mantenerme haciéndolas hasta el final.

Entonces escuché hablar de la receta del Gran Médico. Temía adoptar las Siete Llaves porque soy muy débil en lo que se refiere a comer lo que me gusta aunque sea dañino, pero esta vez oré antes de comenzar, porque me sentía llena de dudas y de pensamientos como por ejemplo: *Tú no vas a poder hacer esto.*

No tenía por qué preocuparme. Cambiar de una dieta de alimentos procesados a otra abundante en carnes, productos lácteos, frutas vegetales y hasta postres saludables fue fácil, mucho más de lo que imaginaba. Después de la primera semana me sentía con mucha más energía. También me sentía bien conmigo misma porque estaba poniendo en mi cuerpo los alimentos apropiados, y no la comida chatarra que me dejaba sin energía.

Al cabo de dos meses de estar siguiendo la receta del Gran Médico, había perdido 22 libras. Tuve que salir a comprarme ropa de tallas menores, lo cual fue muy alentador. Mis hijos, pese a ser tan pequeños, notaron la diferencia. Gracias a Dios que ellos no tendrán que cumplir vientiocho años para aprender la importancia de una buena salud.

*Jolene Emerson no asiste a Calvary Temple Church porque vive con su familia en Carson, estado de Washington.*

# $\mathcal{N}otas$

## Introducción

1. "USA Statistics in Brief 2006", U.S. Census Bureau, disponible en http://www.census.gov/compendia/statab/brief.html.

2. "Biology Shows Women and Men Are Different", nota de prensa publicada por la Clínica Mayo en Scottsdale, Phoenix, 26 septiembre 2002, y disponible en http://www.mayoclinic.org/news2002-sct/1453.html.

3. James Dobson, *Love for a Lifetime* (Portland: Multnomah Press, 1987), pp. 42-43 [*Amor para toda la vida* (Nashville: Grupo Nelson, 1992)], y basado en investigaciones realizadas por el doctor Paul Popenoe en su artículo, "Are Women Really Different?"

4. "Life Expectancy Hits Record High", nota de prensa de los Centros para el Control y Prevención de Enfermedades para la Oficina de Prensa de Estadísticas de la Salud, publicada 28 febrero 2005 y disponible en http://www.cdc.gov/nchs/pressroom/05facts/lifeexpectancy.htm.

5. Lawrence K. Altman, MD, "Is the Longer Life the Healthier One?" *New York Times*, sección Women's Health, 22 junio 1997, y disponible en http://www.nytimes.com/specials/women/nyt97/22altm.html.

6. "Women and Cardiovascular Disease: Mortality Trends for Males and Females", hoja de datos estadísticos compilada por la American Heart Association.

7. "Women's Top Health Threats: A Surprising List", http://www.mayoclinic.com/health/womens%20health/WO00014.

8. "The Heart Truth for Women", nota de prensa emitida por el National Heart, Lung, and Blood Institute, parte de los National Institutes of Health de Estados Unidos. "The Heart Truth" es una campaña nacional de concienciación para las mujeres acerca de las enfermedades cardiovasculares y puede ser vista en línea en http://www.nhlbi.nih.gov/health/hearttruth/espanol.htm.

9. Sociedad Americana del Cáncer, *Cancer Facts and Figures 2005* (Atlanta: American Cancer Society, 2005).

10. Committee on Diet, Nutrition, and Cancer, Assembly of Life Sciences, National Research Council, *Diet, Nutrition, and Cancer* (Washington, DC: National Academy Press, 1982).

11. "Women's Top Health Threats", http://www.mayoclinic.com/health/womens%20health/WO00014.

12. Tomado del artículo, "Total Prevalence of Diabetes and Pre-Diabetes", encontrado en la página web de la American Diabetes Association en http://www.diabetes.org/diabetes-statistics/prevalence.jsp.

13. William R. Mattox Jr., "Nag, Nag, Nag: Does a Wife's Nagging Do a Man Good?" revista *Focus on the Family*, abril 1996, pp.10-11.

14. "Women More Proactive in Managing Their Health", estudio realizado por ACNielsen Canada, publicado 13 noviembre 2003, en http://www.acnielsen.ca/News/Healthcare2003_WomenareMoreProactive.htm (sitio ya no disponible).

15. "Women Are Catching Up to Men in Most Measures of Online Life", nota de prensa publicada por Pew/Internet, 28 diciembre 2005, y disponible en http://www.pewinternet.org/press_release.asp?r=119.

## LLAVE #1: COMA PARA VIVIR

1. "When It Pays to Buy Organic", *Consumer Reports*, febrero 2006, pp.12-15.

2. Marcus Kabel, Associated Press, "Wal-Mart Plans to Sell More Organic Merchandise", 25 marzo 2006.

3. Leah Hoffmann y Lacey Rose, "Costly Calories", *Forbes*, 6 marzo 2005, y disponible en http://www.forbes.com/health/2005/04/06/cx_lrlh_0406costlycalories.html?boxes=custom.

4. "Organic Food Is More Nutritious Than Conventional Food", *Journal of Applied Nutrition*, 45 (1993): pp. 35-39, y disponible en http://www.organicconsumers.org/Organic/organicstudy.cfm.

5. Pat Volchok, "Going the Organic Way", revista *The Costco Connection*, enero 2006, p. 82.

6. School of Public Health de la Universidad de Harvard, "Protein: Moving Closer to Center Stage", disponible en http://www.hsph.harvard.edu/nutritionsource/protein.html.

7. Jerry W. Thomas, "Restaurant Industry Losing the Low-Fat War", ensayo de Decision Analyst, Inc. y disponible en http://www.decisionanalyst.com/publ_art/lowfat.dai.

8. Sally Fallon con Mary G. Enig, PhD, *Nourishing Traditions: The Cookbook That Challenges Politically Correct Nutrition and the Diet Dictocrats* (Washington, DC: NewTrends Publishing, 2000), www.newtrendspublishing.com.

9. "Kraft Slashes Trans Fat in Time for Labeling Deadline", de Food & Drink Europe.Com, publicado en línea 23 diciembre 2005.

10. Arne Astrup, Thomas Meinert Larsen y Angela Harper, SkepticReport.com, "Atkins and Other Low-Carbohydrate Diets", disponible en http://www.skepticreport.com/medicalquackery/atkins.htm.

11. Nichola Groom, Reuters News Service, "Atkins Files for Bankruptcy as Low-Carb Slumps", 1 agosto 2005.

12. Karen Pallaritio, "Iron Pills May Boost Brain Function in Women", *HealthDay*, 19 abril 2004, encontrado en http://www.hon.ch.

13. Jean Carper, "Mighty Magnesium", *USA Today Weekend*, 1 septiembre 2002 y disponible en http://www.usaweekend.com/02_issues/020901/020901eatsmart.html.

14. Ibid.

15. Tori Hudson, ND, *Women's Encyclopedia of Natural Medicine* (Lincolnwood, IL: Keats, 1999), pp. 184-185.

16. *The Encyclopedia of Natural Healing* (Burnaby, BC, Canada: Alive Publishing Group, Inc., 1997), p. 948.

17. *Vaginal Yeast Infections*, folleto producido por el Centro Nacional de Información sobre la Salud de la Mujer del Departamento de Salud y Servicios Humanos de EE.UU. y disponible en http://www.4woman.gov/faq/yeastinfect.htm.

18. F. Batmanghelidj, MD, *You're Not Sick, You're Thirsty!* (New York: Warner Books, 2003), pp. 225-226.

19. H. J. Roberts, *The Aspartame Problem*, testimonio ante el Comité de Asuntos Laborales y Recursos Humanos, audiencia del senado de EE.UU. titulada "NutraSweet—Health and Safety Concerns", 3 noviembre 1987, pp. 83-178 (Washington, DC: U.S. Government Printing office, 1988), pp. 466-467.

20. Elizabeth Querna, "One Sweet Nation", *U.S. News & World Report*, 28 marzo 2005, http://www.usnews.com/usnews/health/articles/050328/28sugar.b.htm.

21. De la página web sobre celebraciones diarias correspondiente a 29 diciembre, http://www.dailycelebrations.com/122999.htm.

22. "The Sum of Chocolate", nota de prensa publicada 20 diciembre 2005, por

FoodProductionDaily.com.

23. Rex Russell, *What the Bible Says About Healthy Living* (Ventura, CA: Regal, 1996), p. 154 [*Qué nos dice la Biblia acerca de una vida saludable* (Grand Rapids: Vida, 2006)].

24. Paula Moore, "Hot Dog! Devoting a Month to a Disgusting Sack of Pork", *Philadelphia Inquirer*, 10 julio 2001.

25. "Facts and Figures", nota de prensa publicada por el National Pork Producers Council y disponible en http://www.nppc.org/resources/facts.html.

26. Stephan Jack, "China: A Nation of Pork Eaters", http://www.eatingchina.com/articles/pork.html.

## Llave #2: Complemente su dieta con alimentos integrales, nutrientes vivos y superalimentos

1. *Encyclopedia of Natural Healing*, pp.194-195.

2. Phyllis A. Balch, CNC, *Prescription for Nutritional Healing* (Wayne, NJ: Avery Publishing: 2000), p. 2 [*Recetas nutritivas que curan* (Barcelona: Océano Ambar, 2007)].

3. Gina Kolata, "Vitamins: More May Be Too Many", *New York Times*, 29 abril 2004.

4. *Encyclopedia of Natural Healing*, pp.194-195.

5. Annette Dickinson, PhD, "The Benefits of Nutritional Supplements", informe publicado por el Council for Responsable Nutrition, julio 2002.

6. Angela Fernandez, "Vitamania", *Image*, noviembre 2005, p.16.

7. James F. Balch, MD, y Mark Stengler, ND, *Prescription for Natural Cures* (Hoboken, NJ: John Wiley & Sons, Inc., 2004), p. 550.

8. Kathleen Fairfield, MD, y Robert Fletcher, MD, "Vitamins for Chronic Disease Prevention: Scientific Review and Clinical Applications", Clinician's Corner, *Journal of the American Medical Associatio*, 287, no. 23 (19 junio 2002).

9. Daniel H. Chong, ND, "Real or Synthetic: The Truth Behind Whole Food Supplements", http://www.mercola.com/2005/jan/19/whole_food_supplements.htm.

10. Ingrid B. Helland, MD, et al., "Maternal Supplementation with Very-Long-Chain n-3 Fatty Acids During Pregnancy and Lactation Augments Children's IQ at 4 Years of Age", *Pediatrics* 111, no. 1 (enero 2003), e39-e44.

11. M. S. LeBoff et al., "Occult Vitamin D Deficiency in Postmenopausal U.S. Women with Acute Hip Fracture", *Journal of the American Medical Association* 251 (1999): pp. 1505-1511.

12. Richard Hobday, *The Healing Sun* (Scotland, UK: Findhorn Press, 1999), pp. 59-60.

13. Salynn Boyles, "Vitamin D May Lower Some Cancer Risk", *WebMD Medical News*, 28 diciembre 2005, http://www.webmd.com/content/article/116/112304.htm.

14. William B. Grant, "Breast Cancer: Risk and Risk Reduction Factors", http://www.sunarc.org/breastcan402.htm.

15. John R. Lee, MD, *What Your Doctor May Not Tell You About Menopause: The Breakthrough Book on Natural Progesterone* (New York: Warner Books, 1996), p. 9.

16. Star Lawrence, "Making the Most of Eating Green Food", http://www.webmd.com/content/article/101/106435.htm.

17. Ibid.

18. Michael T. Murray, ND, y Jade Beutler, RRT, *Fats and Oils: Your Guide to Healing with Essential Fatty Acids* (Ferndale, WA: Apple Publishing, 1996).

19. T. Norat, *Journal of the National Cancer Institute* 97 (15 julio 2005): pp. 906-916, nota de prensa publicada por el Instituto Nacional del Cáncer, http://my.webmd.com/content/article/107/108494. htm.

20. Doctora Johanna Budwig, *Flax Oil as a True Aid Against Arthritis, Heart Infarction, Cancer, and Other Diseases* (Canada: Apple Publishing, 1994).

21. "Flaxseed", página web de la Sociedad Americana del Cáncer, y disponible en

    http://www.cancer.org/docroot/ETO/content/ETO_5_3X_Flaxseed.asp?sitearea=ETO.

22. Carolyn Strange, "Boning Up on Osteoporosis",

    http://www.webmd.com/content/article/7/1680_51715.htm.

23. "Health News", publicado en línea por la página web Consumer Health Information de la Escuela de Medicina de la Universidad de Harvard, http://www.intelihealth.com/IH/ihtIH/ WSIHW000/333/8988/455014.html.

24. Colette Bouchez, "Looking Good—From the Inside Out",

    http://www.webmd.com/content/article/86/99208.htm.

25. Ibid.

## Llave #3: Practique una Higiene avanzada

1. S. Minz, "Childbirth in Early America", 2003,

    http://www.digitalhistory.uh.edu/historyonline/childbirth.cfm.

2. De un estudio realizado en 2003 patrocinado por la American Society for Microbiology como parte de su campaña "Take Action: Clean Hands Campaign", http://www.asm.org/Media/index. asp?bid=21773.

3. Lisa Petrillo, "SDSU Study: Germs Hitch Ride in Plane Bathrooms", *San Diego Union-Tribune*, 26 diciembre 2005.

4. C. J. McManus y S. T. Kelley, "Molecular Survey of Aeroplane Bacterial Contamination", *Journal of Applied Microbiology* 99 (marzo 2005): pp. 502-508, doi: 10.1111/ j.1365- 2672.2005.02651.x.

5. "More People Fear Germs in Restrooms than Any Other Public Place", encuesta realizada por Opinion Research Corporation International a petición de Kimberly-Clark Professional y publicada como nota de prensa, 17 octubre 2001.

6. "Germ Survey: Summary of Findings", encuesta realizada por Opinion Research Corporation y disponible en uanews.org/pdfs/germsurvey.

7. "Flu Season Is Here", nota de prensa publicada por PR Newswire Association, 6 octubre 2005, y disponible en http://www.keepmedia.com/pubs/PRNewswire/2005/10/06/1039338.

8. "Ewww! Don't Touch That Mouse!" *The Age*, 15 febrero 2006, y disponible en http://www.theage. com.au/articles/2006/02/15/1139890812017.html.

9. Kenneth Seaton, PhD, "A New Way to Prevent Colds and Flu", *Health Freedom News*, marzo 1992, p. 14.

10. De la página web "Frequently Asked Questions" del Instituto Médico y disponible en http://www. medinstitute.org/content.php?name=faq.

11. Tim y Beverly LaHaye, *The Act of Marriage After 40* (Grand Rapids: Zondervan, 2000).

12. Paul Farhi, "In Flu Season, the Handshake Loses Favor", *Washington Post*, 25 diciembre 2004.

13. Ibid.

LLAVE #4: ACONDICIONE SU CUERPO CON EJERCICIOS Y TERAPIAS CORPORALES

1. National Sleep Foundation, "Women's Unique Sleep Experiences",

   http://www.sleepfoundation.org/site/c.huIXKjM0IxF/b.2419223/k.38D8/Womens_Unique_Sleep_Experiences.htm.

2. De la página web de la National Sleep Foundation y el artículo, "Can't Sleep? Learn About Insomnia", disponible en http://www.sleepfoundation.org/site/c.huIXKjM0IxF/b.2421129/k.251A/Cant_Sleep_Learn_about_Insomnia.htm.

3. National Heart, Lung, and Blood Institute, "Insomnia", publicación no. 95-3801, octubre 1995.

4. Colorado Neurological Institute, "New Sleep Medicines and Treatments",

   http://www.thecni.org/s-sleep_disorders.htm.

5. Stephanie Saul, "Surge in Ads Drives Sales of the Latest Sleep Pills", *New York Times*,

   7 febrero 2006.

6. Balch, *Prescription for Nutritional Healing*, p. 474.

7. Christen Brownlee, "Buff and Brainy: Exercising the Body Can Benefit the Mind", revista *Science News*, 25 febrero 2006, y disponible en http://www.sciencenews.org/articles/20060225/bob10.asp.

8. J. Bartholomew, *Medicine & Science in Sports & Exercise* 37 (2005): pp. 2032-2037. Universidad de Texas, filial de Austin, con comentarios de Jennifer Warner de WebMD Medical News, nota de prensa, "Exercise May Lift Cloud of Depression", http://www.webmd.com/content/article/117/112688?printing=true.

9. Jeannine Stein, "The Amish Paradox", *Los Angeles Times*, 12 enero 2004.

10. Charles Stuart Platkin, "Counting Steps with Pedometer Seems to Encourage Fitness", *Honolulu Advertiser*, 24 marzo 2004.

11. Betsy McCormack, *Fit Over 40 for Dummies* (Foster City, CA: IDG Books, 2001), p. 54.

12. Tim Layden, "I Am an American", *Sports Illustrated*, 31 octubre 2005, pp. 61-62.

13. "Happy Birthday, Mr. President", del *Cavalier Daily*, disponible en

    http://www.cavalierdaily.com/CVArticle.asp?ID=19730&pid=1150.

14. Douglas Duper y Teresa Odle, "Essential Oils", *The Gale Encyclopedia of Alternative Medicine*, 25 octubre 2005, y disponible en http://www.mywire.com/pubs/EncyclopediaOfAlternativeMedicine/2005/10/25/1142454?b%20a=a&bi=0&bp=7.

15. Ibid.

16. Joan Raymond y Jerry Adler, "A Neglected Nutrient: Are Americans Dying from a Lack of Vitamin D?" *Newsweek*, 17 enero 2005.

17. Alex Raksin, "Making a Case for Sun's Benefits", *Los Angeles Times*, 20 junio 2005.

18. Marilynn Marchione, "Scientists Say Sunshine May Prevent Cancer", Associated Press, 21 mayo 2005 (el artículo ya no está disponible en la página web).

19. "Tanning Booths: Are They Worth the Risk?" http://womenshealth.about.com/od/dermatology/l/aa04219.htm.


LLAVE #5: REDUZCA LAS TOXINAS EN SU AMBIENTE

1. Douglas Fischer, "What's in You?" *Oakland Tribune*, 18 marzo 2005, y disponible en http://www.insidebayarea.com/bodyburden/ci_2600879.

2. Ibid.

3. Los Centros para el Control y Prevención de Enfermedades, *Third National Report on Human Exposure to Environmental Chemicals*, NCEH Pub. No. 05–0570.

4. "Companion Report to CDC's 2005 National Exposure Report", nota de prensa publicada por Physicians for Social Responsibility.

5. "What You Need to Know About Starting Bioidentical Hormone Therapy (BHRT)", encontrado en la página web oficial de John R. Lee, MD, en http://www.johnleemd.com/store/get_off_hrt.html.

6. Liz Lipski, PhD, CCN, "Basics of Nutrition and Healthy Eating",
   http://www.womentowomen.com/nutritionandweightloss/nutritionalbasics.asp.

7. "Are Artificial Sweeteners Safe?"
   http://www.webmd.com/content/Article/102/106833.htm?pagenumber=5.

8. Kelly James-Enger, "Sweet Stuff: How Artificial Sweeteners May Affect Your Stomach",
   http://acidreflux.msn.com/article.aspx?aid=64&GT1=7338 (site now discontinued).

9. Justin Gillis, "Bionic Growth for Biotech Crops", *Washington Post*, 12 enero 2006, D1.

10. "Americans' Knowledge of Genetically Modified Foods Remains Low", nota de prensa publicada por Pew Research, 15 noviembre 2005, y disponible en http://www.pewtrusts.org/ideas/ideas_item.cfm?content_item_id=3123&content_type_id=7&page=7&issue=12&issue_name=Food%20&%20Biotechnology&name=Grantee%20Press%20Releases&source=yahoo&OVRAW=Genetically%20Modified%20Food&OVKEY=genetically%20modified%20food&OVMTC=standard.

11. Linda Bren, "Genetic Engineering: The Future of Foods?" *FDA Consumer*,
    noviembre-diciembre 2003, y disponible en http://www.fda.gov/fdac/features/2003/603_food.html.

12. "When It Pays to Buy Organic", *Consumer Reports*, febrero 2006, p. 12.

13. Jim Robbins, "Think Global, Eat Local", *Los Angeles Times Magazine*, 31 julio 2005, pp. 9-10.

14. David Steinman y Samuel S. Epstein, MD, *The Safe Shopper's Bible* (New York: Wiley Publishing, 1995), p. 18.

15. http://www.mercola.com/forms/air_purifiers.htm.

16. "Dust Mites: Common Cause of Allergy Symptoms", http://www.mayoclinic.com/health/dust-mites/DS00842/DSECTION=1, 17 junio 2005.

17. Sandra Felton, la "Señorita Organización", es fundadora de Messies Anonymous y autora de muchos libros sobre organización, entre ellos *The Messie Manual* y *Organizing Magic*. Su página web es www.messies.com.

18. De un estudio de la National Aeronautics and Space Administration, "Interior Landscape Plants for Indoor Air Pollution Abatement", publicado 15 septiembre 1989.

19. Mindy Pennybacker, "Healthier Home Cleaning", *The Green Guide*, 8 septiembre 2003.

20. Ibid.

21. Ibid.

22. David Rubien, "The Sticking Point", *San Francisco Chronicle*, 15 junio 2005.

23. Reg Ponniah, "Facts Won't Stick to Teflon", página web de PlaNet News and Views, disponible en http://www.pl.net/Nhealth/factel.htm.

24. Rubien, "The Sticking Point".

25. Juliet Eilperin, "Harmful Teflon Chemical to Be Eliminated by 2015", *Washington Post*, 26 enero 2006, A1.

26. La información del *Wall Street Journal* fue un video encontrado en www.mercola.com, y está disponible en http://www.mercola.com/forms/light_bulbs.htm#.

27. Administración de Plantas en las Aguas de la Florida, "Freshwater Consumption in Florida", nota de prensa, disponible en http://aquat1.ifas.ufl.edu/guide/drinking.html.

28. Ibid.

29. Raina Kelly, "Return of a Silent Killer", *Newsweek*, 21 febrero 2005.

30. Steinman y Epstein, *The Safe Shopper's Bible*, p. 181.

31. Ibid.

32. "Could Antiperspirants Raise Breast Cancer Risk?" nota de prensa publicada por John Wiley & Sons Inc., 28 febrero 2006, y disponible en http://news.e-healthsource.com/index. php?p=news1&id=531342.

33. Roger Vincent, "Organic Beauty Products Get a Lift with USDA About-Face", *Los Angeles Times*, 25 agosto 2006, C1.

34. Barry Meier, "Dow Chemical Deceived Women on Breast Implants, Jury Decides", *New York Times*, 19 agosto 1997.

35. Marc Kaufman, "Implant Maker Fixed Samples Only", *Washington Post*, 5 diciembre 2005, A3, y disponible en http://pqasb.pqarchiver.com/washingtonpost/access/936870661.html?dids=936870 661:936870661&FMT=ABS&FMTS=ABS:FT&fmac=&date=Dec+5%2C+2005&author=Marc +Kaufman&desc=Implant+Maker+Fixed+Samples+Only.

36. "Shaping the Perfect Teenager", del programa televisivo de CBS *48 Hours*, tomado de la página web de CBS en http://www.cbsnews.com/stories/1999/05/25/48hours/main48474.shtml.

37. Sociedad Americana del Cáncer, *Cancer Facts and Figures 2005* (Atlanta: American Cancer Society, 2005).

38. *Encyclopedia of Natural Healing*, p. 247.

## LLAVE #6: EVITE EMOCIONES MORTALES

1. Jane E. Brody, "Personal Health: Diagnosing PMS", *New York Times*, 28 agosto 1996.

2. Ellen W. Freeman, PhD, "Understanding PMS", un artículo de la página web del Sistema de Salud de la Universidad de Pennsylvania, http://www.vpul.upenn.edu/shs/.

3. *Encyclopedia of Natural Healing*, p. 1067.

4. Hudson, *Women's Encyclopedia of Natural Medicine*, p. 250.

5. Phyllis A. Balch, *Prescription for Nutritional Healing*, p. 589.

6. "Let's Talk About Anxiety Disorders", nota de prensa emitida en 2005 por la American Psychiatric Association y disponible en http://www.healthyminds.org/multimedia/anxietydisorders.pdf.

7. Balch, *Prescription for Nutritional Healing*, pp. 314-315.

8. Don Colbert, MD, *Deadly Emotions* (Nashville: Thomas Nelson, 2003), p. 63 [*Emociones que matan* (Nashville: Grupo Nelson, 2006)].

9. Ibid., pp. 63-64.

10. Balch, *Prescription for Nutritional Healing*, p. 315.

11. "Panic Attack, Depression Harm Your Mind and Body", http://www.mercola.com/2005/oct/13/panic_attacks_depression_harm_your_mind_and_body. htm.

12. Shankar Vedantam y Marc Kaufman, "Doctors Influenced by Mention of Drug Ads", *Washington Post*, 27 abril 2005, A1.

13. "Spousal Spats Can Damage Your Heart", Reuters News, 3 marzo 2006.

14. Nota de prensa de la Fundación Clínica Ochsner, 11 marzo 2005, http://www.ochsner.org/HealthNews/Healthday (página ya no disponible).

15. "Panic Attack, Depression Harm Your Mind and Body",

http://www.mercola.com/2005/oct/13/panic_attacks_depression_harm_your_mind_and_body.htm.

16. Patsy Clairmont, entrevista por Mike Yorkey, revista *Women of Faith*, 2000.

17. Laurie Barclay, "'Baby Blues' Don't Have to Grow to Full-Blown Depression", http://www.webmd.com/content/article/31/1728_77400.htm.


## Llave #7: Viva una vida de oración y con propósito

1. "What Makes Prayer Work", de la página web de National Day of Prayer, http://www.ndptf.org/bga/Index.cfm?Department=15&Dept_Order=1&This_TopicOrder=1&This_SubTopicOrder=1#1.

2. Germaine Copeland, *Prayers That Avail Much* (Tulsa, OK: Harrison House, 1997) p. 228 [*Oraciones con poder* (Miami: Unilit, 2000)].

3. Beverly LaHaye, prólogo al *The Christian Mom's Answer Book*, compilado y editado por Mike Yorkey y Sandra P. Aldrich (Colorado Springs: Cook Communications, 1999), p. 15.

# Acerca de los autores

**Jordan Rubin** ha dedicado su vida a transformar la salud de otros, vida a vida. El señor Rubin, de treinta y uno años de edad, es fundador y presidente ejecutivo de Garden of Life, Inc., una compañía dedicada a la salud y el bienestar humanos con sede en West Palm Beach, Florida, que produce alimentos orgánicos, suplementos nutricionales basados en alimentos enteros y productos para el cuidado personal.

Él y su esposa, Nicki son padres de Joshua. Residen en Palm Beach Gardens, Florida.

**Nicki Rubin** obtuvo su maestría en Administración de Negocios en la Universidad Estatal Morehead de Morehead, Kentucky, antes de entrar a trabajar en una de las mayores cinco firmas de contabilidad de Estados Unidos, Arthur Andersen, como contador público certificado. Ella renunció a Arthur Andersen cuando inició con Jordan Garden of Life. Actualmente Nicki se dedica a sus tareas maternas a tiempo completo y disfruta cada minuto de ellas.

**La doctora en medicina Pancheta Wilson,** es médico de familia y complementa su práctica en Coral Springs, Florida. Es graduada de la Escuela de Medicina de las Antillas Menores, con entrenamiento de posgrado en los hospitales médicos docentes de Brooklyn y Meharry. La doctora Wilson es autora de varios libros sobre bienestar, entre ellos, *Free Yourself from Diabetes*.

# Reconocimientos

Muchos otros han desempeñado importantes papeles en *La receta del Gran Médico para la salud de la mujer,* incluyendo a mi esposa, Nicki, que ha accedido a dar una mano con este colosal proyecto. Gracias, Nicki, por contribuir con tanto tiempo y esfuerzos a este libro a pesar de que no tenías mucho tiempo sobrante.

Recibimos una gran ayuda de mi coescritor y editor, Mike Yorkey, uno de los mejores en este campo profesional. Mientras más escribimos juntos, más creo que estamos empezando a compartir el mismo cerebro.

Quisiera darles las gracias al liderazgo ejecutivo de Thomas Nelson —Mike Hyatt, Jonathan Merck y Ted Squires— quienes me han hecho sentir parte de la familia Nelson. Victor Oliver ha sido también parte del proceso editorial desde los primeros días. Y aprecio sin duda la habilidad que desplegó Kristen Parrish, editora de Thomas Nelson, en perfeccionar este manuscrito.

Tina Jacobson y Kevin Small, mis coagentes literarios, continúan ayudándome tremendamente con su sabiduría y experiencia.

Y por último, quiero dar las gracias al Gran Médico, mi Señor y Salvador Yeshua Ha Mashiach, Jesús, el Mesías, quien fue, es y será. Cualquier posibilidad de éxito de este libro se debe por entero a Él.

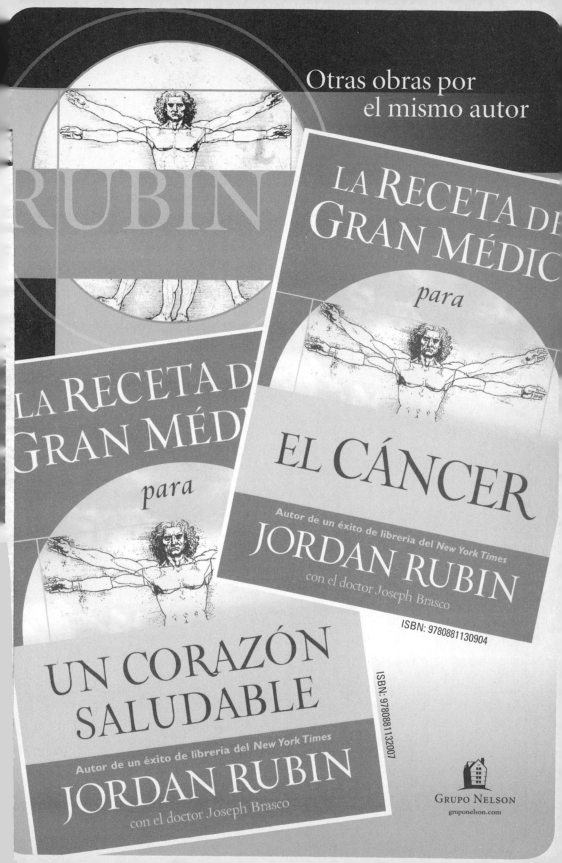